— 全国高等职业教育口腔医学/口腔医学技术专业新形态规划教材 —

口腔影像学

（供口腔医学、口腔医学技术、口腔卫生保健等专业使用）

主　编　于　浩　宋红权

中国协和医科大学出版社
北　京

内容提要

本教材是“全国高等职业教育口腔医学/口腔医学技术专业新形态规划教材”之一，系根据本套教材的编写指导思想和原则要求，结合专业培养目标和本课程要求的教学目标编写而成，内容涵盖了医学影像物理、常用口腔颌面部影像检查技术，以及常见口腔颌面部疾病影像学表现等。此外，本教材还增加了丰富的数字资源，包括微课、课件、思维导图、岗位对标考试等知识点总结、能力测试等，丰富了教材内容，增强了线上和线下教学的联动性，以提升学生学习的主动性和积极性。

本教材主要供口腔医学、口腔医学技术、口腔卫生保健等专业使用，还可作为一线临床工作者的参考书。

图书在版编目（CIP）数据

口腔影像学 / 于浩，宋红权主编. -- 北京：中国协和医科大学出版社，2025. 7. --（全国高等职业教育口腔医学、口腔医学技术专业新形态规划教材）. -- ISBN 978-7-5679-2649-3

Ⅰ. R780.4

中国国家版本馆 CIP 数据核字第 2025HJ0803 号

主　　编　于　浩　宋红权
策划编辑　张秋艳
责任编辑　魏亚萌　刁凯鹏
封面设计　邱晓俐
责任校对　张　麓
责任印制　黄艳霞
出版发行　**中国协和医科大学出版社**
（北京市东城区东单三条 9 号　邮编 100730　电话 010-65260431）
网　　址　www.pumcp.com
印　　刷　三河市龙大印装有限公司
开　　本　889mm×1194mm　1/16
印　　张　15.75
字　　数　410 千字
版　　次　2025 年 7 月第 1 版
印　　次　2025 年 7 月第 1 次印刷
定　　价　48.00 元

全国高等职业教育口腔医学/口腔医学技术专业
新形态规划教材建设指导委员会

编者名单

主　　编　于　浩　宋红权

副 主 编　安厚鹏　邵元春　徐　磊　李　娜

编　　者（按姓氏笔画排序）

于　洋（哈尔滨医科大学附属第一医院）

于　浩（江苏医药职业学院）

安厚鹏（漳州卫生职业学院）

李　娜（湘潭医卫职业技术学院）

宋红权（哈尔滨医科大学附属第一医院）

邵元春（荷泽医学专科学校）

徐　磊（遵义医药高等专科学校）

普海娇（红河卫生职业学院）

谢　迪（宁波卫生职业技术学院）

数字教材编者名单

主　　编 于　浩　宋红权

副 主 编 游　梦

编　　者（按姓氏笔画排序）

于　浩（江苏医药职业学院）

宋红权（哈尔滨医科大学附属第一医院）

邱艳芬（哈尔滨医科大学附属第一医院）

邵元春（菏泽医学专科学校）

康　蓓（四川大学华西口腔医院）

游　梦（四川大学华西口腔医院）

谭紫微（遵义医药高等专科学校）

出版说明

随着我国人口老龄化进程的加速和居民口腔健康意识的显著提升，口腔医疗行业正迎来前所未有的发展机遇与挑战。人工智能辅助诊断系统、口内扫描仪、3D打印技术等创新工具的应用，正在重塑传统诊疗模式。然而，很多基层医疗机构虽配备了先进设备，却面临专业人才短缺的困境。在此背景下，系统化培养掌握数字化技术、熟悉新型材料与设备操作的专业人才，是填补供需缺口、提升医疗服务质量的核心路径。作为衔接前沿技术与临床实践的核心纽带，新型教材体系将成为破解“技术迭代快于人才培养”困局、实现“数字技术下沉”与“基层能力提升”双向奔赴的核心支撑。

本套教材以实践科学发展观为指导思想，以服务教学、指导教学、规范教学、适应我国医学教育改革为宗旨，立足高等职业教育教学实际，以胜任能力培养为目标，使课程设置与理论实践紧密衔接，突出教材内容的实用性、先进性、科学性和通用性。本套教材为新形态教材，具体体现为：体现教育改革精神与职业教育特色；注重产教融合，突出实践教学；以实际操作技能为导向，融入新技术、新方法；融合思政，强化价值引领；以学生为中心，丰富模块设计；纸质教材与数字教材融合；教材编写在贯彻职业教育理念的同时，亦充分体现现代化的教育思想和方法，以全面提升学生的创新精神、人文素养、胜任能力等综合素质，培养适应医疗卫生体制改革的复合型和应用型人才。

同时，本套教材的编写遵循教材编写的基本规律，秉持“三基、五性、三特定”的原则，注重基础理论、基本知识和基本技能的培养，内容深度和广度适应全国高等职业教育的需求。教材编写以口腔医学/口腔医学技术专业的培养目标为导向，着重培养学生的职业技能，满足职业岗位需求、学生学习需求和社会需求。教材内容涵盖了口腔医学/口腔医学技术领域工作岗位所需的知识、技能和素质，帮助学生全面理解工作岗位，培养学生科学的临床思维和学习方法，以满足社会对学生知识和技能的要求，强调培养学生的创新能力、信息获取技能和终身学习能力，确保教材的启发性。在编写过程中，我们充分考虑到高等职业教育的多样性，确保教材既能适应不同院校的需求，又能满足学生毕业时的知识和技能要求。

本套教材涵盖口腔内科学、口腔颌面外科学、全口义齿工艺技术、数字化口腔修复技术等16门课程，定位清晰、特色鲜明，具有以下特点。

一、构建高质量、互动性强的创新形态教材体系

本系列教材为创新形态教材，教材所有内容，均实现数字化呈现；同时，为纸质教材提供配套教学视频、微课、思维导图、教学课件、在线练习等丰富教学资源，学生可直接获取与教材内容相关联的课程资源；支持多媒体资源嵌入与实时更新；配套的数字教材平台，支持在线教学、资源共享、数据分析等功能，实现教学全流程数字化管理，满足多样化教学需求。这种创新的学习方式，不仅提高了教学效果，也丰富了学习体验，使学习更加便捷，提升了学生的学习积极性和主动性。

二、强化价值引领，助推专业教育与思政教育相融合

本套教材以专业知识为载体，以思政教育为引领，深度挖掘专业课程蕴含的思政资源，巧妙融入教材内容，全方位助推专业教育与思政教育深度交融，培育德技兼修人才。在教材编写中，我们注重以口腔案例为切入点，将社会主义核心价值观、医者仁心的职业精神、中华优秀传统文化等思政元素自然融入专业知识点。引导学生树立正确的职业价值观，具备社会责任感，在实践教学环节强化人文关怀培养，使学生在掌握专业技能的同时，自觉践行“健康所系，性命相托”的医者担当。

三、体现教育改革精神与职业教育特色

本套教材深入贯彻国家职业教育改革精神，坚持以人为本、能力为重，强调实践操作和技能培训，注重培养学生的职业素养和实际工作能力。内容贴近职业实践，力求使学生能够顺利进入职业领域，成为胜任基层医疗机构或口腔医学 / 口腔医学技术相关岗位的高级技术型专业人才。编写过程中，我们注重教材内容与实际工作岗位匹配，确保教材内容符合基层实际工作的需求。

四、注重产教融合，突出实践教学

高等职业教育强调产教深度融合，创新培养模式，这是职业教育的重要发展方向。本套教材的建设始终把提高人才培养质量放在首位，密切联系实际，突出实践教学，将专业内容设置与行业需求对接；推动教学与行业技术发展同步，使课程内容与职业标准对接；完善职业教育教学过程机制，使教学过程与实际工作过程对接。

五、贴合考试，对接行业需求

本教材严格遵循《国家职业教育改革实施方案》及职业教育规划教材建设要求，以口腔医疗及相关行业职业标准为核心，将岗位技能、职业技能竞赛、职业资格考试内容有机融入教材，实现“岗课赛证”融通，助力学生无缝对接行业需求。

六、以学生为中心，丰富模块设计

考虑到职业教育学生的年龄和学习特点，本套教材的模块设置丰富多样，包括案例导入、思维导图、考试知识点总结、习题等模块。这种结构不仅有助于学生理解和记忆知识点，还能提高学生的学习兴趣和学习效果。每个模块设计精细，既有理论讲解，又有实践应用，旨在全面提升学生的综合素质。

希望本套教材的出版，能够推动高质量口腔医学 / 口腔医学技术专业人才的培养，促进我国口腔医学 / 口腔医学技术专业领域的教材建设与教育发展，为促进我国口腔医疗事业的发展和保障人民健康作出积极贡献。

前　言

随着现代医疗技术的发展，口腔医学、口腔医学技术、口腔卫生保健等专业也正经历着前所未有的变革。口腔影像学是疾病诊断与治疗不可或缺的重要工具，也是口腔领域的重要组成部分，它不仅承载着诊断与治疗的重要任务，更在推动口腔医学专业进步、提升患者生活质量方面发挥着举足轻重的作用；它不仅丰富了口腔疾病的诊断手段，还为提高疗效提供了有力的支持。

本教材的编写，充分考虑了当前口腔医学教育的实际需求，力求做到内容全面、结构严谨、图文并茂、实用性强，旨在为广大口腔医学、口腔医学技术、口腔卫生保健等专业的学生、医生及研究人员提供一本全面、系统、实用的参考书。在编写风格上，力求语言简洁明了，条理清晰，便于学生们阅读和理解。同时，为了增强教材的互动性和趣味性，还特别设置了案例分析模块，旨在激发学生的学习兴趣和主动思考能力。在内容编排上，充分结合了口腔医学、口腔医学技术、口腔卫生保健等专业的特点，不仅涵盖了口腔影像学基础、常见口腔疾病的影像学表现及诊断要点，还深入探讨了影像学技术在口腔颌面外科手术、口腔种植等领域的应用。

值得一提的是，本书在编写过程中特别注重了人文及思政元素的融入。医学不仅仅是一门科学，更是一门关于人的学问。因此，在介绍影像学技术的同时，也强调了医患沟通、伦理道德、人文关怀等方面的重要性。通过生动的案例分析和深入浅出的讲解，希望读者能够深刻体会到医学的人文精神，从而在未来的医疗实践中更加注重患者的感受和需求。

此外，本书还紧密结合了当前口腔影像学的最新进展和研究成果，力求为读者呈现一个既经典又前沿的知识体系。相信通过本书的学习，读者将能够全面提升自己的专业素养和综合能力，为口腔医学事业的发展贡献自己的力量。

在此，我们要感谢所有为本书编写付出辛勤努力的作者和编辑，以及为本书提供宝贵意见和建议的专家和同行，正是有了大家的支持和帮助，本书才得以顺利出版，我们期待本书能够成为广大口腔医学、口腔医学技术、口腔卫生保健等工作者的良师益友，共同推动口腔医学事业的繁荣发展。

由于时间和水平所限，本教材难免存在不足之处，恳请广大读者在使用过程中多提宝贵意见，我们会不断改进和完善，让我们携手共进，为推动口腔医学影像学教育事业的发展而努力奋斗！

编　者

2025 年 4 月

目　录

第一章　绪　　论

教学课件

学习目标

微课：绪论

素质目标

（1）具备深厚的爱国情感和中华民族自豪感。

（2）具备社会责任感和参与意识。

知识目标

（1）掌握：口腔颌面影像诊断学必需的基本知识、基本理论、基本技能；从口腔放射学到口腔颌面医学影像诊断学的学科演变过程，认识 X 线、CBCT、MRI 等关键技术的历史突破时间节点。

（2）熟悉：影像学在诊断、治疗、预后各环节的作用，能举例说明影像技术对典型病例的诊疗价值。

（3）了解：介入放射学等新兴分支学科的特点与价值。

能力目标

（1）能进行口内片、曲面断层片、CBCT 的拍摄。

（2）能识别牙及口腔颌面部正常 X 线影像。

（3）能识别牙及口腔颌面部典型病变 X 线影像。

案例导入

【案例】

患者，男性，腮腺区无痛肿物 3 年。3 年前患者无意中发现左腮腺区有一约蚕豆大小的包块，生长缓慢，未曾诊治，包块现已约鸡蛋黄大小，既往身体健康，面部对称无畸形，左腮腺区触及一约 2.0cm×2.0cm 大小的肿块，质地中等，活动度较好，触压无痛，双侧面部肌肉运动对称，开口度及开口型正常。

【问题】

1. 该患者适合哪种影像学检查方法，以及影像学检查的重要性和局限性。

2. 如何学习口腔影像学。

·核心知识拆解·

同一疾病可有多种不同的影像学特征，反之，很多不同的影像学的表现，可能反映的是同一疾病。不能单纯依靠影像学检查作出最后的判断，需要综合考虑并选择合适的检查方法，比如对于腮腺区肿物的检查首选 B 超。

一、现代口腔影像学的发展简史和应用范畴

从时间顺序上，现代口腔影像学的发展经历了早期探索、技术发展期、数字化时代三个阶段。①早期探索：早在 19 世纪末，口腔影像学便开始萌芽，最初主要使用 X 线技术来观察牙齿和颌骨的结构，为口腔科诊断提供辅助信息。②技术发展期：20 世纪初，口腔影像学技术不断发展。全口曲面体层 X 线片的出现为牙科医生提供了更全面的口腔结构信息，推动了口腔科诊断和治疗的进步。③数字化时代：21 世纪，数字口腔影像技术迅速发展，如锥形束 CT（Cone Beam Computed Tomography，CBCT）和数字牙片技术的应用，提高了影像质量和诊断效率，使口腔影像学在口腔科临床应用更加广泛。在学科内容上，随着影像检查的手段和技术不断发展及丰富，口腔影像学经历了从口腔放射学到口腔颌面放射学，再到口腔颌面医学影像诊断学的历程。近年来随着介入技术的发展，又出现了一门新的专科——口腔颌面介入放射学。

（一）口腔放射学和口腔颌面放射学

1895 年 11 月 8 日，诺贝尔物理学奖得主威廉·康拉德·伦琴（第一届诺贝尔物理学奖获得者）发现了 X 线。这项重大发现仅两周后，奥托·沃克霍夫（Otto Walkhoff）等先驱者就将其应用于牙科 X 光拍摄，开创了口腔影像学的先河。在随后的数十年间，X 线在口腔医学中的应用主要局限于牙齿、牙周及根尖周组织的诊断，这一时期被称为口腔放射学阶段。随着医学技术进步，X 线检查范围逐步突破口腔局限，扩展至整个颌面部区域。如今，这项技术已能有效诊断颌面部肿瘤、创伤、感染、先天畸形，以及唾液腺和颞下颌关节等疾病，标志着学科升级为口腔颌面放射学。特别值得一提的是，数字放射学技术的引入为这一领域带来了革命性的发展机遇。

（二）口腔颌面医学影像诊断学

进入 21 世纪以来，由于磁共振、灰阶超声及同位素扫描等技术不断发展，并在口腔医学诊疗中被广泛应用，使口腔颌面放射学进入了口腔颌面医学影像诊断学。在 2003 年，美国科学家保罗·克里斯琴·劳特伯（Paul Christian Lauterbur）因对磁共振作出的巨大贡献而获得了诺贝尔奖。磁共振技术的出现也是医学影像学史上的一次伟大变革，极大地促进了医学影像学的发展。现阶段，磁共振检查已广泛地应用于口腔颌面颈部肿瘤、颞下颌关节疾病的诊疗，并且因其对软组织的成像特别清晰，对人无辐射损害，在临床上备受青睐。同时，国内外医学界也已将灰阶超声、同位素扫描技术用于唾液腺疾病等的检查，并取得了良好的效果。

（三）口腔颌面介入放射学

口腔颌面介入放射学是应用影像学技术进行诊断和治疗的一门专科，它结合了影像学、放射学与口腔颌面外科学，旨在为患者提供微创、高效的治疗方案。

介入放射学的特点如下。①微创性：相较于传统的手术方法，介入放射学通常采用小切口或无须切口的方式进行操作，减少了患者的创伤和恢复时间。②实时影像引导：介入放射学利用实时影像技术（如 CT、MRI、超声）引导医生进行操作，提高了治疗的准确性和安全性。近 20 年来，国内外学者在口腔颌面部开展介入性放射学工作，进行了大量的尝试，如良性和恶性肿瘤的诊断与治疗、颌面部的脓肿或感染灶的处理、面部骨折及其并发症的治疗、颞下颌关节疾病的检查（如关节内注射、关节镜检查），均取得了一定的成果。这些都证明了我国学者为口腔颌面介入放射学作出的巨大贡献。目前口腔颌面介入放射学仍有很多优点和缺点有待于进一步的探究，但其在口腔颌面部肿瘤及动静脉畸形诊治方面的应用价值是毋庸置疑的。

二、现代口腔影像学的临床应用价值

影像学在现代医学领域扮演着重要的角色，影像学检查在口腔疾病的诊断、治疗和预防中发挥着不可或缺的作用。

（一）在口腔疾病诊断中的应用

影像学在口腔疾病的早期诊断中起着重要的作用，其中最常用的影像学检查技术是 X 线检查。通过口腔 X 线片的拍摄，医生可以观察牙齿的位置、数量、大小，以及硬组织的异常情况。这有助于早期发现龋齿、牙根吸收，以及其他潜在的疾病。此外，影像学检查还可以帮助诊断颌骨病变和颌面部损伤。例如，通过口腔 CT 检查，医生可以获取更详细的图像，进而对颌骨的骨折、肿瘤和囊肿等疾病进行准确的诊断和定位。

（二）在口腔疾病治疗中的应用

影像学的应用在口腔疾病的治疗中是不可或缺的。在进行牙齿治疗前、治疗中、治疗后，以及口腔手术前后等，医生通常会使用影像学检查技术来确定病变的进展程度、范围和治疗计划。例如，在拔牙术中，通过 X 线或 CT 检查精确地确定牙齿的位置、牙根的形态，以及周围组织的结构关系等，从而确保手术的安全和成功。此外，口腔种植作为一种常见的牙齿修复方式，通过应用影像学检查技术，医生可以评估患者的颌骨密度和形态，选择合适的种植位置，减少手术风险，并提高种植体的成功率。

（三）在口腔疾病预防中的应用

除了诊断和治疗，影像学检查还在口腔疾病的预防中起到积极的作用。通过定期进行口腔 X 线检查，医生可以早期发现龋齿等问题，并采取相应的预防措施。此外，儿童口腔疾病的预防也可以采用影像学检查进行辅助。例如，通过拍摄儿童的牙齿 X 线片，医生可以观察和评估牙齿的发育情况，及早发现和纠正异常。

总之，口腔影像学在口腔颌面颈部疾病的诊治过程中发挥着至关重要的作用。

三、学习影像学的方法

任何一个学科都有自己的规律，我们要遵循它的规律去学习。

第一，口腔影像诊断的核心在于深入理解各类检查技术的成像原理和操作技术。作为口腔疾病诊断的重要依据，不同影像学方法（如根尖片、全景片、CBCT 等）有其独特的成像机制和适用范围。熟练掌握这些，不仅能清晰呈现口腔颌面部解剖结构，更能精准捕捉病变特征，为临床诊断提供可靠依据。

第二，要理论联系实践，具体来说，要在系统学习理论知识的基础上，通过大量阅片实践来验证和巩固所学。每次阅片时，应当有意识地寻找教材中描述的典型征象来分析异常表现。形成双向互动，既用理论指导阅片实践，又通过实践反哺理论认知，建立良性循环，最终实现诊断思维的系统性提升，真正将书本知识转化为临床诊断能力。

第三，要善于发现问题，如果要准确识别胶片上的病变，关键是要先扎实地掌握正常的解剖结构知识。只有熟悉了正常的影像学表现，才能敏锐地辨别出异常的变化。因此，培养发现问题的能力是学习影像学的基本功。

第四，要善于比较和综合分析。影像诊断的精髓在于掌握对比分析和综合研判的能力。具体而言，需要从三个维度进行比较：一是患侧与健侧的对称性对比，二是患者影像与标准解剖图谱的对照，三是不同时期检查结果的动态观察。这种系统性的影像思维训练，能显著提升病变识别准确率和鉴别诊断水平。

第五，要将影像学检查与临床检查和病理学紧密结合。优秀医生的专业素养体现在“三维诊断体系”的构建：临床维度需精于病史采集和体格检查，形成初步诊断假设；影像维度要能运用 X 线检查、CT 检查等技术，将二维图像构建为头脑中三维信息；病理维度则需透过显微镜解读组织学改变，验证诊断准确性。当这三个维度的证据链相互印证时，就能实现从症状表象到疾病本质的精准诊治。这种“临床 - 影像 - 病理”三位一体的诊断思维，不仅是医疗质量的保障，更是医生专业成长的进阶之路。

四、口腔影像学未来发展与面临的挑战

口腔影像学作为口腔医学领域至关重要的分支，在整个医学体系中都占据着举足轻重的地位。其未来发展前景可谓是一片光明，然而，在这光明前景的背后，也不可避免地面临着一系列严峻的挑战。

在未来发展的道路上，口腔影像学必将进一步大力加强人工智能的广泛应用，从而实现更为高效便捷的远程诊治。人工智能（Artificial Intelligence，AI）算法具备强大的功能，它能够自动对口腔影像数据进行深入分析，精准地识别出异常情况并对疾病做出准确诊断。同时，还能对图像质量进行优化，有效地消除伪影，极大地提高了诊断的效率和准确性。人工智能在识别复杂的影像模式方面具有独特的优势，能够为疾病的诊断和诊疗计划的设计提供有力的支持。随着云计算和互联网技术的持续发展，医生可以突破空间的限制，对患者进行远程诊治。这不仅为患者带来了极大的便

利，也为医疗资源的合理分配提供了新的途径。

然而，口腔影像学在发展的过程中也面临着诸多挑战。首先，患者影像数据和隐私的安全保护问题至关重要。口腔影像学的智能化、数字化发展，必须以保护患者影像数据和隐私为根本前提。建立安全的数据传输协议，加强数据加密技术等手段，能够更好地保障患者的权益。其次，人才供需不平衡也是一个亟待解决的问题。随着未来科技的发展和进步，医学影像设备技术的更新将会更加迅速。之前对影像技术工作人员提出的专业素质要求，已经难以满足新形势下的需求。针对此类情况，医疗卫生机构需要对影像技术人员的专业素质进行持续不断的培训，并提出更高的要求。只有这样，才能确保口腔影像学在未来的发展中稳步前行，为口腔医学的进步和人类的健康事业作出更大的贡献。

五、标志性历史事件

1. X 线　1895 年，伦琴发现了 X 线。

2. 牙科 X 线片　1895 年，第一张牙科 X 线片以 Otto Walkhoff 为代表的学者拍摄。

3. 体层摄影技术　于 1930 年，意大利人巴列沃纳（Vallebona）发明体层摄影机。

4. 曲面体层机　芬兰人帕泰罗（Paatero）在第二次世界大战后设计，并于 1954 年制作出成品。

5. 造影技术　内尔高（Norgaard）在 1944 年首次成功报道颞下颌关节造影。我国早在 20 世纪 60 年代，就以北京大学口腔医院为首，开始了颞下颌关节造影技术的研究，并取得了显著的成绩。

6. CT 技术　英国物理学家豪恩斯菲尔德（Hounsfield）在 1971 年制造出了 CT 装置并成功应用。

7. 减影技术　Ziedses des Plantes 在 1961 年发明了图像减影技术。

▶知识拓展

口腔颌面介入放射学

口腔颌面介入放射学是医学影像技术与微创治疗融合的交叉学科，起始于 20 世纪初的颌面部血管栓塞治疗，经穿刺、数字减影血管造影（DSA）等技术的革新，现已成为颌面颈部血管畸形、肿瘤治疗的核心手段。其优势在于精准定位血管的位置，清晰显示血管的病变，通过超选择性动脉栓塞减少术中出血，或经导管直接灌注化疗药物提升局部疗效。例如，颌面部动静脉畸形术前栓塞可使出血量减少 75%，恶性肿瘤动脉灌注化疗联合栓塞可延长患者生存期及生活质量。随着可降解栓塞材料及影像融合导航技术的发展，口腔颌面介入放射学正从传统辅助诊断向精准微创治疗转型，其发展随着影像技术的逐步进步、AI 与临床的不断结合，可以大幅度提升诊疗过程中的安全性，可为患者进一步谋福利，成为口腔颌面影像学科从诊断向治疗延伸的重要标志。

考试知识点总结

本章小结

协和云课堂…… 拓展练习及参考答案

（于 浩 游 梦）

第二章　医学影像物理学研究

教学课件

学习目标

素质目标

（1）热爱祖国、拥护社会主义。

（2）具备良好的人文精神、职业素质和团队合作意识。

（3）具有奉献精神、科学思维和创新精神。

知识目标

（1）掌握：X 线基本特性。

（2）熟悉：X 线成像原理。

（3）了解：超声波的产生机制。

能力目标

（1）能具有终身学习和进一步深造的扎实基础。

（2）能探究学习、分析问题和解决问题。

案例导入

【案例】

伦琴发现 X 线后，并没有把其作为个人专利，而是无偿公开了这项技术，允许任何人、任何机构用他的发现生产 X 线机。X 线检查极大地提高了医学诊断的准确性和安全性，造福了医学界、造福了大众。他还把因此获得的诺贝尔奖奖金捐献出来。这些都体现了他博爱的科学情怀。

【问题】

（1）X 线的发现和应用是科学不断进步的缩影，虽然 X 线在医学成像上造福了很多人，但是早期人们对 X 线的不当使用也对人体产生过很大的健康损害，你如何看待这一情况？

（2）你认为这一发现是运气吗？

·核心知识拆解·

近些年来，由于X线、磁共振、超声等技术的迅猛发展及其在口腔各临床专业中的广泛应用，使口腔放射学正逐渐迈入一个口腔颌面医学影像学的新的阶段。为了适应这一变化，我们需要了解X线的特性、衰减规律，超声波的分类及产生机制，了解X线、超声、磁共振成像原理。

第一节　X线物理

一、X线的发现及其基本特性

微课：
X线物理

（一）X线的发现

1895年11月8日，德国物理学家伦琴在暗室内用阴极射线管做气体放电实验时，有意用一层黑纸把射线管包裹起来，该操作的目的是屏蔽紫外线及其他种类的可见光干扰。意想不到的是，他观察到尽管与射线管有些许距离，涂有氰化铂酸钡的荧光屏上还是散发出了微弱的荧光。经过反复的试验验证后，他确认，导致这种发光效应的是一种由阴极射线管释放出的新型物质，这种物质明显与传统的阴极射线不同。在超过一个月的不懈探索后，伦琴最终阐述了这类神秘射线的性质：它们以直线路径传播，不被磁力影响偏转，也不会发生反射或折射现象。不久后，伦琴还揭露了这类射线强大的穿透能力：足以穿过密闭的容器，例如，能够穿透容器内的秤盘进行照相。在照片中，他甚至能辨识出妻子的指骨。因为这种射线的性质神秘且未知，他将其命名为X线。他的这一重大发现立刻在全球引起了广泛关注，不少国家的实验室纷纷复制了此项实验。仅仅在X线被发现后的三个月内，维也纳的一所医院便已应用这项技术进行了X线检查。伦琴因发现X线，而获得了1901年第一届诺贝尔物理学奖的殊荣。

（二）X线的基本特性

X线属于电磁波的一种，具有波粒二象性。它按照特定的波长和频率进行空间传递，属于横波，并且在真空状态下传播速率等同于光速。X线与物质发生相互作用时，其粒子属性凸显无疑。X线具有与其他电磁波相同的特征，也具备若干其他的特性。

1. 穿透特性　X线因波长较短故能量较强，大部分物质对其只能有限地吸收，使其具备强大的穿透力。X线穿透物质的能力不单取决于其光子的能量，还与物质的构成、原子的特性息息相关。对于由较低原子序数元素构成的物体，如气体、书、水及肌肉等，X线能够表现出更强的穿透力。然而，对于原子序数较高的铅、铜、骨骼等，其穿透力相对减弱。故X线对人体各类组织的穿透表现各异，这也正是X线医学成像技术的理论基础。

2. 荧光特性　特定物料在X线照射影响下，能被激发出特有的荧光效应。拥有此类光学性质的材料称为荧光物质，如钨酸钙、铂氰化钡、银激活的硫化锌镉。荧光物质被 X 线照射后，其原子被激发或电离，当被激发的原子恢复到基态时，便可释放出荧光。医学中透视用的荧光屏、X 线摄影用的增感屏、影像增强器中的输入屏和输出屏，均是基于其荧光特性而设计。

3. 电离作用　X 线虽然不带电，但足够能量的 X 线可以撞击出物质原子中的电子，使电子脱离原子而产生第一次电离。这些受到激发的电子继续与周围的原子发生互撞，产生第二次电离。测量 X 线的仪器的探头如电离室、正比计数管、盖革米勒计数管等，都是利用这个原理制成的。电离作用也是 X 线损伤和治疗的基础。

4. 热作用　物体对 X 线的摄取，主要转换成热量，导致该物质温度上升。基于此理论，测量 X 线被吸收剂量的量热技术得以成功开发。

5. 化学效应　X 线能使胶片乳剂感光，并可引发多种物质的光化学变化。各种感光及分辨性质不同的胶片被用于不同的 X 线检查。

6. 生物效应　X 线同样能引发生物机体内部的电离及激发作用，导致生物体发生一系列生物效应。其中，细胞，尤其是那些具备高增殖能力的细胞，在接受了一定剂量的 X 线照射之后，可能会发生抑制、受损乃至细胞坏死。人体内的不同组织，在吸收了一定剂量的 X 线之后，会根据其对辐射敏感度的差异而表现出不同的反应。这一特性在恶性肿瘤的放射治疗领域得到了极大的应用，成为放射治疗的理论基础。X 线对人体正常组织同样有可能带来伤害，因此，在进行检查和治疗时，对其他非目标区域的保护和屏蔽就显得十分重要。同时，那些专门从事放射工作的人员也需要注重个人的防护措施。

二、X 线的衰减

在 X 线的传播过程中，其能量的递减现象被称为衰减，这种衰减既有由距离增加导致的强度降低（扩散衰减），也有由物质作用导致的能量损失（散射和吸收所造成的衰减）。

放射 X 线的源点在向四面八方传播时，如果忽略传播介质对其的吸收作用，其在半径不同的球形表面的射线强度与源点到该表面距离（球体半径）的平方成反比，这种现象被称为 X 线强度衰减的平方反比定律。这个定律仅在真空环境中严格适用。在大气环境中，由于空气对 X 线的吸收，该定律并非绝对有效，但是考虑到空气导致的 X 线强度减弱较轻微，在常规的 X 线成像过程中，这种减弱常常被视为可以忽略不计的。因此，在这类成像实践中，调整 X 线管焦点与胶片间的距离，便能够实现 X 线照射强度的调节。

物质内部接受 X 线照射时，其光子会与组成该物的原子产生相互作用，引发如光电效应、康普顿效应，以及电子对的生成等一系列现象。这些现象涉及散射和吸收机制，从而导致 X 线穿透物体时强度的不断衰减。这种 X 线在物质中衰减的规律，是其在放射摄影、透视成像技术，以及 X 线计算机断层成像上的应用依据，同时也是屏蔽防护设计的理论依据。

人体各种组织和器官因其质量、特定元素的排列次序、厚薄程度不同，而展现出不同的对 X 线的吸收水平。这种差异使 X 线在经过身体时产生的穿透量有所不同，进而生成载有结构信息的 X 线线图。医生通过观察分析影像的深浅差异，能够辅助诊断人体内各种器官的健康状况或疾病变化情况。X 线摄影的医疗诊断功能就是基于这种物理现象。

三、X 线成像

X 线成像原理是利用 X 线的穿透性，以及人体组织对 X 线的吸收差异性形成影像。当 X 线穿过人体时，因人体内部不同器官与组织在厚度和密度等属性上的差异，有的阻射 X 线，有的吸收 X 线，剩余的 X 线强度分布发生改变，构成人体的结构信息图。这种包含身体结构信息的 X 线影像是不可被肉眼直接识别的，需要通过特殊的影像转换设备来转化为肉眼可识别的可见光影像以供观察。X 线成像将三维的人体结构压缩映射成二维影像进行解读，依照成像性质的不同，主要分为透视与摄影两种基本形式。

医学影像评估标准的核心在于确保医师可以清晰地检视患者体内具有特定疾病的软组织和器官，以及它们的状态，同时医学影像的质量会对医生的诊疗判断产生直接影响。

影响医学影像清楚程度的因素包括成像方法、设备特性、操作者设定的客观与主观参数，以及患者的合作程度等。一幅医学影像是否清楚，受对比强度、清晰程度、噪声水平、伪影和失真等若干要素的共同影响。

为了使人体内的某组织在影像上清晰地显现，该组织与邻近组织之间必须存在足够的对比差异。以 X 线成像为例，仅当组织间在密度、原子序的有效值或者厚度上有明显区分时，才能从影像上辨识出该组织。具体而言，一个组织要在影像上显示区分度，其独特的组织性质需与其他部分有显著的不同。

第二节　超声波物理

超声波具备超出人类听力上限的高频振动，其频率范围 20 000 ～ 10 000 000Hz。由于人耳能够接收到的声波频率仅限于 20 ～ 20 000Hz，因而对超声波无法进行感知。医疗检查时使用的超声波频率从 100 万赫兹（1 兆赫兹）直至 1 亿赫兹。这类波动因频率高、波长极短、传播路径直线且集中、能级较高而副作用较小，从而有着显著的特性。

一、超声波的分类

根据振动形式的不同，超声波可分为纵向波和横向波。在固态介质里，声波既能通过纵向波的方式进行传播，也能以横向波的形式移动。然而，在气态和液态介质中，通常因为缺乏切变弹性，声波仅能通过纵向波传播。

在医疗应用中，根据频率的不同，超声波被分为几种类别：频率在 1.00 ～ 2.75MHz 的被称为低频超声波；常规使用的中频超声波频率为 3 ～ 10MHz；而频率在 12 ～ 20MHz 的属于高频超声波；超过 20MHz 的则属于超高频超声波。

根据发射方式的不同进行划分，超声波可分为连续波和脉冲波。其中连续波通常是振幅恒定的正弦波，它所产生的超声波频率与振幅在传播过程中保持恒定。

二、超声波的产生机制

超声波的产生须满足两大前提：首先存在高频率的声源，其次具备传播超声波的介质。激发超声波的手段是多元化的，包括机械振动、电声转换、激光技术等。在医疗领域，经常采用的是电声转换技术中的压电式换能法，这种手段能将高频率的电磁振动转换为机械振动（超声波），用于提供超声波的声源；也可将超声波的振动转换回电磁形式，此转换过程结合信号的处理实现了超声波的接收功能。临床上超声波发射与接收功能的装置通常被称为超声探头。

三、超声成像

在 20 世纪初期，法国物理学家朗之万（Langevin，1872—1946 年）首次研发出石英晶体材质的超声波发射器。20 世纪 40 年代，学术界开始深度研究超声波在医疗行业中的应用。随后的半个世纪里，超声成像发展较快，技术从早期的一维超声成像、二维超声成像，发展到动态三维成像；由黑白灰阶超声成像发展到彩色血流超声成像；超声造影、超声弹性成像等技术也已被广泛应用于临床诊断和治疗。超声成像之所以能在医学影像领域扮演不可替代的角色，得益于其不涉及电离辐射，具有高软组织分辨率、简便的操作流程，以及较低的成本等诸多优势。

第三节　磁共振物理

1945 年底，来自美国的物理研究专家珀塞尔（Purcell，1912—1997 年）联同其研究伙伴，在石蜡试样中首次探测到了质子的磁共振现象；而在次年的 1 月，美籍物理学领军人物布洛赫（Bloch，1905—1983 年）及团队成员，在一份水的样本中同样探测到了质子的磁共振信号。他们用的方法虽然稍有不同，但几乎同时独立地发现了磁共振现象。1952 年布洛赫和珀塞尔为诺贝尔物理学奖共同获得者，该奖表彰他们通过利用精密的磁共振测量手段所取得的显著的科学成就。

磁共振成像（Magnetic Resonance Imaging，MRI），其原理建立在磁共振这一物理现象之上，有意省略了“核”字，用途在于突出此项技术并无电离辐射，以此明确与依赖 X 线的成像手段和使用放射性核素物质的核医疗技术之间的不同。

一、原子核的磁性

一切事物均由物质构成，物质则由分子组成，而分子由原子组成，原子由中心的原子核及围绕其外层的电子组成，原子核则是由带正电荷的质子和无电荷的中子组成。磁共振所探讨的是具有磁性特征的那些原子核。

在实施磁共振成像过程中，需要将人体安置于一个具备强磁场功能的装置里面，目的是激发人体内拥有一定磁性特征的原子核产生磁共振效应。

二、原子核的自旋

在现实世界里，任何速度非零的物体都有一定的动量。同样地，围绕一个特定的点或轴线进行圆形旋转的物体也拥有一定的角动量，这一量值是由物体的转动惯量和其转动角速度之积所确定的。

在纳米级的世界里，微观物质如电子、中子、质子与原子核等，不仅拥有体积、电性、重量等基本特性，亦有一种天然的特征——自旋。这些微观物质因自身的旋转而产生特有的自旋角动量。为了方便理解，可以把微观物质的自旋行为类比为它们自己的旋转，尽管这种比喻并不完全符合实际。

原子核是由质子和中子这两种次原子粒子组合而成，它们各自不但因自转而具备自旋角动量，也因绕核轨道做运动而拥有相应的轨道角动量。这些质子和中子在原子核中将自旋角动量与轨道角动量的矢量叠加，共同形成了原子核作为一个整体所具有的总角动量。通常，科学界将这种原子核的总角动量称为原子核自旋，简称核自旋。从更直观的角度来理解，核自旋可以视为原子核围绕自己的轴线旋转所表现出的角动量特性。

在宏观层面上，物理参数表现为不间断性，如气温、速率、动量、角动量、位移等；在微观层面上，这些物理参数则表现为间断性，即呈现量子的本质。这种情况同样适用于原子核的自旋现象。

三、物质的磁性

原子核与电子都具有磁性特征，电子的磁性既源自它环绕原子核运动产生的轨道磁场，也来自它自身旋转产生的自旋磁场。当电子与原子核结合时，它们各自的磁性会相互作用，共同形成原子的总磁性。对于那些拥有大量电子的原子来说，如果这些电子的磁性合计起来有剩余，则这种剩余磁性是该原子磁性的主要来源；反之，如果电子间的磁性相互抵消，原子核的磁性则成为原子磁性的决定因素。鉴于物质由大量原子或分子构成，因此我们可以直接观察到物质可能会表现出某种磁性特征，如顺磁性或抗磁性等。

多数 MRI 对比剂是由顺磁性或超顺磁性材料构成的，其核心成分通常为钆、铁及锰这些元素的有机大分子化合物，它们本质上并不发射信号，信号是由氢原子的质子产生的。

与拥有铁磁性和顺磁性的物体相比，原子核的磁性非常微弱，以至于在日常生活中我们无法觉察到它的存在，然而，借助磁共振技术，我们能够对原子核的磁性进行精密的检测。

四、共振

共振是广泛存在的一种物理现象，它的发生依赖特定的客观条件。例如，在敲击一只音叉时，该音叉将会按照一定的频率振荡，并发出一定频率的声波。这种声波能够引起另一只固有频率相同的音叉振荡，这就构成了音叉间的共振现象。音叉通过外部声波的驱动而共振，与此类似，磁共振是在外部电磁波的驱动下实现的。

人体内的水分子可以是游离的“自由水”，也可以是与蛋白质膜和其他大分子结构结合的“结合水”。水分占人体总量的比例很高，其中 80% 存于细胞内，另外 20% 位于细胞外。

通过人体内“自由水”和“结合水”的分布对组织的影响，可深入理解病变内部的组织形态。“自由水”的质子所经历的磁场大小基本是一致的，于是所有“自由水”以相同的频率进动。反观结合在大分子附近的水分子，其氢核所遭遇的磁场强度受大分子环境影响较大。这导致不同“结合水”中的氢核以不同的频率共振。因此，MRI 上的所有信号是来自“自由水”的，几乎看不到来自“结合水”的信号。

▶知识拓展

人工智能在医学影像中的应用

人工智能（AI）技术在 X 线检查中的应用日益广泛。AI 算法能够短时间内准确地识别并评估成千上万的医学图像，揭示疾病模式和潜在的风险因素。

例如，利用 AI 技术可以从乳腺 X 线检查中提取额外的心血管健康信息，为临床医生提供了额外的工具，可以在乳腺癌筛查的同时对女性的心血管健康进行评估。

考试知识点总结

本章小结

协和云课堂……　拓展练习及参考答案

（邱艳芬）

第三章　口腔颌面放射生物学及放射防护学

教学课件

学习目标

素质目标

崇德向善、诚实守信、爱岗敬业，具有仁心仁术的医者精神。

知识目标

（1）掌握：放射防护三原则。

（2）熟悉：口腔颌面部 X 线检查中放射防护三原则的具体应用。

（3）了解：口腔颌面部 X 线检查防护的具体措施。

能力目标

（1）能探究学习、终身学习、分析问题和解决问题。

（2）能尽量有效控制医疗照射数量，降低放射线可能会对人体造成的潜在危害。

（3）能根据诊断需求避免患者接受不必要辐射，时刻保持医者仁心。

案例导入

【案例】

提起放射辐射，人们总会心生恐惧。有部电影就展示了发生在城市里的一场放射辐射危机，影片开始时，天空中成百上千只鸟诡异地掉落地面死亡。原来是，附近一处回收厂老板向消防员隐瞒了仓库起火的真实情况。直到现场发生多次爆炸，才暴露了他在悄悄回收含有核元素的医疗回收垃圾。经过检测，证实了爆炸现场存在 ^{137}Cs：^{137}Cs 在控制良好的情况下，主要用于工业、医学、农业及生物学，但它是一种极其危险的核素，遇火就爆炸，遇水就能溶解，人体直接吸入 6g 就会导致死亡。历史上曾经发生过类似的真实事件，几个捡废金属的人在一个废弃医院的放射治疗室拆下了一个 ^{137}Cs 放射源组件，试拆时源盒破裂，剩余的放射源组件被卖到了废品站，导致了全城危机。

【问题】

放射辐射威胁并不仅仅是影视剧的独有素材，有时它就隐藏在我们身边，带有放射性的核素与医疗、生活等息息相关，人们需要对科技发展带有思辨意识和忧患意识。你会向身边人科普放射防护的知识吗？

·核心知识拆解·

自从X线发现以后，放射线在医疗行业迅速得到广泛的应用，医疗行业也很快开始尝试用放射线进行口腔的影像投照。虽然放射线在影像成像方面快速、便捷，但其累积剂量可对正常组织造成不良影响，这逐渐引起学者重视。辐射对生物细胞和各级组织结构的影响，以及这些影响发生的原理，构建了辐射生物学领域的研究主题。辐射效应对生物体作用的规律及其背后的作用机制，为肿瘤的放射治疗、预防，控制辐射损害，以及设立辐射防护准则提供了科学依据。

医疗照射防护不仅是顾及众多的受检者个体，更重要的是必须合理控制由此给公众群体带来的剂量负担。为此，应当遵循放射防护的三原则，即实践的正当性、放射防护的最优化和个人剂量限值。口腔医务工作者在实际操作中，还应注意具体防护措施的应用。

第一节 放射生物学

放射源分为天然与人工两大类别。地球上的居民常受到这两种类型放射源的辐射影响。自然放射，也就是所谓的环境本底辐射，是无从逃避的现实；而由人类活动造成的放射性释放则可能造成辐射危害。在我们的日常生活里，无论是食物、家用电器，还是日光、土壤，在整个宇宙的每一个角落，辐射都无处不在。

辐射按照其特性分为能够产生电离的类型和不具备此能力的类型。①电离辐射，是能使物质中的电子脱离而产生电离的辐射的统称，如α线、中子线及X线等。这类带有足够能量撕脱目标物质电子的射线，根据其本质的不同，可分为电磁辐射和粒子辐射两种。电离辐射之所以独具特性，在于它能在作用范围内散发出高能，从而引起目标物质的电离活性增强。电离辐射能对DNA结构产生多重损害，涉及碱基损毁、糖环断裂、DNA链断裂等结构性变化，进而影响DNA生物学功能的正常进行。除此之外，电离辐射还能引起蛋白质一级结构的变化，可能触发细胞的异常变异，甚至是恶性转变。电离辐射造成的生物大分子在结构与功能上的改变，奠定了辐射生物学效应在个体、各种组织、细胞和亚细胞水平上的基础，并从微观层面解析了辐射敏感性的核心实质。

生物体受到离子辐射的作用时，将激发一连串生物反应。这一串反应的发生涉及多方面因素的影响，首先是辐射自身的性质（包括辐射种类、强度、剂量速率、辐射频率，以及辐射的形态等）对生物体的影响。其次是生物个体对离子辐射的各种反应——这包括诸多内在因素，如不同物种对辐射的感应程度、生物个体在其成长不同阶段的辐射易感性、生物的各类器官、组织和细胞对辐射的敏感度差异，以及在亚细胞构成和分子水平上的辐射敏感性等。辐射的类别不同，生物效应的展现也各不相同。从物理角度来看，离子的强度和渗透力是判定其对生物影响程度的核心要素。例如，具有高电离强度的 α 线，以及具备高穿透力的 X 线或 γ 线，对生物的影响尤为明显。

电离辐射可能导致正常口腔颌面组织如口腔黏膜、颌面皮肤、唾液腺损伤，也对味觉和牙颌系统产生影响，引起黏膜疹、黏膜炎、口干味觉改变、龋坏增多、颌骨外形改变、骨坏死等。

患者接受口腔诊断用 X 线辐射剂量很低，一般认为不足以对身体产生危害。但由于常规口腔科 X 线检查日益增多，加之锥形束 CT 的广泛使用，X 线辐射剂量的累积性可能对人体造成的潜在危害，已越来越受到全社会的关注。

X 线等电离辐射的能量水平并非一致，不同物质和生命体细胞对这种能量的阻截效力也不同。全球共识认为，运用吸收剂量来量化各式物质每单位质量所吸纳的电离能量是适宜的。此计量的单位名为格雷（Gray，Gy），在常态下，通常用毫格雷（mGy）作为计量标准，即格雷的 1/1000。由于人体结构由多元素构成，仅靠吸收剂量评估器官或组织对辐射能量的接收程度往往不够精确。因此，为了辨识不同种类的辐射，并估算这些辐射对不同组织或器官的确切影响，广泛采纳了有效剂量的定量概念。有效剂量是将吸收剂量结合各特定器官的调整系数进行加权计算后的结果，它是能提供建立在整体生物伤害评估上的更准确的指标。其官方度量单位是希沃特（Sievert，Sv），在实际测量中常常使用微希沃特（μSv）与毫希沃特（mSv），即希沃特的 1/100 万和 1/1000。本节将主要基于有效剂量来对比口腔医学常用 X 线检查的辐射剂量及潜在危害。

由于投照方法、所用设备等不同，一张根尖片的有效剂量为 1.25 ～ 21.60μSv，一张曲面体层片的有效剂量为 14.2 ～ 24.3μSv，一张头颅侧位片的有效剂量约为 5.6μSv，仅相当于数小时到数天的天然本底剂量，由此可知诊断用口腔 X 线检查比较安全。不同品牌的锥形束 CT，选取的视野、体素大小、曝光参数、传感器等的不同，均会产生不同的有效剂量，可从几十微希沃特到近百微希沃特。不同品牌螺旋 CT 在相同视野扫描条件下，有效剂量的差异也较大，可从几百微希沃特到上千微希沃特，但总体来说远远大于锥形束 CT。口腔健康护理人员应学会根据诊断需要选择有效剂量最小的检查方法，竭尽所能减少对患者施加非必需的辐射暴露。

微课：
放射防护
原则

第二节　放射防护学

一、放射防护原则

随着数字化摄影技术的普及，常规 X 线检查中拍摄一张 X 线片的辐射剂量在逐渐降低。然而，对具有较高辐射剂量的影像学检查，如 CBCT 等的应用越来越多见。在口腔颌面部检查中，唾液腺肿瘤的发生与口腔放射检查具有相关性，青少年时期拍摄全口曲面体层片的患者罹患唾液腺肿瘤的风险更高，因而需要重视放射防护问题。

众多全球著名机构包括联合国原子辐射效应科学委员会（United Nations Scientific Committee on the Effects of Atomic Radiation，UNSCEAR）、国际原子能机构（International Atomic Energy Agency，IAEA）和国际放射防护委员会（International Commission on Radiological Protection，

ICRP）等均一致指出，必须高度重视一系列医疗用辐射安全措施，并明确表示“医疗辐射是一个重要且未来仍将增长的人工电离辐射源”。对于医疗辐射安全的考量，不应仅局限于受检者自身，更为重要的是要有效减少整体社会所承载的辐射剂量，以便减缓因辐射导致的癌症等随机性后果的风险。基于这些理由，国际放射防护委员会推荐遵守三大核心放射防护原则，即确保辐射操作的合理性、防护措施的最优化，以及严格控制个人所受的辐射剂量。这三个基本原则适用于所有与放射性物质工作相关的从业人员。为了有效控制医疗照射数量，降低放射线可能对人体造成的潜在危害，口腔医疗工作者必须严格遵守放射防护的三个基本原则。

（一）确保辐射操作的合理性

在开展放射性检查前，须进行正当性评估，确保检查的合理性及其带来的纯收益高于所承担的风险，其中包括对健康的潜在损害。在诊断复杂性疾病时，更应警惕患者承受的总体辐射剂量。没有进行任何临床检查和病史回顾而开具放射检查单的行为是不被允许的。不允许进行所谓的“常规X线检查”。在检查方法的选择上，应优先选用非放射学检查手段。在必须应用放射学检查的情况下，应该优先选用X线检查。只有在X线检查不能提供足够诊断信息的情况下，才可以应用三维成像技术或其他放射学检查方法。决定重摄与否时，不宜仅追求最佳画质标准，应当根据是否缺失了必需的检查结果来判定。

（二）放射防护的最优化

实现放射防护的极致目标意味着尽最大努力减少辐射接触的风险、接触辐射的人口数量，以及每个受影响个体所受的辐射剂量，且要兼顾经济与社会环境的考量。为了达到这一目标，在放射检查的各个环节，包括机房的设置、检查项目的选择、成像设备的日常维护和具体应用，以及是否采用放射防护用品等方面均应该严格遵守相关规定。由于儿童对放射线的敏感程度远高于成人，放射防护最优化这一原则对于儿童患者更为重要。

（三）严格控制个人所受的辐射剂量

按照ICRP的规程，通过制定剂量限度来管理人体的辐射吸收量。在一般情形中，即个体在正常情况下全身等量受到放射照射时，专业工作人员（如放射医疗行业员工）每年所接受的有效辐射剂量不应超过50mSv，在五年内累计的有效剂量限制为100mSv，即平均每年不超过20mSv；对于普通公众，每年的辐射剂量不应高于1mSv。所有涉及辐射工作的人员必须进行个人剂量监测，以维护其辐射安全。我国遵循ICRP的指导意见，为专业工作者和普通民众制订了年剂量限额，分别为年平均有效辐射剂量不超20mSv和1mSv。此类限制并未计入自然背景辐射及医疗过程中的辐射暴露。

根据《电离辐射防护与辐射源安全基本标准》的制定，只要条件许可，针对所有接受职业辐射的个体，都应实施个人剂量的检测。口腔成像操作人员进行个人剂量跟踪具有双重目的：首先是辨认不恰当的工作方法及无法解释的辐射水平超标情况，确保这类事件能被及时识别、有效遏制并预防类似事件的重复发生；其次是验证操作人员是否遵循了剂量限制的要求，并且累积记录了他们每年及一生中接收的总辐射剂量。成像专业人员每年所接受的辐射有效剂量上限不得超过50mSv，职业生涯接受的最大辐射剂量则限制为年龄×10mSv。

个人剂量限值是强制性的，必须严格遵守。个体剂量限制的设定并非标志着满足防护需求的准则或设计目标，仅是遵循最优化原理进行辐射控制时的一项限制性因素。

二、放射防护措施

（一）机房的设置

依据国家规定，在X线透视时，禁用中空预制墙体来屏蔽主光束，反之，需采用不小于150mm厚度的现浇混凝土或将铅板覆盖于受射线辐射的区域。依据《医疗放射X射线安全规范》，X线操作室设计须全方位考虑周边包括上下层的空间和附近人员的辐射防护及安全性。各X线机应设独立作业室，作业室向有用射线方向的墙壁必须有相当于2mm铅厚度的防护，并且房间的其他墙面及天花板需要与1mm厚铅相当的屏蔽效力。倘若作业室位于多层建筑内，其地面与顶棚也应按照侧墙处理，以确保上下楼层空间的防护与安全。作业室门窗的设计应合乎规定，保证其防护等级达到与墙体相应水平。在放射室门外应放置显著的放射性警告标识及显眼的工作指示灯。工作人员进行X线检查之前，需确认射线室的防护门已关闭。严禁让对人体造成伤害的X线直接打到门窗、观察窗或管道口等处。

（二）检查项目的选择和成像设备的维护

牙科专业人员每次申请X线检验，都须严格遵守口腔X线检查合理使用的准则，旨在将受辐射影响的患者数最小化。根据规定，所有X线设备均需接受卫生防护主管机构的审核，并通过其防护能力的合格认证，才能用于临床医疗。在日常使用中，该类设备应每年例行进行性能评估，确保设备的辐射泄露量符合国家的安全指标。

（三）X线检查中的具体应用

1. 照射条件 根据《医用X射线诊断放射防护需求》的规定，固定电压型的口腔用X线机的管电压应保持不少于60kV；而对于可调整电压型的口腔X线机而言，其管电压则需超过55kV。在保证能够满足诊疗需求的前提下，应当尽量缩短辐射时间。每一部X线机的操控台边上，都应配备一张记录最适合照射参数的表格，涵盖不同对象，如儿童、成年人及无牙患者的特定照射条件。

2. 口腔X线检查射线束（集光筒）尺寸 在进行口腔X线机的放射成像过程中，为了将射线集中在需观察的特定范围，应当借助集光筒进行精确调控，令射线束紧密对准目标区域，同时要让其覆盖面与成像捕获器的规格尽量匹配。挑选适用的X射线条束大小将基于实际临床检查的具体要求来定，务必挑最小的尺寸以符合诊断需要。根据国标《医用X射线诊断放射防护需求》规定，使用于口腔的X线机对集光筒出口直径有所限定，不能超出60mm；而对于层析成像设备而言，更须配备束流限制机制，确保X线不会扩散至成像接收装置的边界或胶片的宽度以外。照射野一般不应超过成像接收装置面积的10%。

3. 成像接收装置和射线束的位置摆放 调整成像接收装置与放射线的定位是为了规范成像接收装置与患者的排列方式，确保获取可靠性强、规范化的X线成像，减少重新摄影的概率。建议采用支架固定和光线对准工具。此外，使用支架固定可以避免患者手持成像接收装置。在进行口腔内X线检查时，要注意不将放射线直射至患者性腺部位，以规避非诊断区域遭受不必要的辐射风险。在进行身体弯曲部位断层和颅骨侧视检测时，应利用各种卡位或定位工具（如头部稳定器等）及光线对准工具以协助校准患者位置。在检测过程中，应当对患者进行恰当的限位，以尽量减少患者活动对成像质量造成的不良影响。

4. 焦点－探测器距离或焦点－皮肤距离　依据X线辐射源的散射特性，通过增加凝束管长度以接近皮肤（延伸X线发射点至皮肤的垂直距离），可以有效缓解X线扩散程度，使射线更集中，进而减小图像放大率，提升影像透彻度。依照《医用X射线诊断放射防护要求》所述标准，口腔内部的X线检查中，X线源到皮肤表面的距离不得小于20cm；口腔外部X线检查时，距离不可少于6cm；进行曲面体层摄影时，距离也应不小于15cm。在进行X线检查时，尽可能增大X线源至皮肤的间距，不仅能减低影像的放大率，同时也能尽量降低受检者暴露于辐射的危险。

5. 成像接收装置的选择　在挑选用于捕获图像的设备时，必须选用既能获得顶尖的成像效果，又能将对患者的放射剂量降至最少的工具。在实施口腔内部X线诊查过程中，唯有在确保满足医疗成像要求的条件下，方可选取图像捕捉速度最快的成像接收装置，如F速胶卷或数字探测器，同时严格禁止利用速度不达E速的胶片。数字探测设备与传统胶片相比，能够减少40%～60%的辐射吸收量。在开展口腔外部X线检查时，也应在保证图像清晰度的基础上，选用最高速的X线胶片系统，如稀土荧光屏/胶卷的系统速度不得低于400，或是速度相当甚至更快的电子成像系统。使用的胶卷需要与曝光箱及相匹配的感光屏一起使用。需要指出的是，使用数字化锥形束体层成像或头部侧位成像系统，并不意味着这些射线剂量低于传统荧光屏/胶卷系统。

（四）个体放射防护

进行口腔X线检查时，通常无须携带铅质防护衣。只有当X射线束朝向患者躯体方向的影像学检查时，佩戴铅衣才能真正发挥防护效用，这种情形下主要建议儿童和潜在孕期患者使用。只要不干扰X线检查，应尽可能使用甲状腺铅围脖。儿童须佩戴防护甲状腺的铅质围脖，同样，成年人也应当穿戴。然而，在进行曲面体层摄影时，如果防护围脖可能会妨碍主射线的分布，则应避免使用。铅围裙和甲状腺铅围脖应具有至少0.25mm铅当量。尽管有证据显示，进行口腔X线检查时，胎儿吸收的辐射量极微，不足以造成显著的辐射威胁，但是出于对孕妇心理舒适度的考虑，最好尽可能避免对孕妇实施口腔X线检查。对于孕妇患者，推迟进行X线检查可作为可选方案。当一位患者正在接受X线检查时，其他待诊人员不应当留在X线检查室内。

在医学领域中，与其他使用放射线的职业活动相比，医疗操作显示出其独特性。对患者来说，接受放射性检查在疾病辨识过程中通常是不可或缺的，而且这些检测的结果往往会对治疗计划的选择和调整产生决定性影响。医生判断是否需要进行放射性检查或治疗，基本都是依据患者的病情来做出的。如若放射性检查有其合理必要性，并且保障了防护的最佳实践，患者在进行放射性检查时，剂量也确保做到在医治目的范围内尽可能降至最低限度（即可实现的尽量低剂量，ALARA），在这些条件下，建议不应对医疗暴露剂量持限制态度，以确保医疗诊断和相关治疗的顺利执行。

▶知识拓展

新型防护材料的应用与智能辐射剂量控制系统

传统的铅质防护衣虽然能有效阻挡 X 射线，但其重量和不便性限制了其广泛应用。近年来，一些新型轻质、高效的防护材料被研发出来，如高分子复合材料，它们不仅具有出色的防护效果，而且更加轻便、舒适，提高了患者和医护人员的接受度。

现代口腔影像设备普遍配备了智能辐射剂量控制系统，能够根据患者的体型、拍摄部位和诊断需求自动调整 X 射线的剂量，从而在保证图像质量的同时，最大限度地减少辐射暴露。

—• 考试知识点总结 •—

—• 本章小结 •—

—• 协和云课堂…… 拓展练习及参考答案 •—

（邱艳芬）

第四章　常用口腔颌面部影像检查技术与正常图像

教学课件

学习目标

素质目标

（1）崇德向善、诚实守信、爱岗敬业，具有精益求精的工匠精神，具有敬佑生命、救死扶伤、甘于奉献、大爱无疆的医者精神。

（2）具有探究学习、终身学习、分析问题和解决问题的能力。

知识目标

（1）掌握：根尖片分角线投照技术；各种常用平片、曲面体层片、唾液腺造影的正常图像表现。

（2）熟悉：曲面体层摄影检查、颞下颌关节造影、瘤腔造影、超声检查、放射性核素检查、CT 及 MRI 检查的适应证；口腔颌面 CBCT 的组成和扫描视野；数字化口腔平片成像系统的优、缺点。

（3）了解：CBCT 工作原理；数字化口腔平片成像系统的基本组成和工作原理。

能力目标

（1）能进行根尖片拍摄，能够选择合适的影像检查技术。

（2）能识别各种常用平片、曲面体层片、唾液腺造影解剖结构。

案例导入

【案例】

患者，女性，30 岁。右下后牙食物嵌塞半年余，偶有冷刺激痛，要求进行口腔检查。

【问题】

为了进一步诊断患者疾病，可以选择要做哪些影像学检查？

· 核心知识拆解 ·

口腔颌面部 X 线检查是诊断和评估口腔、颌面及其邻近结构疾病的一项重要工具，贯穿术前辅助诊断、术中辅助治疗与术后疗效评估全过程，分为口内片与口外片，包括牙体、牙周组，上、下颌骨，颅，颌面，以及颈部其他组织结构的检查，如头颅、颅底、颞下颌关节、颜面软组织、唾液腺及颈部等。由于口腔颌面部解剖结构复杂，左右结构对称，颌骨及牙列呈马蹄形，X线检查影像重叠，互相干扰，影响诊断。在口腔颌面部X线检查时，应根据临床实际要求，使用适应口腔颌面部特殊解剖形态的专用X线机，才能拍摄出具有较好对比度、锐利度、清晰度及精确度的X线片。

第一节　口腔颌面 X 线机简介

一、口腔 X 线机

口腔X线机为口腔X线诊断中的一种基本设备，它和普通X线机的结构原理及主要组成部分基本相同，但部件不多，是医疗范围所用的最小X线机，使用方便。口腔X线机基本有三种形式：可移动立式、壁挂式和在综合诊疗台上的镶带式。其结构主要由X线机头、支臂和控制面板组成（图4-1-1）。X线机头设有窗口，窗口装有铝滤过板，吸收软射线，窗口外装有含防护物质的遮线筒，限制不必要的射线散射。X线机头两侧设有正负数码标记，进行不同部位的口腔X线投照时，可以根据解剖结构和检查需求，调整机头的倾斜角度。支臂是连接X线机头与主体结构的关键部件，由弹簧和杠杆组成，有数个可活动的关节，它能够依据患者的口腔解剖特征和具体的检查需求，灵活地变换机头的位置与角度。控制面板用于调节X线管电压、电流和曝光时间等，并设有开关按键和曝光按键。其容量小，结构简单，操作灵活，可用于投照口内和口外X线片。

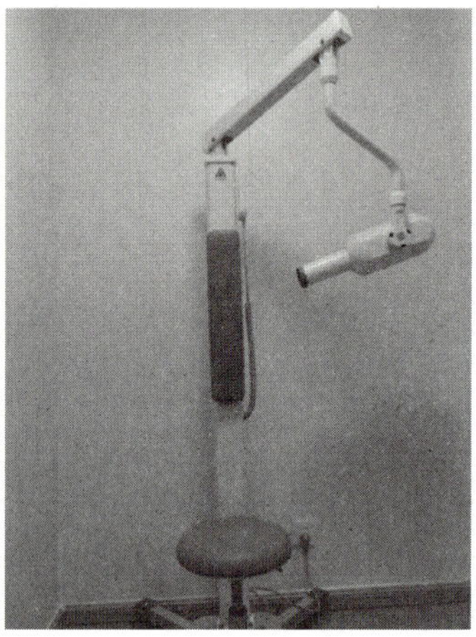

图 4-1-1　口腔 X 线机

二、曲面体层 X 线机

曲面体层X线机是口腔医学领域具有里程碑意义的重大发明。1949年，芬兰赫尔辛基大学牙科学院的约里奥·维利·佩泰罗（Yrjo Veli Peatero）医生提出了曲面体层摄影法，并将其命名为“pantomograhy”，这是“panoramic tomography”的缩写。该技术结合了体层摄影和狭缝摄影原理，专门应用于曲面物体的体层摄影。早期的曲面体层机采用单轴或双轴旋转技术，但存在影像重叠现象严重的问题。1954年，Peatero医生成功研制了三轴旋转曲面体层机，这一创新使得射线能够垂直于颌骨表面入射，从而显著提高了成像质量。日本学者西连寺纪子（Sairenji Kiko）提出将这种曲面体层摄影法称为“orthopantomography”。1961年，曲面体层技术正式投入使用。目前，曲面体层X线机多采用旋转轴连续移动方式，这种方式进一步提高了图像的清晰度和诊断的准确性，成为口腔医学中常用的影像学检查方法。

曲面体层 X 线机以其一次曝光即可呈现全口牙齿、双髁突、下颌骨下颌缘在内的下颌骨整体全貌，以及双侧上颌骨和上颌窦等重要解剖结构的影像，为口腔颌面部疾病的诊断提供了前所未有的宽广视野。对于颌骨多发病变，它能够清晰地展示病变在颌骨内的分布情况和相互关系，使医生能够全面把握病情。在面对范围较大的颌骨病变时，曲面体层 X 线机一次性完整地捕捉病变区域的能力，避免了传统分次拍摄可能遗漏的细节，为准确评估病变范围和程度提供了坚实依据。此外，在双侧颌骨对比检查中，曲面体层 X 线机能够直观地发现两侧差异，为疾病的诊断和治疗方案的制订提供了关键信息。而对于原因不明的症状，如面部疼痛、咀嚼困难等，曲面体层 X 线机的筛查功能能够快速定位潜在病变部位，为后续诊断指明方向。曲面体层摄影检查的操作流程简单易行，医护人员经过短暂培训即可熟练掌握，大大提高了检查效率。在检查过程中，患者所承受的痛苦极小，无须像传统 X 线检查那样频繁调整姿势或长时间保持固定姿态，显著减轻了患者的焦虑和不适感。这一特点使得曲面体层 X 线机在口腔颌面部影像学检查中广受欢迎，成为患者和医护人员的共同选择。

曲面体层 X 线机的组成包括 X 线管、头颅固定装置和探测器，X 线管和探测器分别固定于头颅定位架两侧。射线通过 X 线管侧的第一狭缝和探测器侧的第二狭缝，到达探测器，射线垂直角度为 5°～10°。由于颌骨呈近似抛物线形结构，X 线管和探测器旋转得到的弧形断层域与颌骨形态一致。

在三轴旋转系统中，由三个旋转中心形成的图像组成一幅曲面体层图像。射线首先以位于一侧的旋转轴为中心进行旋转曝光，使对侧颌骨的影像得以清晰呈现。当扫描至前牙区时，旋转中心巧妙地转移至中线位置，使牙区的影像得以精准捕捉。随后，旋转中心再次转移至对侧，完成另一侧颌骨的成像。通过这一系列精心设计的旋转和曝光步骤，整个颌骨的曲面体层图像得以完美呈现。目前采用的旋转轴连续移动方式，更是使旋转中心能够沿预设路径连续、平稳地移动，实现了整个颌骨的高效、无缝扫描，进一步提升了成像的速度和质量。

随着影像学检查技术的发展，曲面体层 X 线机的操作性能得到了改进，程序化水平明显提高；可进行成人、儿童、部分颌骨、上颌窦、颞下颌关节等多部位投照。

三、X 线头影测量机

1931 年，布罗德本特（Broadbent）发表了题为“一种新的 X 线技术及其在口腔正畸上的应用”的论文，首次提出了使用定位头颅 X 线片进行 X 线头影测量的技术，使得医生能够通过头颅定位 X 线片上的牙、颌及颅面标志点，描绘出特定的线角，进而进行精确的测量分析，深入了解牙、颌及颅面软硬组织的结构特点，为正畸治疗方案的制订提供了科学依据。1958 年，丹麦皇家牙科学院首次提出了电子计算机 X 线头影测量方法，这一技术极大地提高了测量的效率及准确性。目前已在临床及科研工作中广泛应用。

X 线头影测量机的结构特点如下。

1．用作头影测量的头颅 X 线照片必须在头颅定位架的严格定位下投照，排除因头位不正造成的误差，其测量结果才能具有分析比较的价值。头颅定位架通过左右耳塞与眶点指针使头颅固定在眼耳平面与地面平行的位置上，确保每次照相时头位都恒定于此位置不变。头颅定位架上应附有放置胶片盒的片架，保证头位与胶片在同一高度，进一步提升了投照的准确性和一致性。

2．X 线管的焦点到胶片的距离应为 180cm，这种长焦距投照可以缩小头颅两侧放大率的差距使两侧的投影尽量重叠在一起。

3. X 线球管、头颅定位架和胶片架应连接在一长臂的两端，保持三者位于同一高度，同步移动，X 线中心线对准胶片正中。

4. 头影测量片投照时必须使用软组织滤线板，因为 X 线头影测量不仅要测量骨性结构，还要测量软组织标志点。使用软组织滤线板既可清晰地显示骨性结构标志，还可以很好地显示面部软组织轮廓。

第二节　口内片投照技术及正常图像

X 线平片为目前口腔医学临床应用最为普遍的检查方法，包括口内片和口外片两大类。口内片包括根尖片（periapical radiograph）、𬌗翼片（bitewing radiograph）、𬌗片（occlusal radiograph）等。

微课：根尖片的拍摄

一、根尖片

（一）投照技术

1. 根尖片平行投照技术　平行投照技术获取影像的优点是牙体影像与牙体的变形失真度小，主要目的是拍摄牙及周围结构真实的 X 线图像。因此，此法常在实验性投照中采用。平行投照技术又称为直角技术（right angle technique）、长遮线筒技术或长焦距平行投照技术（distant paralleling technique）。平行投照技术的基本投照原理是使 X 线胶片与牙长轴平行放置，投照时 X 线中心线与牙长轴和胶片均垂直（图 4-2-1）。

平行投照技术所产生的牙变形最小，但因口腔软硬组织影响，在放置胶片时，为了保证胶片和牙长轴平行，不得不将胶片稍稍远离牙。为了避免因此而造成的 X 线图像放大，投照时需使用长遮线筒。这样使射线穿过牙时几乎为平行的中心线，而且基本上消除了可以造成 X 线图像放大和变形的散射线。由于使用长遮线筒，在投照时所需要的曝光量较大。因此，最好采用高电压 70～90kV 并使用快速胶片，以减少曝光时间，降低曝光量。缺点是投照时需要必需的辅助工具，而且在临床进行较多人群影像投照时，耗费时间长，牙片就位还需要较大的口腔内空间，常因为患者配合难度大而失败。一般临床不宜采用。目前市面上也有多种平行投照技术使用的牙片持片器具，如持片夹（图 4-2-2），这给平行投照技术在临床试验及应用中提供了有利条件支持。

2. 根尖片分角线投照技术　分角线投照技术，是目前临床常用的投照技术。它利用等腰三角形原理，采用了中心线与牙体长轴与牙片平面线的交叉成角分角线垂直的投照技术（图 4-2-3）。保持中心线与分角线成 90°投照。牙片受口腔内软组织影响，不能使牙片平面与牙体长轴平行，使用分角线投照技术可以将因牙体与胶片斜角造成的影像误差给予补偿。此投照技术在临床实施过程中，不需要其他辅助设备与材料，方便上手，只将牙片置于口腔内，具有占用空间小、患者易接受、影像投照成功率高等优点，非常适合较大型口腔医疗单位对较多人群进行高频率快速影像投照。

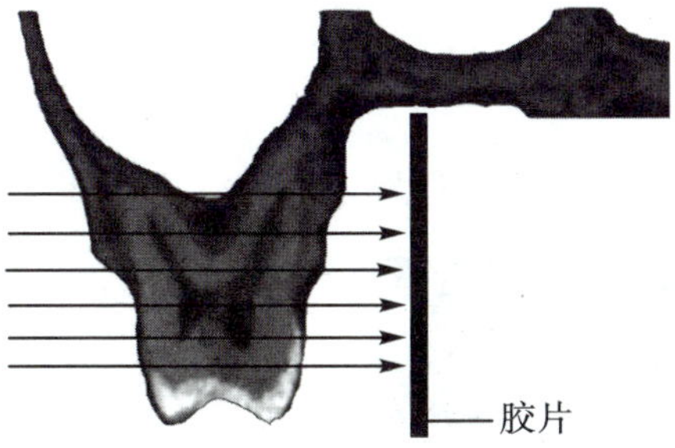

图 4-2-1　平行投照技术原理示意图

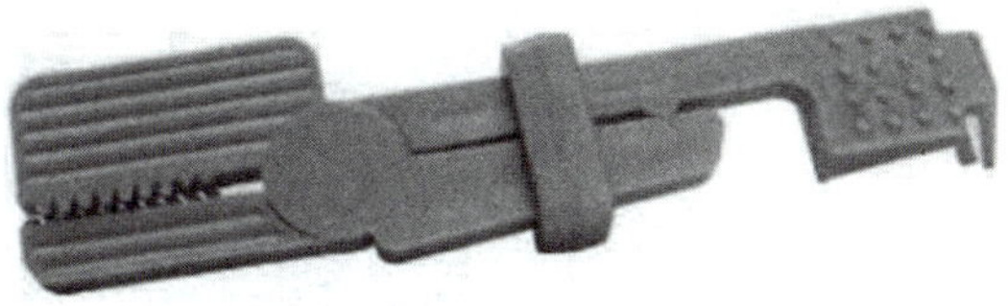

图 4-2-2　持片夹

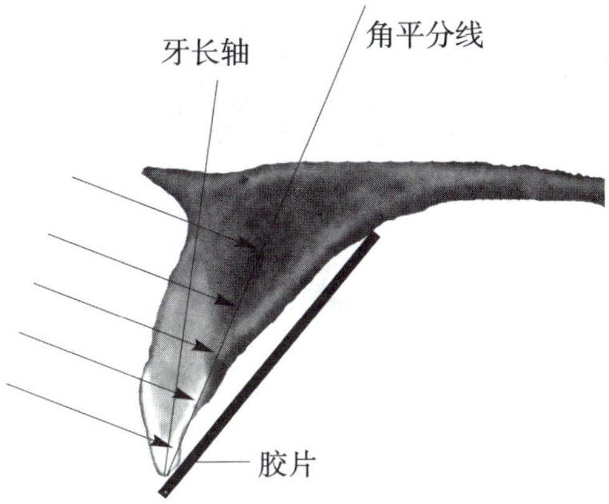

图 4-2-3　分角线投照技术示意图

（1）患者位置：患者坐在椅子上，上身呈直立姿势，枕部靠在头托上，头部矢状面与地面垂直。投照上颌后牙时，外耳道口上缘至鼻翼的连线（听鼻线）与地面平行。投照上颌前牙时，头稍低，使前牙的唇侧面与地面垂直。投照下颌后牙时，外耳道口上缘至口角的连线（听口线）与地面平行。投照下颌前牙时，头稍后仰，使前牙的唇侧面与地面垂直。

（2）胶片分配：对成年人进行全口根尖片检查时，需用 14 张胶片，其分配方法见图 4-2-4。对儿童进行全口根尖片检查时，一般用 10 张 2cm×3cm 胶片，其分配方法见图 4-2-5。

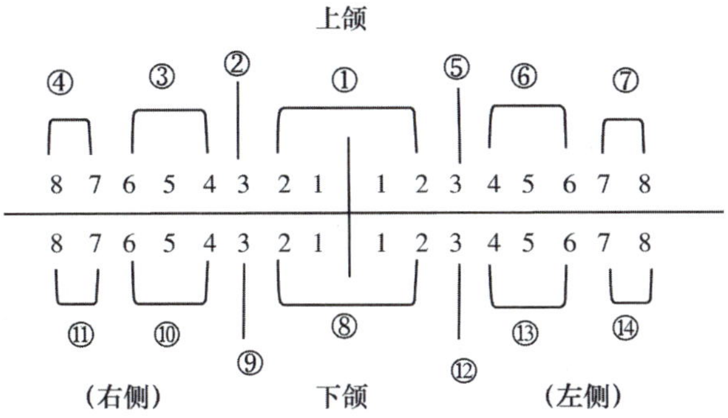

①～⑭为 14 张胶片投照顺序。

图 4-2-4　成人根尖片胶片分配

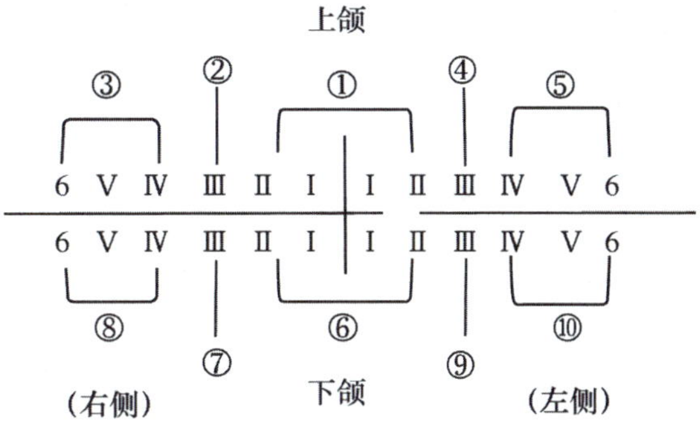

①～⑩为 10 张胶片投照顺序。

图 4-2-5　儿童根尖片胶片分配

（3）胶片放置及固定：胶片放入口内应使胶片感光面紧靠被检查牙的舌（腭）侧面。投照前牙时胶片竖放，边缘要高出切缘 7mm 左右，投照时，应以投照牙的切缘为标准；投照后牙时，胶片横放，边缘高出咬合面 10mm 左右。留有这些边缘，其目的是能使照片形成明显的对比度及避免牙冠影像超出胶片。胶片放好后嘱患者用手指固定（上颌用拇指，下颌用食指），或用持片夹、持针器固定（图 4-2-6）。

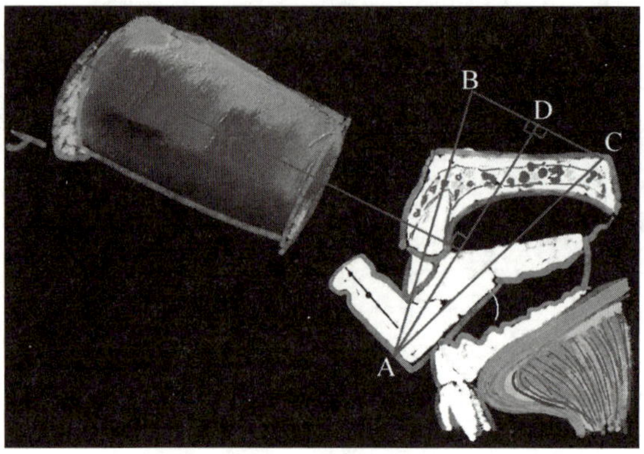

图 4-2-6　利用持片夹固定

（4）X 线中心线的角度与位置

1）X 线中心线的角度：由于牙根部为牙龈和牙槽骨所遮盖，胶片放入口内时，若与被检查的牙冠贴靠，就不可能与牙长轴平行。使用分角线投照技术时，X 线中心线与被检查牙的长轴和胶片之间的分角线垂直。X 线中心线与被检查牙长轴和胶片之间夹角的分角线的角度称为垂直角度，应尽量呈直角投照。在临床工作中运用表 4-2-1 所示的最常应用的 X 线中心线投照角度，一般可显示比较正确的牙图像。

当遇到牙齿排列不整齐、颌骨存在畸形，或者口内有较大肿物妨碍将胶片放在正常位置的情况时，需要根据牙的长轴和胶片所处的实际位置，灵活改变 X 线中心线的倾斜角度。这种调整是为了确保 X 线束能够尽可能地垂直于牙齿的长轴与牙片的角平分线，从而减少影像的失真和重叠，提高诊断的准确性。对于腭部较高或口底较深的患者，胶片在口内的位置相对较为垂直，在这种情况下，X 线中心线倾斜的角度应适当减少。相反，对于全口无牙、腭部低平、口底浅的患者，胶片在口内放置的位置相对较平，因此，X 线中心线倾斜的角度应相应增加。儿童因牙弓发育尚未完成，腭部低平，X 线中心线倾斜的角度应增加 5°～10°。

X 线中心线向牙近中、远中方向所倾斜的角度称为 X 线水平角度。由于个体之间牙弓形态可以有较大区别，X 线水平角必须随患者牙弓形态进行调整。其目的是使 X 线与被检查牙的邻面平行，以避免牙影像重叠。如 X 线中心线与被检查牙的邻面不平行，向远中或近中倾斜，则在照片上所显示牙的邻面影像将相互重叠，影响诊断。

表 4-2-1　投照上、下颌牙时 X 线中心线投照倾斜平均角度

部位	X 线倾斜方向	X 线管倾斜角度
上颌切牙	向足侧倾斜	+42°
上颌尖牙	向足侧倾斜	+45°

续 表

部位	X线倾斜方向	X线管倾斜角度
上颌前磨牙及第一磨牙	向足侧倾斜	+30°
上颌第二、第三磨牙	向足侧倾斜	+28°
下颌切牙	向头侧倾斜	-15°
下颌尖牙	向头侧倾斜	-20°～-28°
下颌前磨牙及第一磨牙	向头侧倾斜	-10°
下颌第二、第三磨牙	向头侧倾斜	-5°

2）X线中心线的位置：投照根尖片时，X线中心线需通过被检查牙根的中部，其在体表的位置如下。①投照上颌牙时，以外耳道口上缘至鼻尖连线为假想连线，X线中心线通过部位分别为：投照上中切牙时，通过鼻尖；投照上颌单侧中切牙及侧切牙时，通过鼻尖与投照侧鼻翼之连线的中点；投照上颌尖牙时，通过投照侧鼻翼；投照上颌前磨牙及第一磨牙时，通过投照侧自瞳孔向下的垂直线与外耳道口上缘和鼻尖连线的交点，即颧骨前方；投照上颌第二磨牙和第三磨牙时，通过投照侧自外眦向下的垂线与外耳道口上缘和鼻尖连线的交点，即颧骨下缘。②投照下颌牙时，X线中心线均在沿下颌骨下缘上1cm的假想连线上，然后对准被检查牙的部位射入。

以上颌中切牙为例：患者坐于X线机椅子上，坐直，枕部靠在头托上，头稍低，使前牙的唇侧面与地面垂直。牙片竖放，左右中切牙置于牙片正中，边缘要高出切缘7mm左右。球管正对鼻尖，刻度选择向足侧（正）45°，刻度表上对准水平角、垂直角。

根尖片分角线投照技术操作简便，但由于投照时X线中心线与牙长轴和胶片不垂直，而是根据一条假想的分角线来调整X线中心线的方向，往往不够准确，因而所拍摄出的牙图像往往失真变形，特别是在拍摄多根牙时，图像失真、变形会更为明显。这是分角线投照技术的最大缺点。

（二）正常影像

1. 牙体组织正常影像概述 牙由四种组织构成，即牙釉质、牙本质、牙骨质及牙髓。①牙釉质：为人体中钙化程度最高的组织，X线片上影像密度亦最高，似帽状被覆在冠部牙本质表面。其在后牙面及前牙切缘最厚，由面和切缘向侧方至牙颈部逐渐变薄，终止于牙颈部。有时牙颈部近中或远中因投照技术问题造成低密度影像，位于牙釉质牙槽嵴顶之间，称为牙颈部Burnout征象（cervical burnout），为正常表现，勿与根面龋混淆。②牙本质：矿物质含量较牙釉质少，围绕牙髓构成牙齿主体，X线片上影像密度较牙釉质稍低。③牙骨质：覆盖于牙根表面牙本质上，很薄，在X线片上显示影像与牙本质不易区别。④牙髓：在X线片上显示为低密度影像。下颌磨牙牙髓腔似H形，上颌磨牙牙髓腔呈圆形或卵圆形。年轻人牙髓腔宽大，老年人较年轻人小，根管亦细，这是随年龄增长有继发性牙本质形成所致。

微课：
根尖片牙
正常图像

2. 牙周组织正常影像概述 牙周组织包括牙槽骨、牙周膜。在X线片上显示的影像比牙密度稍低。①牙槽骨：上牙槽骨密质薄，骨松质多，骨小梁呈交织状，X 线片显示为颗粒状影像。下牙槽骨密质厚而骨松质少，骨小梁呈网状结构，牙间骨小梁多呈水平方向排列，而根尖部有时见放射状排列，骨髓腔呈三角形和大小不等的圆形低密度影。牙槽骨的正常高度应达到牙颈部。②固有牙槽骨：又称骨硬板，为牙槽窝的内壁围绕牙根，X 线片上显示为包绕牙根的、连续不断的高密度线条状影。③牙周膜：X 线片上显示为包绕牙根的连续不断的低密度线条状影像，厚度为 0.15～0.38mm，其宽度均匀一致（图 4-2-7）。

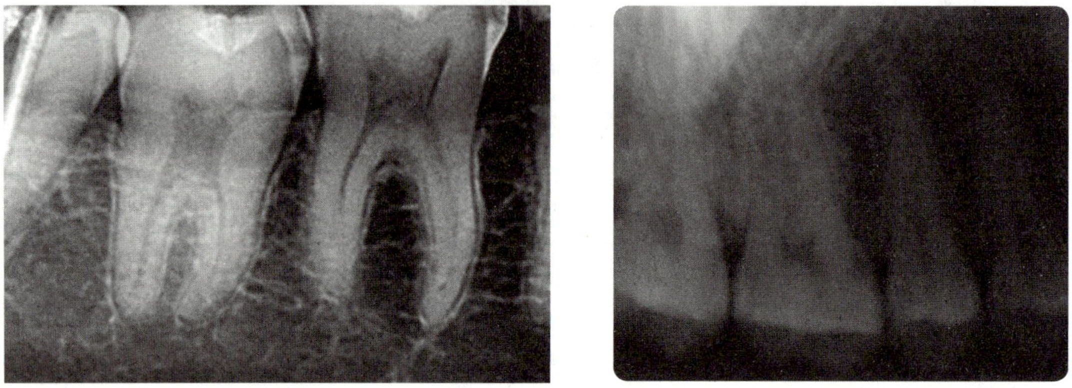

（a）　　（b）

图 4-2-7　牙体及牙周正常组织

（a）下颌牙体及牙周正常组织；（b）上颌牙体及牙周正常组织。

微课：根尖片上颌骨正常解剖图像

3. 上颌根尖片所见有关颌骨正常解剖结构　在上颌中切牙位根尖片上常可见切牙孔、腭中缝、鼻腔及鼻中隔的影像（图 4-2-8）；在上颌磨牙位根尖片上常可见上颌窦底部、颧骨、喙突、上颌结节及翼钩等结构。

4. 下颌根尖片所见有关颌骨正常解剖结构　在下颌切牙位根尖片上常可见颏棘、颏嵴、营养管等结构；在下颌前磨牙位根尖片常可见颏孔（图 4-2-9）；在下颌磨牙位根尖片常可见下颌骨外斜线、下颌管及下颌骨下缘等结构。

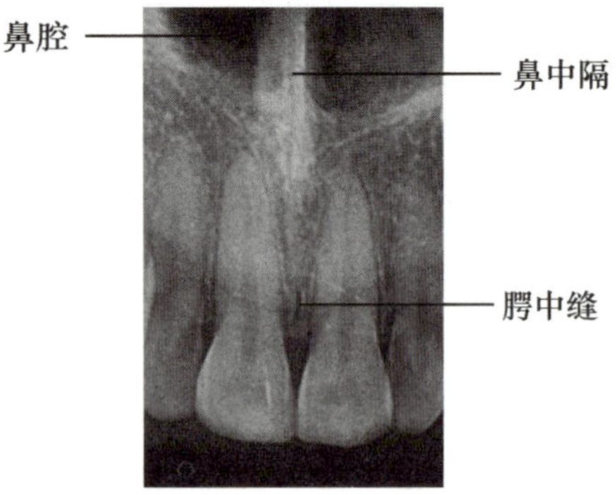

图 4-2-8　鼻中隔、鼻腔及腭中缝

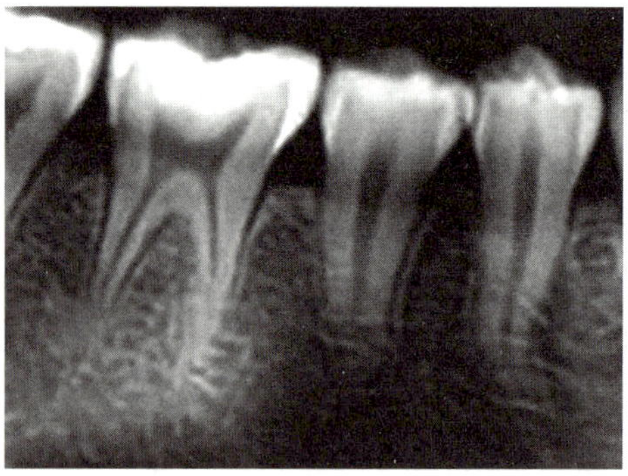

图 4-2-9　颏孔

二、殆翼片

1. 适应证　适用于观察切牙及磨牙区殆面龋、邻面龋，以及牙槽嵴的吸收和髓腔病变等，如髓石、龋洞与髓腔的关系。可以观察儿童乳牙滞留者滞留牙根的吸收情况及与恒牙胚之间的关系等。

2. 解剖位置　此片位主要是检查切牙及牙冠部分的病变，当切牙与磨牙区的牙齿在上下颌咬合后，上下牙的长轴可以看作在一条直线上（与地面垂直）。由于硬腭及黏膜层的原因，影响舌侧面上下距离，所以在摆位时必须注意对中心线的垂直角做适当的调整。

3. 投照方法

（1）切牙位：患者张口，将胶片长轴与切牙长轴平行，放于上下颌切牙舌侧，胶片长轴位于两中切牙之间，短轴在上颌切牙下缘。患者用上下切牙缘咬住翼片，X 线中心线以 +8°对准两中切牙之间，通过上颌切牙缘方 0.5cm 射入，并使 X 线水平方向与被照牙邻面平行。

（2）磨牙位：患者坐位，使头的矢状面与地面垂直，听口线与地面平行。患者张口，将胶片短轴与磨牙长轴平行，放于下颌牙舌侧，将胶片放于被照牙面上，然后患者轻轻于牙尖交错位咬住翼片。X 线中心线以 +8°对准胶片中心，通过上颌磨牙面上方 0.5cm 射入，并使 X 线水平方向与被照牙邻面平行。

4. 正常影像阅读　按照上述投照方法获得影像。可同时显示上下颌多个牙齿的牙冠及牙槽嵴顶，右上磨牙及第一磨牙殆翼片见 15 远中邻面深龋，近髓，46 面具有充填体影像，近中部分充填体至近中髓角，余牙为正常影像（图 4-2-10）。

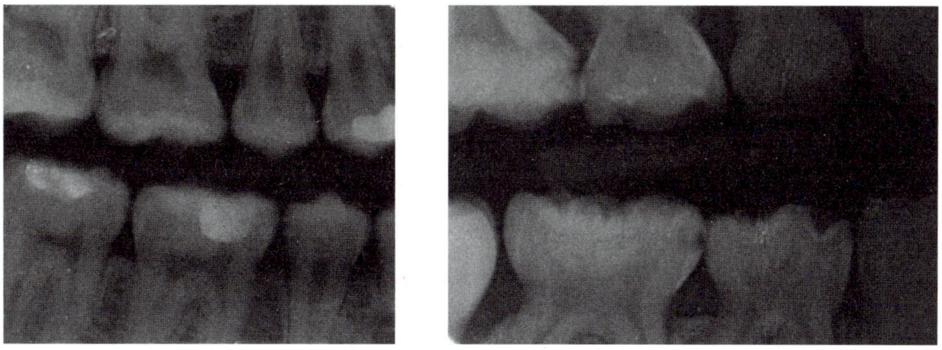

（a）　　　　（b）

图 4-2-10 正常殆翼片，可同时显示上下颌多颗牙冠及牙槽嵴顶

（a）正常殆翼片，显示乳牙多颗牙牙冠及牙槽嵴顶；（b）正常殆翼片，显示恒牙多颗牙牙冠及牙槽嵴顶。

三、殆片

（一）上颌前部殆片

1. 适应证　上颌前部殆片（anterior maxillary occlusal radiograph）适用于上颌前部 13–23 牙齿及牙根以上双侧上颌窦前区之间及双鼻腔底部区域的硬腭和口腔内外的病变。

2. 解剖位置　上颌前部殆片的位置包括上颌前部 13–23 牙及上颌牙槽骨和双侧上颌骨腭突相汇而成的硬腭骨板。在硬腭的上方有鼻中隔分隔开的梨状孔形的鼻腔和双侧上颌窦腔的前部。上颌窦腔的大小变异很大，大者可以发育到切牙区，一般双侧对称。

3. 投照技术　患者坐位，头矢状面与地面垂直听鼻线与地面平行。用 6cm×8cm 胶片，胶片长轴与头的矢状面平行，放置于上、下颌牙之间，嘱患者于牙尖交错位咬住胶片。X 线中心线以向足侧倾斜 65°对准头的矢状面，由鼻骨和鼻软骨交界处射入胶片中心。

4. 正常影像阅读 上颌前部骨质、切牙孔、鼻中隔、上颌窦、鼻泪管、上颌前牙及腭中缝等结构未见异常（图 4-2-11）。

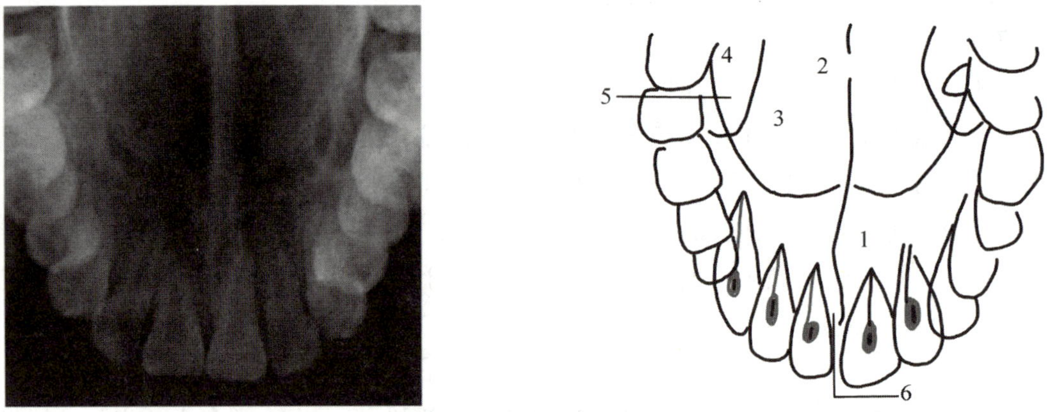

1. 切牙孔；2. 鼻中隔；3. 鼻腔；4. 上颌窦；5. 鼻泪管；6. 腭中缝。

图 4-2-11 正常上颌前部殆片正常影像及示意图

（二）上颌后部殆片

1. 适应证 上颌后部殆片（posterior maxillary occlusal radiograph）适用于一侧上颌骨的磨牙区牙齿、牙槽突及上颌窦和其下硬腭及眶下上颌窦前壁面部肿物的检查。

2. 解剖位置 上颌后部殆片投照的部位为上颌骨的一侧磨牙区，外侧为磨牙，内侧为上颌窦和上颌骨腭突构成的上颌窦及鼻腔底部，上方是与颧骨的接合处，后上方为眶下缘及眶内下壁，前方是双尖牙区较宽厚的牙槽突，上颌窦发达者常到达此位。

3. 投照技术 拍摄上颌后部殆片时，患者位置同上颌前部殆片。用 6cm×8cm 胶片。将胶片置于上、下颌牙之间，尽量向后并向被检查侧放置。胶片长轴与头的矢状面平行，嘱患者于牙尖交错位咬住胶片。X 线中心线向足侧倾斜 60°，水平角度与被检查侧前磨牙邻面平行，对准被检侧眶下孔的外侧射入。

4. 正常影像阅读 第一前磨牙、第一磨牙、第二磨牙、牙槽突和同侧上颌窦底部结构未见异常。

（三）下颌前部殆片

1. 适应证 下颌前部殆片（anterior mandibular occlusal radiograph）可以观察下颌颏部正中、牙齿有无骨质肿物、骨折等情况。

2. 解剖位置 此位置正处于下颌颏部双侧下颌骨体的连接处，上方是牙槽突及下颌切牙，内外两侧是较厚的骨皮质，底缘由厚而致密的颏嵴围成，在内侧骨板的中下部正中有对称的 2 个小突起为颏棘。

3. 投照技术 患者坐位，头后仰，矢状面与地面垂直，使胶片与地面成 55°。用 6cm×8cm 胶片，将胶片置于上、下颌牙之间，尽量向后放置，胶片长轴与头矢状面平行，并使胶片长轴中线位于两下中切牙之间，患者于牙尖交错位咬住。X 线中心线以角对准头矢状面，由颏部射入。

4. 正常影像阅读　下颌颏部无骨折，其他颏部骨质正常（图 4-2-12）。

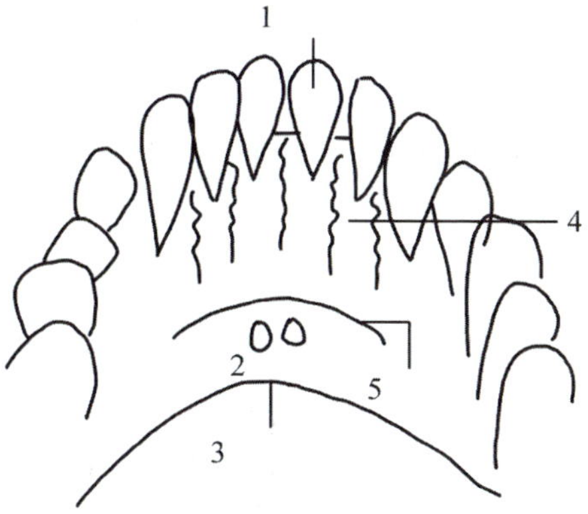

1. 下前牙；2. 颏棘；3. 下颌骨下缘；4. 营养管；5. 颏嵴。

图 4-2-12　下颌前部殆片正常影像示意图

（四）下颌横断殆片

1. 适应证　下颌横断殆片（cross-sectional mandibular occlusal radiograph）可以显示下牙弓的横断全貌，因此可以观察其下颌牙列中阻生牙的定位及下颌骨颊舌侧有无异常膨隆，也可以检查口底舌下腺和下颌下腺导管结石及口底的异物定位。

2. 解剖位置　下颌横断殆片包括的解剖组织是整个下颌骨的前大部，由于口腔的大小所限，此片主要用于观察下颌骨的舌侧面及近颏部的颊舌侧下颌骨体，与上口底相垂直下方的双舌骨及舌骨体，舌下腺和双侧下颌下腺导管的前大部。

3. 投照技术　患者坐位，头的矢状面与地面垂直，听鼻线与地面垂直。胶片大小及放置与下颌前部殆片相同。X 线中心线对准头矢状面，经两侧下颌第一磨牙连线中点垂直胶片射入。

4. 正常影像阅读　双侧下颌骨体对称，牙列影像正常位于其中，口底舌下腺及下颌下腺导管前区显示清楚无异常，舌软组织影响后部区正中的舌骨大角及双侧部分体部显影（图 4-2-13）。

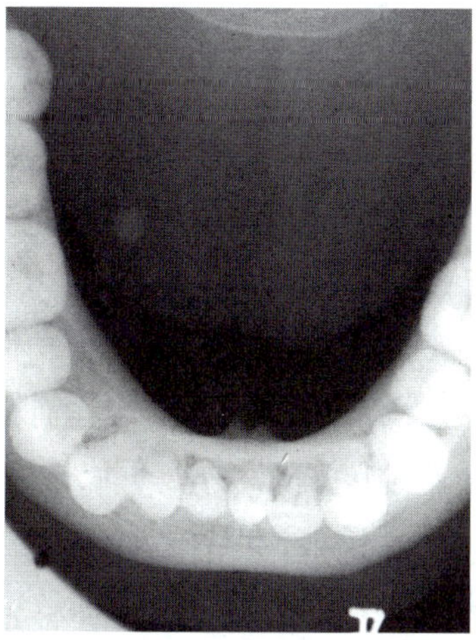

图 4-2-13　下颌横断殆片影像（右侧下颌下可见导管结石）

第三节　口外片投照技术及正常图像

口外片包括颞下颌关节经颅侧斜位片（obligue-lateral projection of temporomandibular joint）、髁突经咽侧位片（transpharyngeal projection of condyle）、华特位片（Waters' position）、上颌后前位体层片、下颌骨侧斜位片（oblique lateral projection ofmandible）、下颌骨后前位片等。其中，第三磨牙口外片、下颌骨后前位片等已很少使用。

一、颞下颌关节经颅侧斜位片

颞下颌关节经颅侧斜位片又称许勒位片、薛氏位片。此片可以同时显示关节窝、关节结节、髁突及关节间隙。

1. 适应证　适用于检查髁突的形态、关节间隙的大小、活动范围及髁突与关节凹之间的联系。两侧颞下颌关节的形态一般是对称的。

2. 解剖位置

（1）髁突：髁突小头形状可为圆柱形、椭圆形或双斜形，髁突大小各异，但同一人双侧多对称。成人的髁突有连续不断的、整齐、致密而又较薄的骨密质边缘，其下方骨纹理结构均匀。儿童髁突表面无骨密质，仅有一钙化层覆盖，15岁后才逐渐形成完整的骨密质。因而X线片上儿童髁突骨密质常不清晰，易被误认为是病理改变。髁突左右横嵴宽度约2cm，前后厚度约1cm。因髁突左右横嵴的直线在体位上成一定的水平角度（与冠状面比，横嵴外嵴居前，内嵴居后，此水平角可在颅底位上测量），但角度很小（有学者报道为10°～20°），投照时大多可忽略不计。如髁突运动正常，在开口时一般应位于颞下颌关节结节顶点后方5mm至关节结节顶点前方10mm之间。

（2）颞下颌关节间隙：关节间隙主要为关节盘所占据。正常成人关节上间隙最宽，后间隙次之，前间隙最窄。在许勒位片上，关节上间隙约为2.80mm，后间隙约为2.30mm，前间隙约为2.06mm。两侧关节间隙对称。

（3）颞下颌关节结节、关节窝：颞下颌关节结节高度约为7mm，斜度约为54°。但颞下颌关节结节的曲度和高度可有很大变化。颞下颌关节结节后斜面为功能面，两侧关节形态大致对称。颞下颌关节结节一般为弧形突起，曲线圆滑。颞下颌关节窝底亦有骨密质边缘与关节结节相连续，但有的关节窝骨密质边缘不清晰，可能是解剖上关节窝外侧骨缘较为圆钝呈坡形所致。

就髁突与关节凹而言，在冠状面上是长轴，但在左、右侧位上与颅底骨组织重叠，因此采用侧斜位投照法。中心线自被照关节对侧外上方，避开颞骨岩部致密骨组织和重叠，与水平线约成25°。正是因为25°外上侧斜投照，所以获得影像为侧斜位影像，看到的为关节横嵴外上1/3影像。观察髁突的前后形态时，选用经咽侧位。观察髁突左右形态时，选用下颌骨开口后前位片。

3. 投照技术　患者坐位，患侧靠近探测器，调整头颅矢状面与地面垂直，且与探测器平行，听眶线与地面平行。遮线筒口贴紧组织面，向足侧倾斜25°，对准对侧外耳道上方约5cm处摄入。

4. 正常影像阅读　①双侧外耳道影像大致对称。②左右侧颞下颌关节头稍平，无骨质增生及破坏，关节凹骨质完整，深度正常，运动度在正常范围。③左右侧颞下颌关节髁突正常，关节凹无破坏，运动度在正常范围（图 4-3-1）。

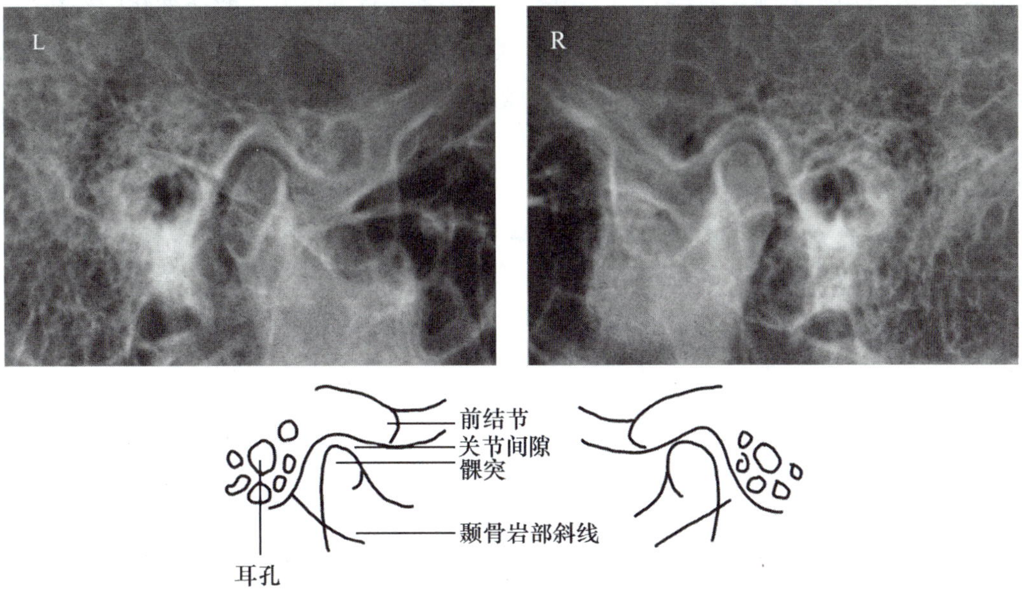

图 4-3-1　颞下颌关节经颅侧斜位片（许勒位片）正常影像及示意图

二、髁突经咽侧位片

此片位可较好地显示颞下颌关节侧位影像，对关节头及颈部的肿物、骨折显示较为清晰。要注意 15 岁以下儿童骨密质常不清晰，切勿认为是病理改变。投照方法可以避免髁突与颅骨影像重叠，为其最大优点。可清楚地显示髁突前后斜侧位影像。

1. 适应证　此片位对髁突骨质的细微变化显示较好，故适用于髁突的肿瘤、骨折类疾病的检查。

2. 解剖位置　正常位时，颞下颌关节的实际侧位影像是不易得到的，因为髁突在关节凹内与颅底组织重叠。平片从侧位无法投照。髁突经咽侧位是让患者半开口位时，髁突从关节凹内滑出至关节前结节下方（注意：开口过度使髁突超过前结节时会影响拍摄效果），遮线筒口紧贴对侧关节前下方，即乙状切迹的位置，中心线穿过乙状切迹间隙经咽腔后将被检侧关节影像投照到胶片上。

3. 投照技术　患者坐位，半张口。患侧靠探测器，使髁突位于胶片中心，头矢状面与探测器平行；听鼻线和地面平行，探测器与地面垂直。X 线中心线向头侧、枕侧各倾斜 10°，由对侧髁突向前 1.5cm，再向下 1cm（乙状切迹）处射入，经患侧髁突穿出。

4. 正常影像阅读　髁突表面圆滑，有一薄层均匀、连续、致密的骨密质边缘（图 4-3-2）。

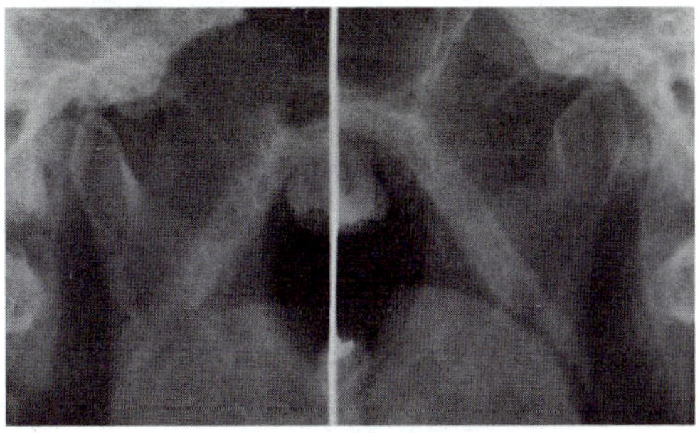

图 4-3-2　髁突经咽侧位片正常影像

三、华特位片

华特位片又称鼻颏位片。

1. 适应证 主要用于上颌窦，以及与上颌窦毗邻关系接近部位发生形态变化的疾病。

2. 解剖位置 上颌窦位于上颌骨鼻腔两侧，眼眶下方，下壁是由牙槽骨围成。它的后方是颅底、颈椎等解剖结构，当正位投照时双侧窦腔与颅底及颈椎复杂结构重叠。当侧位投照时，才能最清楚地显示上颌窦及与之相邻的解剖结构。

3. 投照技术 患者坐位，头矢状面与探测器垂直。头后仰，使外耳道口上缘与外眦的连线（听眦线）与探测器成37°，X线中心线对准上唇与鼻尖间的中点，与探测器垂直射入，焦点到探测器距离为100cm。投照时用遮线筒、滤线器。

4. 正常影像阅读 上颌窦影像显示最佳，其大小、形态、结构对称，黏膜透光度均正常（图4-3-3）。

四、上颌后前位体层片

上颌后前位体层片是正面影像。

1. 适应证 在口腔颌面外科，主要用于观察肿物有无侵犯或转移；在外伤情况下，观察其颌面部有无骨折，双侧是否对称等。

2. 解剖位置 上颌后前位时，正中线两侧除先天畸形外，一般情况下大致为对称形态，在读此片时须结合临床仔细观察，头颅、上颌形态的对称性及完整性。

3. 投照技术 调整患者头位，矢状面与地面垂直，听眦线与地面平行，面向胶片。胶片与听眦线垂直，与矢状面垂直，鼻根部置于胶片中心，额骨紧贴片盒。X线中心线对准枕骨粗隆上方中心，经根部射入胶片中心。

4. 正常影像阅读 双侧窦腔左右对称，显示正常解剖结构（图4-3-4）。

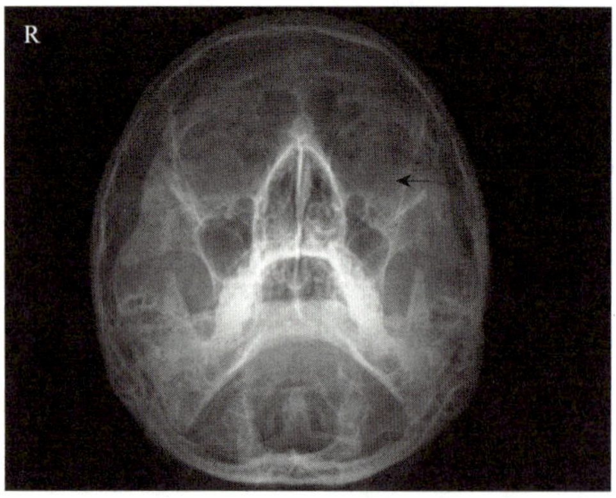

图4-3-3 华特位片正常影像

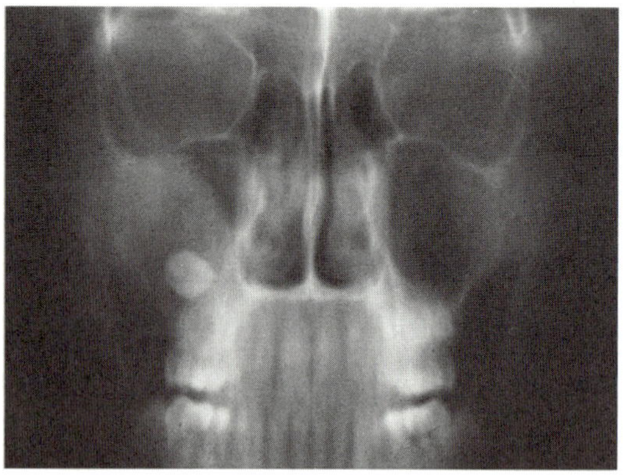

图4-3-4 上颌后前位体层片正常影像

五、下颌骨侧斜位片

1. 适应证 主要用于观察一侧下颌骨体磨牙区、下颌骨升支、喙突、乙状切迹及关节颈部的形态和骨质情况。

2. 解剖位置　下颌骨升支是与下颌骨体相连自下颌角向上弯曲的骨板部分，位于颅底以下，颈椎外前方。因为升支是对称性分布于颅底两侧，所以在X线投照一侧升支侧位时须通过对侧升支后下方与颈椎之间的骨组织间隙，避开对侧升支与颈椎的阻挡。

3. 投照技术　患者坐位，被检查侧靠探测器，头部尽量前伸，使下颌体长轴与探测器边缘平行，探测器下缘超出下颌体下缘3cm。探测器与地面成65°～70°。X线中心线以0°对准对侧下颌角下方1cm处射入，经被检侧下颌第三磨牙颊舌侧穿出，焦点距胶片距离为40cm。

4. 正常影像阅读　此片显示下颌骨体磨牙区及下颌骨升支（图4-3-5），但下颌骨体尖牙区与对侧下颌骨重叠，髁突则与部分颞下颌关节窝重叠。观察此片时需注意咽腔呈低密度、宽而整齐的影像与下颌骨升支重叠，不要误诊为骨质破坏。下颌管呈宽约0.3cm的长条形低密度影像，其两侧高密度线条。

六、下颌骨后前位片

1. 适应证　适用于观察双侧下颌骨升支的后前位形态及对称性。对上颌骨后外缘和双颧骨的外下缘与下颌骨升支的关系也可清楚显示。

2. 解剖位置　在下颌骨后前位时，下颌颏部与颈椎重叠，下颌骨升支的后前位清晰显示，喙突位于髁突的内侧，正常的下颌骨后前位是两侧长度及形态对称。

3. 投照技术　调整患者头位，听眶线与地面平行，面向胶片。矢状面与地面垂直，与胶片中心垂直，中切牙置于胶片中心。遮线筒距胶片60cm，中心线与地面平行，与胶片垂直。中心线自枕骨底对准双侧连线的中点处，经颈椎射入胶片中心。

4. 正常影像阅读　双侧下颌骨长度对称，双侧下颌骨体部骨密度未见异常，左右对称（图4-3-6）。

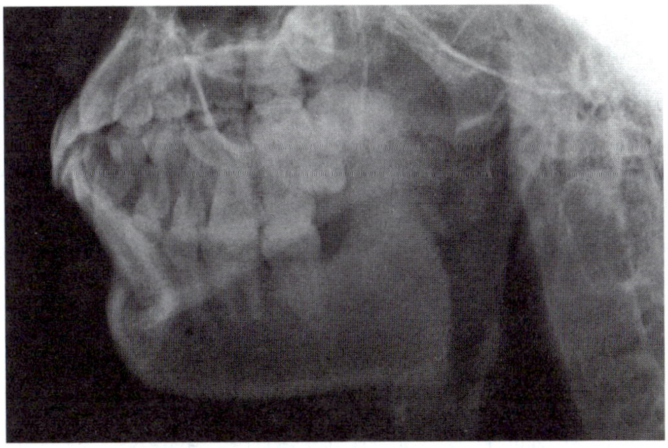

图4-3-5　下颌骨侧斜位片正常影像

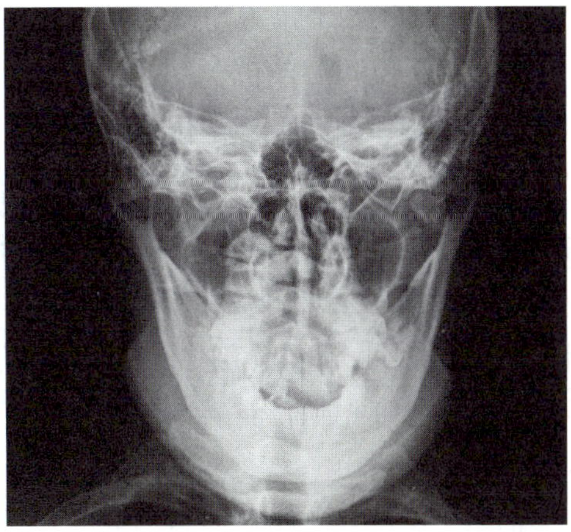

图4-3-6　下颌骨后前位片正常影像

第四节　其他医学影像检查技术及正常图像

一、X 线头影测量片

1. 适应证　常用于正畸、正颌外科的术前、术中、术后检查分析。分为正位和侧位。

2. 解剖位置　当投照 X 线头影测量片时，颅顶、额、鼻骨，以及上中切牙和牙槽骨、下颌颏部、双下颌骨体下缘，下颌骨升支后缘直至双侧髁突相互联合，围成了头颅的骨性轮廓。颅内的蝶鞍和额窦、筛窦、蝶窦及上颌窦四窦腔相互重叠，通过正、侧位片可研究颅、颌、面结构及生长发育。

3. 投照技术

（1）侧位：患者端坐或取直立位，两足自然平行分开，两肩平行、自然放松。打开头颅定位仪耳杆及眶点支杆，调整机器位置，使患者外耳道口与耳塞相齐，推动双侧头颅定位仪耳杆开关把手，慢慢将耳塞送入外耳道，检查确认双侧耳塞切实进入外耳道，轻轻调整机器升降位置使耳塞能够处于适合外耳道孔的高度，并使患者轻松舒适，防止耳塞处于外耳道一侧的情况发生。此时，头矢状面与探测器或胶片平行。耳塞与外耳道调整结束后，一只手示指与拇指轻轻扶住患者下颌颏部，调整至患者听眶线与地面平行为止，推进眶点支杆锁定。患者嘴唇自然放松、闭合，不要紧闭，牙齿应于牙尖交错位轻轻接触（ICP）或遵医嘱咬合。如果后退接触位（RCP）与牙尖交错位有明显差异，最好选择两个位置均投照。

（2）正位（后前位）：患者面向探测器，端坐或直立位，两足自然平行分开，两肩平行、自然放松。打开并调整头颅定位仪耳杆及眶点支杆为正位模式，调整定位系统高低位置，患者面向探测器缓缓进入定位架中，使耳塞与患者外耳道位置等高。两侧耳塞放进外耳道口内，头矢状面与探测器垂直，听眶线亦与地面平行，其他条件同侧位。

4. 运用范围　① X 线头影侧位片：能够显示骨性及牙性和软组织各层影像，通过测量得到骨性及牙性关系，可以确定错颌畸形的矫治设计；可准确地评价正畸治疗的效果；正颌外科的诊断和矫治设计；研究颅颌面的生长发育（图 4-4-1）。② X 线头影测量正位片：可显示其他方法不能得到的颌面骨性结构关系，最重要的是能够显示正位时颌面中线及左右颌骨，特别是颧弓区、下颌角区的横向宽度与对称性，以及面部高度上、中、下三份的横向宽度及其比例关系（图 4-4-2）。两者常结合分析，用于研究分析正常及错颌畸形患者牙、颌、面形态结构，研究颅面生长发育及记录矫治前后牙、颌、面形态结构的变化。

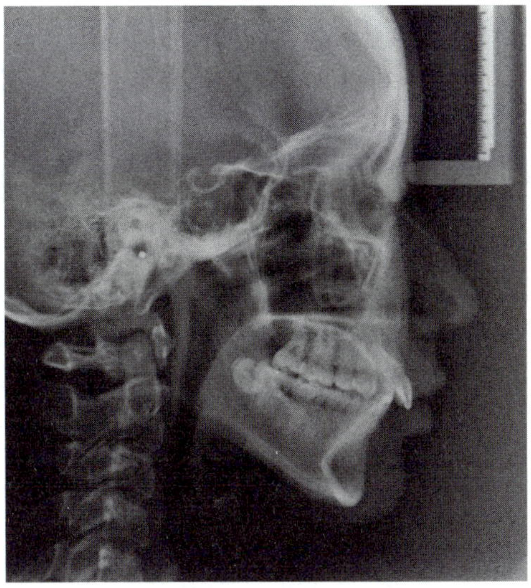

图 4-4-1 X 线头影侧位片影像

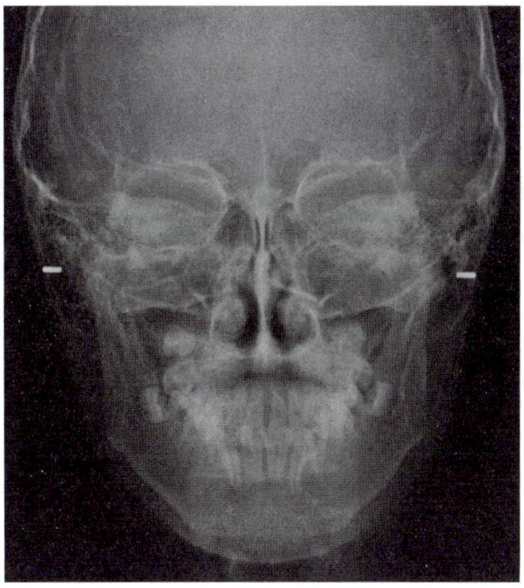

图 4-4-2 X 线头影正位片影像

二、曲面体层摄影检查

口腔颌面部体层摄影（tomography）包括平面体层摄影和曲面体层摄影（panoramic-radiography）检查。由于 CT 机的日益普及，平面体层摄影检查在临床上已很少使用。曲面体层摄影检查时，患者取站立位，X 线管和影像探测器分别置于颌面部的两侧，曲面体层机在单位时间内做围绕口腔颌面部的椭圆形态的轨迹运动，运动中探测器将采集来自不同体位的 X 线信息，并记录在一幅影像上。曲面体层摄影可分为上颌牙位、下颌牙位及全口牙位，但以全口牙位最为常用。

标准的全口牙位曲面体层摄影检查同时显示双侧上、下颌骨、上颌窦、颞下颌关节及全口牙等（图 4-3-3），上、下颌牙咬合平面呈两端略上翘的平线，近中切牙对切咬合线略低，磨牙咬合线略高，上、下颌牙影像左、右等大对称，牙间邻接面清晰、无拥挤、无拉宽放大影像。

1. 适应证 常用于观察上、下颌骨肿瘤、外伤、炎症、畸形等病变及其与周围组织的关系，用于全口牙病检查。

2. 投照技术 全口牙位曲面体层片在投照时，患者取立位或坐位，颈椎呈垂直状态或稍向前倾斜，下颌颏部置于颏托正中，头矢状面与地面垂直，听眶线与听鼻线的分角线与地面平行，用额托和头夹将头固定。

3. 正常影像阅读 全口牙位曲面体层片可以在一张胶片上显示双侧上颌骨、下颌骨、上颌窦、颞下颌关节及全口牙等，上下牙列显示清晰，能够清晰对比显示骨皮质、骨松质、牙釉质、牙髓腔等结构，影像无明显变形，左右对称，下颌升支后缘与颈椎无重叠（图 4-4-3）。

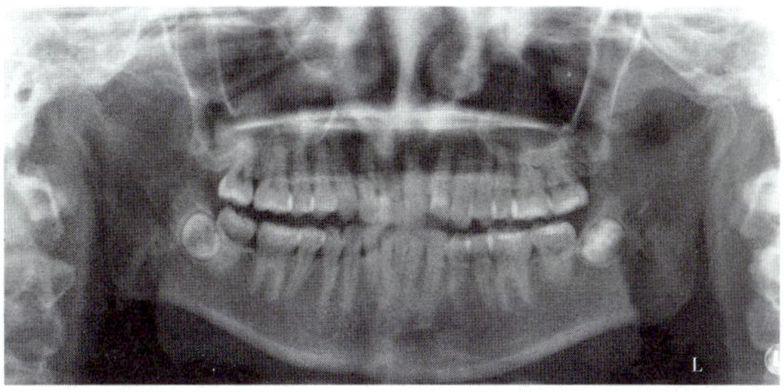

图 4-4-3 口腔曲面体层片正常影像

三、口腔颌面锥形束 CT

锥形束 CT（CBCT）是目前口腔科影像诊断中常用设备之一，是锥形束投照计算机重组断层影像设备。其原理是 X 线发生器以较低的射线量（通常球管电流在 10mA 左右）围绕投照体做环形数字 X 线摄影。然后将围绕投照体多次（180 ～ 360 次，依产品不同而异）数字投照后"交集"中所获得的数据在计算机中"重组"（reconstruction）后进而获得三维图像。CBCT 获取数据的投照原理和传统扇形扫描 CT 是完全不同的，而后期计算机重组的算法原理有类似之处。专用于口腔医学的 CBCT 则是由意大利工程师莫佐（Mozzo）率先研制成功并于 1998 年报道了成品机型。我国于 1999 年引进第一台专用于口腔医学的 CBCT 机，是国际口腔医学界较早应用和进行 CBCT 相关研究的国家之一。随着 CBCT 技术的不断发展，专用于口腔医学的 CBCT 在我国最终被命名为口腔颌面 CBCT。

（一）基本组成及运用原理

1. 基本组成 口腔颌面 CBCT 机主要由硬件和软件两部分组成。硬件部分（图 4-4-4）主要包括：①固位支架和 C 臂。②影像拍摄系统：由 X 线源和影像探测器组成。③计算机系统：作为操作软件系统和图像显示、储存载体。对于患者采用仰卧位或坐位进行拍摄的 CBCT 机，还包括诊疗床或可移动座椅。软件部分主要用于操控影像拍摄系统，完成图像的采集、传输、处理，以及图像在矢状位、冠状位和轴位的重建等。

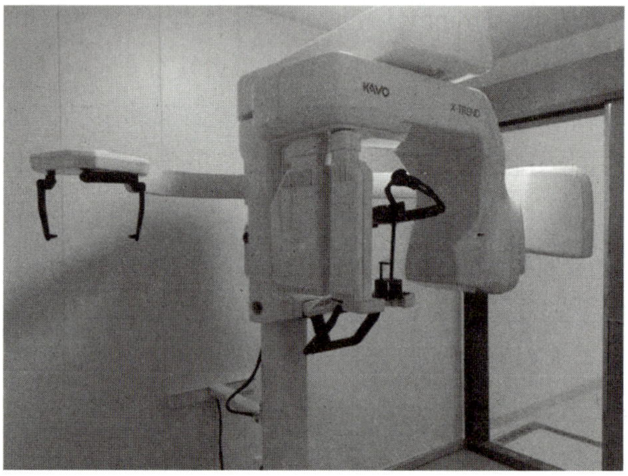

图 4-4-4　口腔颌面 CBCT 机硬件（不包括计算机系统）

2. 运用原理 口腔颌面 CBCT 机与传统医用 CT 机的工作原理不同，X 线呈锥形束发出，通过人体组织，投照到对侧的面积探测器。面积探测器主要包括平板型（nat-panel）和非平板型两种类型。①平板型探测器：主要基于互补性金属氧化物半导体或非晶体硅薄膜晶体管技术，其优点是空间分辨率高，几何失真小；成像对比度较高，影像清晰；外型小巧，整机占用空间小。缺点是容易产生伪影和坏点。②非平板型探测器：主要由电耦合器件（charge-coupled device，CCD）和影像增强器构成。优点是 X 线转换效率高、患者所受辐射剂量少，缺点是噪声较大，容易产生几何失真。平板型和非平板型探测器的主要区别在于 X 线信号转换为电信号的不同。

现在大多数口腔颌面 CBCT 机采用的是平板型探测器技术。现在市场上所有 CBCT 机，除三合一机器外，大多设有大、中、小多个尺寸的视野（FOV）。在进行扫描检查前，需要针对病灶结构的性质及范围的大小选择视野，这一点非常重要，视野越大分辨率越低，反之视野越小则分辨率越高。

CBCT 与体层 CT（螺旋 CT）的最大区别在于，体层 CT 的投影数据是一维的，重建后的图像数据是二维的，重组的三维图像是连续多个二维切片堆积而成的，其图像金属伪影较重。而 CBCT 的投影数据是二维的，重建后直接得到三维图像。从它们的成像结构看，CBCT 用三维锥形束 X 线扫描代替体层 CT 的二维扇形束扫描。与此相对应，CBCT 采用一种二维面状探测器来代替体层 CT 的线状探测器。显然，CBCT 采用锥形束 X 线扫描可以显著提高 X 线的利用率，只需旋转 360°即可获取重建所需的全部原始数据，而且用面状探测器采集投影数据可以加速数据的采集速度。CBCT 所具有的另一个优势是具有很高的各向同性空间分辨力。总之，与传统医用 CT 相比，口腔颌面 CBCT 具有空间分辨率高、辐射剂量低、体积小、价格便宜等优点。但是，口腔颌面 CBCT 仍存在密度分辨率比较低，软组织成像能力差，以及金属伪影等问题，从而限制了其在临床中的进一步应用。

（二）适应证

口腔颌面 CBCT 可以从三维角度立体呈现牙及颌骨情况，以下情况一般需要进行口腔颌面 CBCT 检查。

1．多生牙和阻生牙的患者，在进行拔牙术前，需进行检查以明确牙齿位置和周围神经情况。

2．牙体牙髓病、牙周病患者，在治疗前需进行检查，明确病变部位的具体情况，判断根管的形态、数目、走向，以及牙槽骨吸收范围。

3．牙齿种植和牙齿正畸的患者，在治疗前需进行检查，明确缺牙区情况，以及通过三维角度确定治疗方案。

4．颌骨内病变，如颌骨囊肿、肿瘤、炎症等需从三维角度确定病变大小及与周围组织关系。

（三）正常口腔颌面 CBCT 图像阅读

与传统医用 CT 一样，口腔颌面 CBCT 也能够提供被检查部位的轴位、冠状位和矢状位图像（图 4-4-5）。但是，与传统医用 CT 影像不同的是，口腔颌面 CBCT 仅能显示相应组织结构中硬组织的图像，对软组织及其间隙的成像则较差。口腔颌面 CBCT 的空间分辨率明显优于传统医用 CT，这使得其在显示牙齿及其相应牙槽骨等硬组织结构上尤为清晰，适用于牙齿及牙周炎的诊断和治疗。

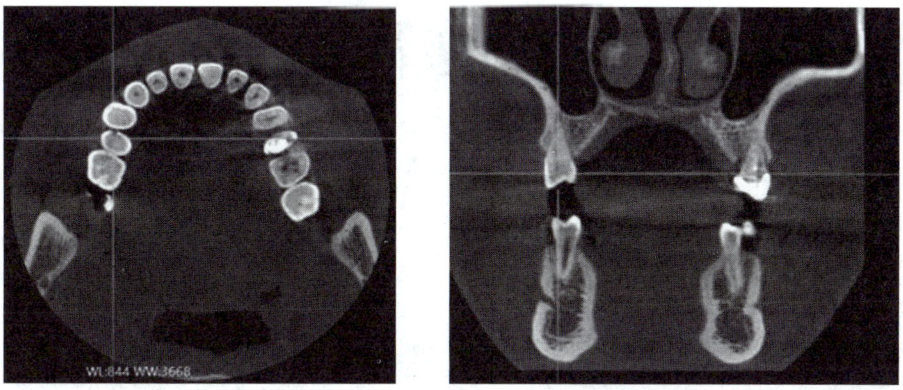

（a）　　（b）

图 4-4-5　右上第二磨牙轴位、冠状位和矢状位以及三维重建图像

（a）牙轴位；（b）冠状位；（c）矢状位；（d）三维重建图像。

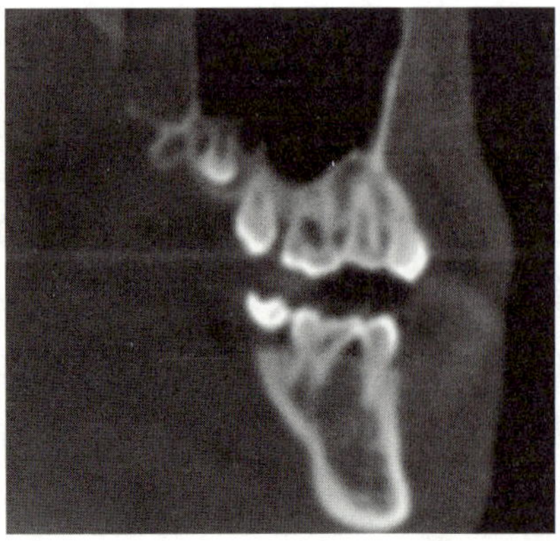

（c）

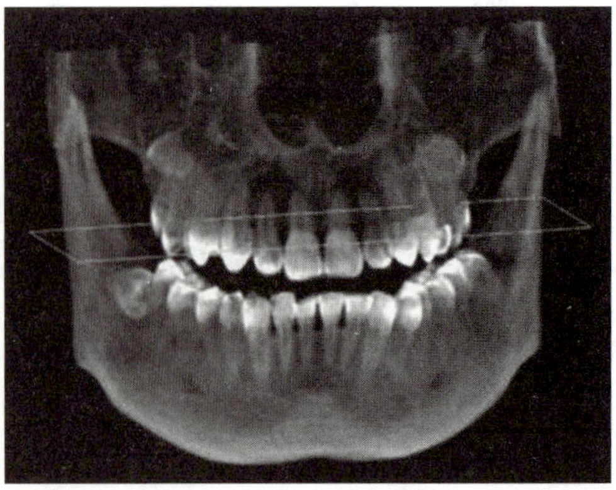

（d）

图 4-4-5 （续图）

口腔颌面 CBCT 的另一个特点是可以进行曲面重组，重建出类似于曲面体层片的图像，还可以虚拟头颅正位、头颅侧位图像和三维重建立体图像。口腔颌面 CBCT 图像因其空间分辨高，图像精度高，对于口腔和颌面部复杂的解剖结构成像质量更好，辅助临床医生观察颌面部中下颌骨、牙齿、下颌管等关键组织结构。在颞下颌关节检查中，口腔颌面 CBCT 对骨质的显影较为清晰（图 4-4-6）。

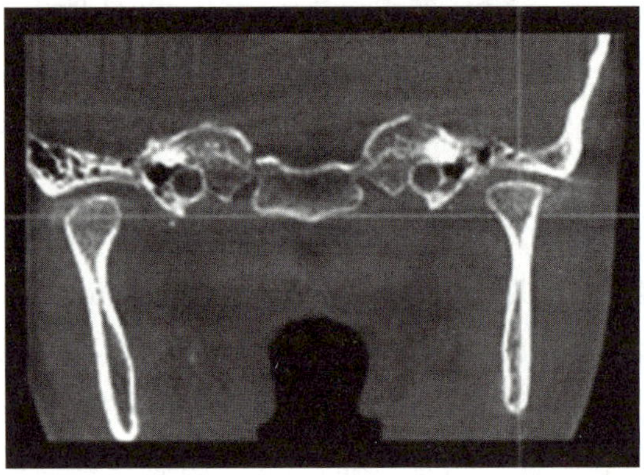

（a）

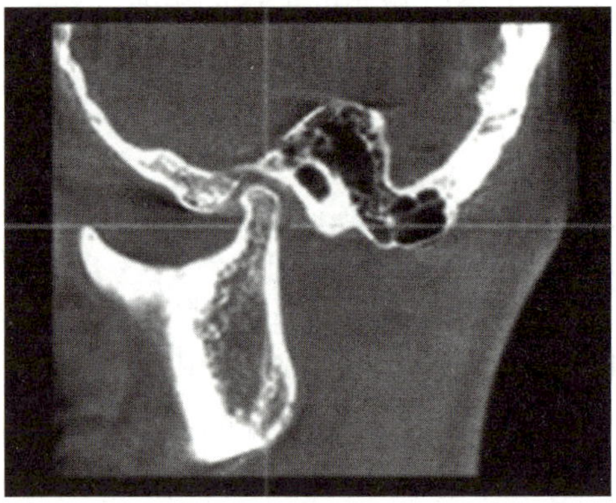

（b）

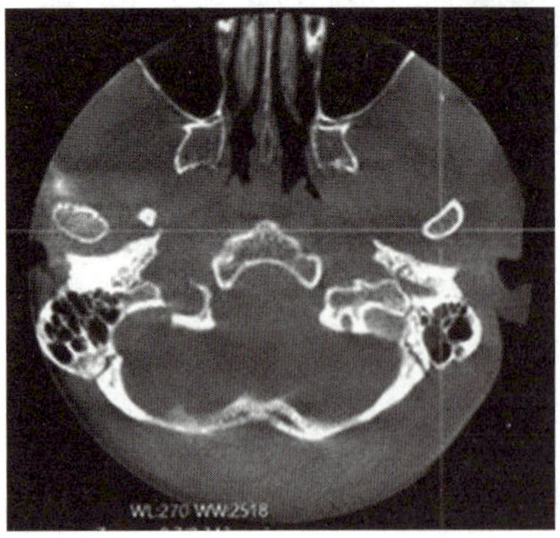

（c）

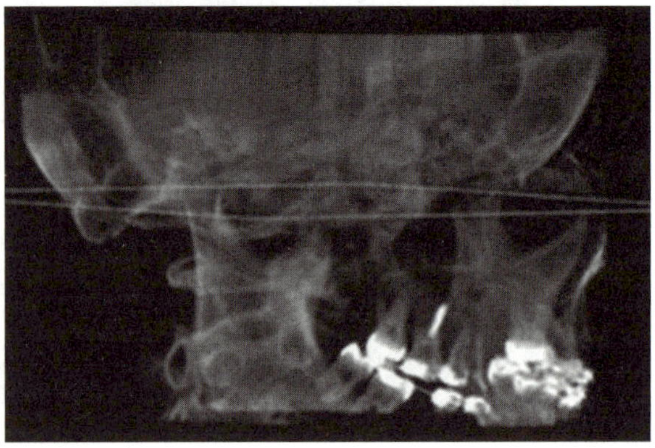

（d）

图 4-4-6 口腔颌面 CBCT 颞下颌关节骨质影像

（a）冠状位；（b）矢状位；（c）横断位；（d）三维重建。

四、普通造影检查

口腔颌面部常用的普通造影检查也属于平片检查，包括唾液腺造影（sialography）、颞下颌关节造影（arthrography oftemporomandibular joint）、瘤腔造影（intranidus venography），窦道及瘘管造影（fstula radiography）等。

（一）唾液腺造影

唾液腺造影一般只限于检查腮腺及下颌下腺，因为腮腺和下颌下腺有较大的导管口可供注射对比剂。

1. 适应证和禁忌证

（1）适应证：唾液腺慢性炎症、舍格伦综合征（Sjögren syndrome）、唾液腺良性肥大、肿瘤、唾液腺瘘（涎瘘）、导管阴性结石，以及需要确定唾液腺周围组织病变是否已侵及腺体及导管。

（2）禁忌证：对碘过敏者及唾液腺急性炎症期禁忌。此外，对于阳性唾液腺导管结石，为避免注射对比剂时将结石向后推移，亦不宜进行唾液腺造影检查。

2. 解剖位置　腮腺在解剖上呈三角形，腮腺体位于外耳道下方，咬肌后缘下颌窝处，导管自腺体前缘上部发出，沿颧弓下方一横指处经咬肌前缘处转向内侧，穿过颊肌开口于平对上颌第二磨牙牙冠黏膜处。

下颌下腺腺体呈卵圆形，位于下颌下三角内下方，在下颌骨体与舌肌之间，下颌下腺导管自腺体内侧发出，沿口底黏膜深面前行，开口舌下阜。侧面观在体位的水平面上，腺体主要位于下颌骨下缘下方，仅有上方一小部分与下颌骨体下缘重叠（下颌骨体内侧下颌下腺窝内），下颌下腺导管后部自下颌第二磨牙下方的下颌骨下缘处，向后下外侧至下颌下腺腺体。导管的前部自第二磨牙下方的下颌下缘起向前上内走行，至舌下阜开口处。在下颌下腺导管及腺体结石、炎症、肿物等时，下颌下腺造影侧位投照法显示清晰，因为导管及腺体对比剂影像不受下颌骨体重叠的影像影响。

3. 造影技术　腮腺造影时首先将颊部向外牵开，找到导管口，局部黏膜消毒后用圆头探针扩张导管口后，将造影用软管插入导管口，缓慢注射对比剂，成人一般用量约 1.5ml，但常需根据病变性质及患者年龄和反应情况加以调整。注射完毕后，擦净溢至口内的少量对比剂，嘱患者闭口立即投照。下颌下腺造影方法与腮腺造影方法相同，将造影用软管插入下颌下腺导管口（位于舌下肉阜），缓慢注入对比剂。

4. 投照技术　注入对比剂后应立即投照，在临床诊断为腮腺炎症性疾病时，可拍摄侧位片及功能片。下颌下腺造影一般只拍摄侧位片；如需观察唾液腺分泌功能，应拍摄分泌功能片，即在拍摄造影片后，用蘸有 2.5% 柠檬酸的棉签让患者含于舌背前 1/3 处 1 分钟，刺激唾液腺分泌，漱去口内对比剂，在拍摄造影片 5 分钟后，再拍摄唾液腺侧位片。

拍摄腮腺造影侧位片时，探测器与地面成 70°；患者侧位，被照侧靠探测器；头矢状面与探测器平行，颏前伸，使腺体位于成像接收装置中心向后 2cm 处；X 线中心线以 0°对准对侧下颌角下方 1cm，再向枕侧倾斜 5°～10°射入腺体部，距离为 40cm。

拍摄下颌下腺造影侧位时，患者被检侧靠探测器，头矢状面与探测器平行。下颌颏部尽量前伸，X 线中心线与地面平行、与矢状面垂直，自健侧对准对侧下颌角，垂直探测器投照。焦点胶片距离 150cm，投照时用遮线筒、滤线器。

5. 正常影像阅读

（1）腮腺造影侧位片：此片可显示腮腺导管系统及腺实质的侧位影像（图 4-4-7）。主导管及分支导管均显影清晰、光滑。一张充盈良好的造影片，应清楚地显示导管系统及少量腺泡充盈影像。导管口位于上颌第二磨牙相对颊黏膜处，主导管在下颌升支上斜向后下走行。正常主导管长约 5cm，最大管径 0.9～4.0mm，平均 2.0mm。约半数人有副腺体。腮腺腺体大小不同，个体之间及同一个体两侧之间均可有所差异。主导管入口处因绕过咬肌前缘的走行不同，故可有直线形、弧形、工状形和分叉形等，以直线形和凹面向上的弧形者多见，表现为乙状形及分叉形者少见。分支导管与主导管相连处近乎直角，导管系统在腺体内逐级分支，由粗至细，最后进入腺实质内。根据对比剂注入量的多少，可分别显示出主导管、叶间导管及小叶间导管。主导管及各级分支导管边缘光滑。分支导管自主导管分出较早、主导管较短者称为干线型；分支导管几乎在主导管近腺体的 1/3 端同时分出，主导管较长者称为分散型。干线型较为常见。儿童腮腺较小，导管亦较细少。往往造影片上主导管显示良好，而细小分支导管则显示不明显，这是儿童腺体及分支导管发育尚不完全所致。14～15 岁后腮腺造影片才开始明显显示细分支导管影像。老年人由于管壁张力下降，管径可以变宽，而使主导管及分支导管呈蜿蜒状改变，需结合临床与腮腺管炎相鉴别。

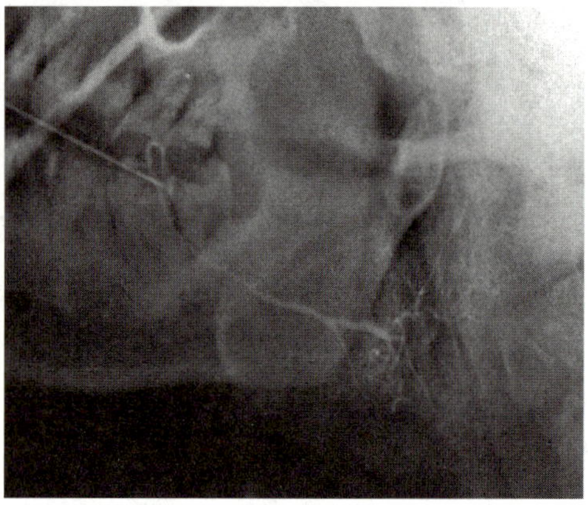

图 4-4-7　腮腺造影侧位片正常影像

（2）腮腺造影后前位片：可显示腮腺后前位影像。腺体紧贴下颌升支外侧，其上下两端较薄，中间稍厚，外缘呈整齐的弧形，腺泡影像分布均匀。主导管自导管口向外侧伸延；在离下颌升支外缘约 1cm 处转向后方并向上、下逐级分支。大部分导管分支位于下颌升支外侧；小部分导管分支可延伸至下颌升支内侧。

（3）下颌下腺造影侧位片：此片可显示下颌下腺侧位正常影像。下颌下腺导管口位于舌下区前部。主导管长 5～7cm，管径 2～4mm，由前上向后下方向走行。主导管多呈直线形、弧形，呈乙状形及分叉形者甚少。主导管走行至下颌角前约呈直角向下弯曲。在弯曲部下方向两侧分出分支导管。下颌下腺分支导管较少，且较短而粗。下颌下腺腺体外形似梨形。

副腺体在接近下颌下腺腺体处分出，大多数在主导管下部。同一个体两侧腺体及不同个体腺体之间常有差异。

（4）唾液腺分泌功能片：在拍摄唾液腺造影片后 5 分钟，拍摄唾液腺分泌功能片。在唾液腺分泌功能正常时，对比剂应全部排空。但在用碘油造影时，往往在造影后 5 分钟拍摄的唾液腺分泌功能片仍有少量对比剂滞留。排空情况除主要与唾液腺分泌功能有关外，还与对比剂的黏滞性、注入量的多少，以及腺泡充盈程度等有关。

（二）颞下颌关节造影

颞下颌关节造影按造影部位分为关节上腔造影和关节下腔造影两种，按使用对比剂不同分为单纯碘水造影和双重造影两种。单纯碘水造影使用有机碘水溶液作为对比剂。随着 MRI 设备的不断普及，关节造影诸多适应证的检查已被 MRI 取代。但由于颞下颌关节造影一般可对颞下颌关节紊乱、关节盘移位等软组织病变作出较可靠的诊断，特别是对于关节盘穿孔诊断的敏感度尚优于 MRI，以及 MRI 设备还未广泛普及，且受到检查费用相对较高等限制，目前在临床上 MRI 尚不能完全替代关节造影检查。

1. 适应证和禁忌证

（1）适应证：主要用于观察关节盘的位置和是否存在关节盘穿孔。

（2）禁忌证：凡有碘过敏史及颞下颌关节局部皮肤感染者，不宜进行关节造影检查。患有出血性疾病及使用抗凝药治疗的患者，一般亦不宜做关节造影检查。

2. 解剖位置　颞下颌关节位于双侧耳屏前方，由下颌骨髁状突、颞骨关节面，以及居于二者之间的关节盘、关节周围的关节囊和关节韧带组成。关节囊与关节盘的周缘相连，由此将关节间隙分为互不相通的上腔和下腔，均为潜在性腔隙。上腔大而松弛，便于关节盘和髁突做滑移运动，下腔小而紧密，使髁突只能在关节盘下转动。

3. 造影技术

（1）颞下颌关节上腔单纯碘水造影：常规聚维酮碘、局部皮肤用乙醇消毒后，嘱患者大开口，于耳屏前 1cm 处进针，在髁后区注入约 1ml 2% 利多卡因后将针退回到皮下组织，再将针尖斜向前、上、内抵达关节结节后斜面。此时，操作者有刺及软骨的感觉，将针尖退回少许，注入 0.1～0.2ml 2% 利多卡因，如无阻力而且可以回吸，则一般可确认已进入关节上腔。将注入关节上腔的利多卡因吸出，更换盛有对比剂的针管，注入对比剂。正常成人关节上腔容量为 1.0～1.2ml，颞下颌关节紊乱患者关节上腔容量可以增加 30%～50%。

（2）颞下颌关节下腔单纯碘水造影：常规用聚维酮碘、乙醇消毒皮肤。嘱患者小开口，做左侧关节造影时，在相当于髁突后斜面 2 点处进针；做右侧关节造影时，在相当于髁突后斜面 10 点处进针。于髁突后区注入 2% 利多卡因 1ml 后，将针尖退回到皮下组织，再向前并稍向内，直抵髁突后斜面，此时针尖可随髁突活动。然后将针尖向上、向内滑入关节下腔，注入 2% 利多卡因 0.1～0.2ml，如无阻力且可回吸，则一般可以确认针已进入关节下腔。有条件者可在荧光增强透视屏幕下进行复核。关节下腔容量在正常成人为 0.5～0.8ml，颞下颌关节紊乱患者可增加约 30%。

对于颞下颌关节盘前移位、关节盘穿孔等常见改变，颞下颌关节上腔造影和下腔造影均可作出较准确的诊断。因颞下颌关节上腔造影操作简便易行，我国临床上一般多采用关节上腔造影检查。但对于关节盘穿孔，特别是较小的关节盘穿孔，颞下颌关节下腔造影与关节上腔造影相比，敏感度高。因此，对于关节盘小穿孔及专为检查关节下腔某些病变时，应进行关节下腔造影。欲同时观察关节上、下腔病变时，可同时进行关节上、下腔造影检查，可清楚地显示关节盘影像，但操作繁杂费时。关节双重造影时，由于碘对比剂和空气形成双重对比，可更清楚地显示关节盘的影像，但亦因操作较复杂，临床上应用较少。

颞下颌关节造影检查一般拍摄关节侧位体层闭口位片、开口位片及许勒位闭口片和关节后 – 前位闭口体层片。近几年来，随着口腔颌面 CBCT 广泛运用，亦可应用 CBCT 关节造影术，其可提供关节轴位、矢状位、冠状位不同层面的造影图像，更有利于对造影图像的分析。

4. 正常影像阅读

（1）颞下颌关节上腔单纯碘水造影正常图像

1）侧位体层闭口位片：以经颞下颌关节中间层面关节造影图像显示最为满意，为颞下颌关节紊乱病临床上最多应用的摄影位置。可见关节上腔充以致密、阻射 X 线的对比剂，影像呈 S 形，中段对比剂影像较窄。其前方对比剂所显示影像为关节上腔的前上隐窝，其后方对比剂所显示的影像为关节上腔后上隐窝。前上隐窝前端在关节结节稍前方，后上隐窝后界在外耳道前壁的前方。前、后上隐窝对比剂分布均匀。对比剂下缘即为关节盘本体部及其颞前、后附着的上缘影像，自前向后依次为颞前附着、关节盘本体部及颞后附着。关节盘本体部上缘呈中间凹陷而前、后上凸的形态；中间凹陷部位为关节盘中带，其前后上凸部分分别为关节盘前带和后带。关节盘本体部位于关节结节后斜面和髁突前斜面之间，关节盘后带位于髁突横嵴之上。

2）侧位体层开口位片：颞下颌关节中间层面最大开口位时，可见髁突位于关节结节顶下方或稍超过关节结节顶部；前上隐窝对比剂基本消失，后上隐窝明显扩张，为对比剂所充满，占据关节窝全部空间。对比剂下缘前部清楚地显示关节盘本体部的影像，三带分界比侧位体层闭口位片更为清晰、明确。髁突恰位于关节结节顶下方者，关节盘略呈扁平的中间凹陷状态，关节盘中带恰对髁突横嵴部。在髁突位于关节结节稍前下方者，关节盘本体部上缘中间凹陷及其前、后方的上凸颇为明显，符合关节盘前、中、后三带的结构；关节盘本体部位于髁突后上方，髁突横嵴可达关节盘前带部位。关节盘颞后附着的形态为圆弧形或斜线形。

3）许勒位：颞下颌关节上腔对比剂影像亦呈 S 形，为关节上腔外部对比剂的影像，中间较窄。关节上腔中部和内侧的对比剂形成半月形影像，遮盖部分髁突影像。前上隐窝和后上隐窝对比剂分布均匀。S 形对比剂与髁突之间的低密度影像主要为关节盘所占据，相当于髁突横嵴上部此影像带最宽，为关节盘后带所处的位置。

在侧位体层开、闭口位片及许勒位片上，均可见关节上腔对比剂，以及颞下颌关节窝与关节结节骨密质之间的一细窄、低密度线条影像，平滑而均匀，是关节结节后斜面的纤维软骨和关节窝纤维结缔组织覆盖的影像。

4）前后位体层片：可见对比剂充满颞下颌关节上腔，呈圆弧形，内侧对比剂多于外侧。对比剂与髁突之间低密度阴影主要为关节盘所占据的空间，外侧较窄，中部及内侧较宽。

（2）颞下颌关节下腔单纯碘水造影正常图像

1）侧位体层闭口位片：可见髁突表面为对比剂所覆盖。髁突前方对比剂所显示的影像为关节下腔的前下隐窝；髁突后方对比剂所显示的影像为关节下腔的后下隐窝。髁突凸面处对比剂甚薄。关节窝底与对比剂上缘之间的空隙主要为关节盘所占据。

2）侧位体层开口位片：开口时，随髁突向前运动，对比剂自前下隐窝流入后下隐窝，使后下隐窝的形态类似半个心脏。在大开口时，前下隐窝对比剂基本消失，而流入后下隐窝。在对比剂与髁突骨密质之间常可见一低密度、均匀的线条影像，为髁突表面软骨覆盖的影像。

（三）其他造影技术

1. 瘤腔造影 是检查颌面部静脉畸形范围及血液回流情况的重要检查方法，对治疗方式的选择具有一定的指导意义。一般采用对比剂，成人 1 点位注射时，正、侧位用量一般各为 10ml，需根据病变大小及回流快慢调整对比剂用量。造影前需用静脉注射对比剂 1ml，做碘过敏试验，观察 15 分钟无变态反应时，方可行瘤腔造影检查。

具体方法：采用头低位或卧位，穿刺点可选在病变的远心部位，较大的病变可采用两点位同时穿刺、注入法。当穿刺有回血时，在 3～4 秒将对比剂全部注入。如注射速度过慢，对比剂将被血流冲淡或随血流流失而得不到满意的影像。两点注射时，速度宜稍慢，以减少反应。一般均需拍摄正侧位片，胶片应足够大，以便包括全部病变并有利于观察血液回流情况。

2. 窦道及瘘管造影　临床上多用于检查鳃裂瘘、甲状舌管瘘等疾病，以及炎症、损伤造成的窦道或瘘管；还可用于诊断窦道或瘘管的走行方向，以协助确定治疗方案。可直接从窦道或瘘管口注入对比剂，一般采用 40% 碘化油，其在窦道或瘘管内停滞较久，易于使造影成功。

五、超声检查

超声检查是利用超声波在人体组织中的传播特性进行疾病诊断的一种无创性检查技术。19 世纪末到 20 世纪初相继发现了压电效应与逆压电效应之后，人们发现了利用电子学技术产生超声波的办法，从此揭开了超声技术的历史篇章。如今超声技术已成为现代医学诊断和临床治疗不可缺少的工具。医学超声是利用超声波的物理特性与人体器官、组织的声学特性相互作用后得到诊断或治疗效果的一门崭新学科。超声检查自 1958 年在我国开始应用以来，随着微电子技术的迅速发展，高频换能器的不断更新和高分辨率扫描仪的应用，其图像清晰度明显提高，功能日趋完善，临床应用范围不断拓宽。高频探头、彩色多普勒超声、超声造影、三维超声成像等新技术，使超声在浅表器官及组织的应用中得以迅速发展且发挥着越来越重要的作用。

超声检查具有无创、实时、便携、价廉及短期内可重复检查的优点，是现代医学影像学的重要组成部分。其局限性是超声波难以穿透含气器官及骨组织。近年来，腔内超声和介入超声的临床应用又为医学超声的发展开辟了广阔的前景。

（一）基本原理

超声波是频率高于 20 000Hz 的声波，波长很短，具有以下特性。

1. 方向性好　超声波是频率很高、波长很短的机械波，医学中使用的波长为毫米数量级。超声波像光波一样具有良好的束射性，可以定向发射，犹如一束手电筒光束可以在黑暗中寻找到所需物品一样在被测部位扫描。

2. 能量高　超声波频率远高于声波。能量与频率的平方成正比，因此超声波的能量远大于声波的能量。如 1MHz 的超声波能量相当于同振幅的 1kHz 的声波能量的 100 万倍。

3. 便于传播　在医学超声设备中，特别是在超声波脉冲反射法仪器中，利用了超声波具有几何声学的一些特点，如在介质中直线传播，遇界面产生反射、折射等，同时也利用了超声波在几何尺寸小于或等于波长的介质时，会出现的散射、衍射等现象。超声波在生物介质中传播时，存在着因扩散、散射、吸收与界面反射所引起的衰减。尽管如此，选用恰当的工作频率和发射功率，仍可获得人体内部的生物信息。

声阻抗也有差异。超声波在人体组织中传播遇不同的声阻抗界面即发生反射。不同的组织和病变对声能的吸收和衰减不同，形成了不同的回声。再由换能器转变成电能，经接收放大及信号处理后，加到显像管上，以光点的亮度表示回声的强弱，用二维的方式形成一幅局部切面结构图像。分析正常和不同病变的回声图表现，与临床及病理结合可进行疾病诊断。发射的超声波在遇到心血管运动脏器时，发生多普勒效应，回波产生频移，经放大解调后，以彩色编码方式显示多普勒全程信号，经采样、图像处理后与二维切面图像组合，形成心、血管血流切面图。它能实时逼真地显示心、血管内的血流状态，检测血流的方向和速度，提供丰富的血流动力学信息。这是超声影像诊断学的一个重大突破。

（二）检查技术

1. 对设备的要求 超声检查对组织的分辨率与超声波的频率成正比，即频率越高分辨率越高。但其衰减系数也随频率的提高而增大。口腔颌面部组织结构复杂，位置相对表浅，宜采用高频线阵探头（7～12MHz），最好具有宽景超声成像技术。必要时辅以较低频率扇扫探头（3.5～5.0MHz）。彩色多普勒超声显像设备除具备上述条件外，多普勒频率宜在5MHz以上，高频重复频率在500～1000Hz，低频滤波在50～100Hz，脉冲多普勒取样容积小于1mm，血流参数的计算功能要完善，最好带有方向多普勒能量图功能。

2. 检查方法 常规检查，无须特殊准备。一般采用直接探查，尽量使被检查部位平直，便于探头接触，涂耦合剂于检查部位，医生将探头直接放置病变区体表，做纵横或任意切面的扫查，对咽旁、颞下凹、骨深面的病变，可利用骨间隙做切线位扫查。对体表呈结节状者加水囊采用间接探查，能更清晰地显示病变浅部的形状及结构。用体积很小的腔内探头进行口内探查，可更直接地显示舌、腭和牙龈的病变，还可显示部分骨遮挡区的病变。

3. 观察项目 二维切面图观察病变的外形、边界及内部结构的物理性状，病变所占据的组织层次和与周围组织的关系等，测量病变的大小、深度。彩色多普勒血流显像（color Doppler flow imaging，CDFI）可观察病变区内彩色血流显示，血流的多少、形态、性质、方向及彩色的明亮程度等，录取血流速度频谱，测试血流的速度、阻力等指标，计算血流量，全面了解病变区的血供情况。

（三）口腔颌面常用超声检查

1. 三大唾液腺正常声像图

（1）腮腺：由浅至深部，正常的结构是皮肤、浅筋膜、腮腺组织、深筋膜。腮腺的超声表现：其声像图纵切呈梭形，横切呈楔形，升支浅面厚5～8mm，下颌后凹部厚21～28mm。边界光滑整齐，内部呈均质中等回声或稍低回声，形态呈倒三角形，腮腺内偶见正常的导管呈稍强回声的管状结构。CDFI可见颈外动脉位于腮腺后外方，浅层可见下颌后静脉与颈外动脉平行。腮腺组织内可见散在点状血流信号。

（2）颌下腺：正常情况下，颌下腺的大小约为腮腺的一半，呈椭圆形，内部为均质低回声，与腮腺回声相似。CDFI显示面动、静脉位于它的后外侧。

（3）舌下腺：其声像图纵切为长条状，横切为类圆形，厚9～13mm，腺实质为均质的中等回声，包膜较薄，用分辨力高的机型观察彩色多普勒血流，可显示舌动脉的分支入腺体内。

2. 面颈部淋巴结 面颈部正常淋巴结声像图中长轴切面呈卵圆形，短轴切面呈圆形，边界清，较强回声的包膜光滑完整，内部回声大部分可见位于淋巴结中部的强回声髓质及周边环绕的低回声皮质。彩色多普勒于淋巴结门部及髓质区可显示点状或短条状彩色血流，分布较规则。因炎症或肿瘤引起单个或多个淋巴结肿大时，利用超声分辨淋巴结的声像图和血流分布特点有利于肿块性质的鉴别。

3. 面颈部血管 粗的动脉管壁较厚，如颈总动脉可见内膜、中膜、外膜三层结构，管壁厚约1mm，呈两条平行带状强回声，中层为暗带区；伴行静脉管壁较薄，内膜回声呈一层清晰带状强回声。较细血管的管壁均表现为强回声带，内径大于 2mm 的血管即可显示二维图像。管腔内的血流为无回声。彩色多普勒血流显像能检出内径小于 1mm 的血管内的血流，并用红、蓝色加以标识，迎向探头的血流为红色，背离探头的血流为蓝色。动脉血流呈有节律的闪动，静脉血流多呈持续性，节律不明显。纵切血管血流呈束条状，横切呈圆形。

4. 神经　用分辨力较高的机型，纵切较粗的神经为条索状相互平行的低回声束，其内见连续的强回声带分隔，横切时为圆形，呈网状结构。内无血流显示。一般机型则不易辨认较细的神经束。

5. 皮肤及皮下组织　皮肤组织为强回声带，厚 0.5～3.0mm，整齐、光滑。皮下脂肪层及浅筋膜层为低回声，呈网条样分布，厚 2～10mm。肌群回声依厚度及层次多少而异，一般为均匀低回声，内伴强回声，呈层带状分布。较厚的肌层如咬肌、胸锁乳突肌等肌纤维的回声分布规律而整齐、层次结构清晰，肌收缩时厚度增加。

六、口腔颌面部 MRI

磁共振成像是自 20 世纪 80 年代开始应用于临床的一种检查技术。MRI 利用人体组织和器官所含氢质子密度的不同，经外磁场磁化，产生的磁矢量和磁矩的大小不同，用射频脉冲激发后磁矢量发生偏转，发射的相应电磁波在接收线圈内产生感应电压，这个随时间波动的电压，即 MRI 信号，输入计算机系统而成像。它不仅可提供解剖形态信息，还可提供新陈代谢、生理功能等信息，且无辐射，已越来越广泛地应用于临床各系统的检查治疗中。MRI 不仅可以清晰地显示软组织影像，还可以在患者不更换体位的情况下，直接显示与身体长轴成任意角度的断面图像。

（一）适应证

在口腔颌面部，主要用于累及范围广泛的肿瘤及颞下颌关节紊乱的检查。

颞下颌关节紊乱是临床常见的口腔颌面部疾病，目前有多种影像学检查方法，如 X 线平片、CBCT、螺旋 CT、关节造影及 MRI。① X 线平片和 CBCT：多用于检查颞下颌关节间隙、髁突及关节窝骨质变化，目前 CBCT 被认为是评估髁突骨质的最佳影像学检查方法。②颞下颌关节造影及 MRI：都可以评估关节盘形态特征及其开、闭口时相对于髁突的位置。其中，颞下颌关节造影对于关节盘穿孔和关节囊撕裂较为敏感，但属于有创性放射性检查。而 MRI 是一种无电离辐射暴露风险的成像模式，可以对颞下颌关节紊乱患者进行多序列、多方位及多参数的采样检查，提供软组织对比度观察关节盘，是判定关节盘位置、形态的有效方法，也是目前评估颞下颌关节盘移位影像学检查的有效检查手段，同时可判断关节腔积液及渗出、观察髁突骨髓水肿，对颞下颌关节骨质破坏和炎性改变的早期检测诊断及复查均有较大价值。

（二）检查技术

在进行口腔颌面部常规检查时，一般用头线圈进行颅面部横断面、冠状面及矢状面检查，可根据需要进行不同层数的连续扫描；必要时也可进行斜位扫描，以从不同角度观察病变范围。自旋回波序列为最常用的扫描技术。

MRI 进行颞下颌关节检查的常用序列通常包括张口位和闭口位的快速自旋回波 T_2 加权成像（T_2WI）、快速自旋回波脂肪抑制 T_2 加权成像（T_2WI-FS），可用于关节腔积液、髁突及颞骨骨髓水肿和肌肉病变的评估；质子密度加权成像（PDWI）主要用于关节盘形态、位置、信号异常改变，以及双板区损伤评估，同时也可以对髁突形态进行评价，使用 T_2WI、T_2WI-FS 及 PDWI 即可达到临床评估目的；临床上还可选择使用的有短时间翻转恢复（STIR）序列和快速自旋回波 T_1 加权成像（T_1WI），可用于评估髁突、颞骨骨质及骨髓水肿。

正常的颞下颌关节盘一般呈双凹形，在 T_1WI、T_2WI 和 PDWI 上表现为低信号；髁突和关节结节的骨皮质在 MRI 上显示为低信号；骨髓由于脂质的存在而显示出相对较高的信号。临床上，由于颞下颌关节位于体表、信号较强，常用头线圈代替。在颞下颌关节 MRI 扫描中，横断面价值不是很大，常作为定位像，斜矢状位（垂直于髁突长轴）及斜冠状位（平行于髁突长轴）是常用的扫描方位，连续扫描，层厚一般为 3mm。斜矢状位是最重要的扫描方位，用于观察颞下颌关节盘的位置和形态，斜冠状位用于观察关节盘左右方向移位的情况。每一层面均在牙尖交错位及大开口位进行扫描。冠状面扫描一般于牙尖交错位进行，层厚 2～3mm。无论是在进行矢状位扫描时，还是在冠状位扫描时，扫描范围均需包括关节全部结构。

（三）正常影像阅读

头横断面、冠状面及矢状面所显示不同断面的解剖结构与 CT 相同，但图像特点不同。在 MRI 图像上，骨密质呈黑色无信号影像，而脂肪组织因含有大量可移动的氢离子，因而磁共振信号甚强，呈现高信号影像。骨髓内含有较多的脂肪组织，因而显示的信号亦较高。其他软组织则因其含有成分不同而有不同的信号强度。腮腺和下颌下腺为脂性腺体组织，从口腔颌面部正常磁共振图像中可以看出，其信号强度高于周围的肌组织。

1. 经颞下颌关节中部矢状面正常 MRI 图像 ①正常闭口位图像可见关节盘本体部呈双凹形态，其影像信号强度明显低于周围软组织。关节盘双板区信号相对较高。在关节盘双板区和后带之间可见明显的分界线（盘分界线），关节盘后带位于髁突顶部，盘分界线与髁突 12 点位垂线形成的夹角（盘分界线角）在 +10°之内。②正常开口位图像可见关节盘本体部形态更为清晰，前、中、后三带易于分辨。关节盘双板区轮廓亦清楚，髁突、关节窝及关节结节的骨密质均显示为低信号的线条影像，髁突骨髓及关节结节内的骨髓均显示为高信号影像。在关节中部矢状面上可清楚地显示翼外肌上、下头影像。

2. 经颞下颌关节冠状面正常 MRI 图像 以经颞下颌关节中部冠状面显示关节图像较为满意。可见髁突内外径向的影像，骨髓质信号较高，表面有一层均匀的黑色线条围绕，为髁突表面的骨密质，在髁突顶部可见一信号中等偏低的窄条状关节盘影像，内、外端分别附于髁突内、外极。同时，尚可见翼外肌、翼内肌、咬肌及颞肌的影像。在颞下颌关节紊乱临床工作中，以经颞下颌关节中部的矢状面、冠状面图像应用最多。

七、CT 检查

电子计算机断层扫描（computed tomography，CT）是由 Hounsfield 于 1969 年首先完成设计。1972 年第一台 CT 机诞生，仅用于颅脑检查，1974 年制成全身 CT 机，检查范围扩大到胸、腹、脊柱及四肢。目前，CT 已成为医学影像检查的重要手段，广泛应用于全身各部位疾病的检查。CT 图像清晰，定位准确，检查方法简单、迅速，患者无痛苦，是 X 线检查技术的一个重要的、划时代的进步。

（一）适应证

在口腔颌面部，CT 检查主要用于颞下窝、翼腭窝、鼻窦、唾液腺、颌骨，以及颞下颌关节疾病等。

（二）检查技术

口腔颌面部 CT 主要用于口腔颌面部病变的搜寻，包括横断面扫描（轴位扫描）及冠状面扫描两种。根据临床需要，可以调整扫描范围，上可至头顶，下可至颈根部；对于诸多口腔颌面部病变常需进行增强扫描。

1. 横断面扫描：为基本的扫描方法。患者取仰卧位，以听眦线为基准线，由此线平行向下，直至颌下区，共扫描 6～8 层，层厚为 3～10mm。根据需要及 CT 机的性能，可以增加扫描层数，使扫描层面更薄，以便对病变观察得更为细微。

2. 冠状面扫描：扫描平面与听眦线成 90°，由耳屏前至鼻翼共扫描 8～9 层，层厚为 5～10mm。同样，也可依据需要进行更多层面的薄层扫描。

（三）正常影像阅读

1. 横断面正常图像　在不同层面上可显示不同结构的图像。经眼眶平面扫描时，可显示眼球、眶壁、眼内、外直肌、视神经、筛窦及蝶窦等结构的影像。经颅底平面扫描，可见颅窝底的卵圆孔、破裂孔，后方可见枕骨基底部及两侧颞骨岩部，前方可显示筛窦和蝶窦。在颧弓和颅中窝外侧壁之间可见颞肌影像。经上颌窦上部平面扫描，可清楚地显示上颌窦腔和窦壁，鼻腔，翼突内、外侧板，翼腭窝，以及翼外肌、髁状突和颞下窝等。对下颌进行检查时，可以看到下颌神经管、下颌内外侧骨板等（图 4-4-8）。腮腺增强 CT 横断面可看到腮腺、下颌后静脉、颈外动脉、颈内动脉、颈内静脉、咬肌、翼内肌、下颌支等（图 4-4-9）。

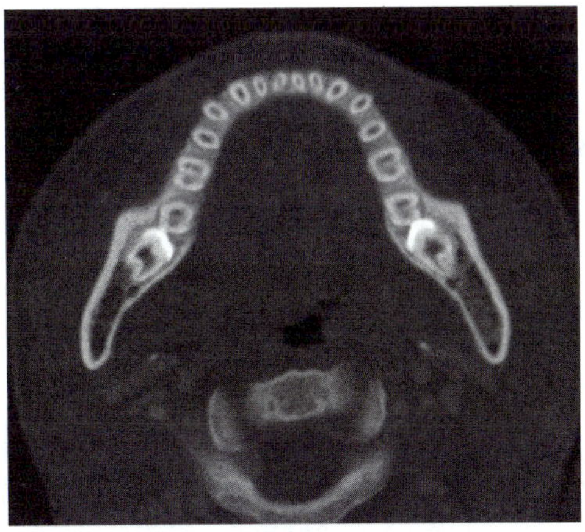

图 4-4-8　下颌骨轴位螺旋 CT 图像

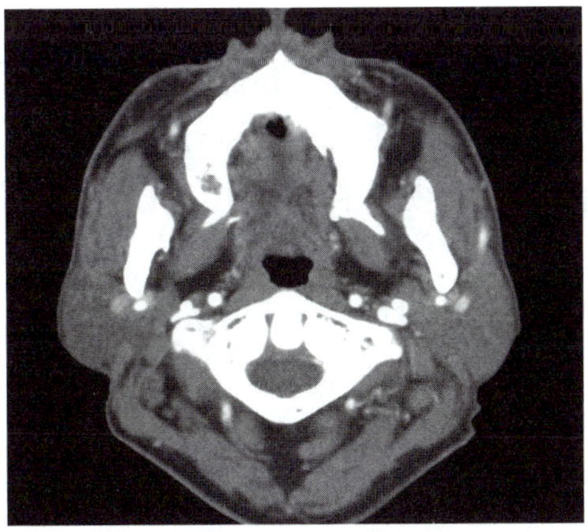

图 4-4-9　腮腺增强 CT 图像

2. 冠状面正常图像　经鼻咽腔平面行冠状面扫描时，可显示颅中窝底部、蝶窦、茎突、下颌角、咽缩肌、翼内肌、腮腺、咽旁间隙等；经上颌窦后部冠状面扫描时，可见上颌窦、鼻腔、鼻甲、后组筛窦、眶后间隙及颞肌等结构；经上颌窦中部冠状面扫描时，可见清晰的上颌窦及其诸骨壁、眶后间隙、眶下裂、筛窦、口咽部，以及上、下牙槽突等结构（图 4-4-10）。

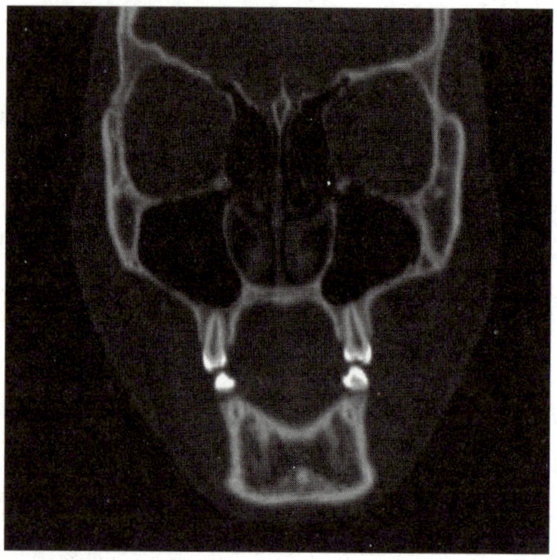

图 4-4-10 经上颌窦中部冠状螺旋 CT 图像

八、放射性核素显像

放射性核素显像（radionuclide imaging，RI）是一种以脏器和病变聚集放射性核素显像剂的量为基础的显像方法。这些药物能够发射穿透组织的核射线，通过将含有放射性核素的药物引入人体，核医学显像仪器可以显示其放射性分布、聚集及代谢情况，从而达到诊断疾病的目的。这种方法具有多个显著优点，包括：①放射性核素显像是功能依赖性显像，所显示出的功能性改变多为病变的早期表现，有利于一些疾病的早期诊断。②选用特定放射性核素显示特定脏器或病变，有较高的特异性。③放射性核素显像可提供数字化信息，便于定量测定各种参数。由于放射性核素显像剂的聚集量与局部血流、功能及代谢等功能性因素有关，因此，放射性核素显像主要反映有关脏器及病变的功能状况，而不同于一般的结构性显像。

放射性核素能够选择性地聚集在特定脏器或病变部位，这是实现放射性核素显像的基本条件。口腔颌面部常用的放射性核素显像剂有以下两种，一种是高锝酸盐离子（$^{99m}TcO_4^-$），适用于唾液腺功能的评价，另一种是 ^{99m}Tc 标记的磷（膦）酸盐，可用于显示颌面骨肿瘤的骨破坏范围，敏感性较好。

唾液腺放射性核素显像适用于：①唾液腺腺体功能情况检查。②腮腺肿物怀疑为腺淋巴瘤者。③需要确定先天性唾液腺缺失或变异者。④唾液腺造影困难者。

颌骨放射性核素显像检查适用于：①不明原因的颌骨疼痛，X 线检查阴性或可疑。②口腔颌面部恶性肿瘤疑有颌骨受累，或确定颌骨的转移瘤。③颌骨肿瘤病变范围不明确。④观察移植骨的血供和成骨活性。

第五节　数字 X 线摄影技术在口腔影像诊断中的应用

数字 X 线摄影（digital radiography，DR）技术在口腔医学中的应用始于 1989 年法国牙科医生弗朗西斯·莫扬（Francis Mouyen）发明的世界第一台以电子探测器为基础的数字化根尖片成影系统，该系统随后被命名为数字放射系统（radio visio graphy，RVG）。随着 RVG 的推广应用，可以即时显示和拍摄曲面体层、头颅正位和头颅侧位等 X 线片的数字化成像系统相继问世。这些成像系统显示的均为口腔颌面部的二维影像。直到 20 世纪 90 年代末口腔颌面锥形束计算机断层扫描（CBCT）的问世，才使口腔颌面部的三维影像在临床中得到广泛应用。自此，口腔医学影像由二维时代进入三维时代。

传统普通胶片成像存在显影、定影费时、化学污染、资料储存及各种影像综合诊断等诸多问题，数字化成像系统具有以下特点：①辐射剂量低。②成像速度快。③系统提供的后处理功能可提高图像质量。④节省档案存储及暗房空间。⑤避免化学试剂污染。⑥利于医师宣教。⑦是构建远程医疗、无纸化医院和大数据平台建设的基础。但在临床应用中，数字化成像系统的不足也逐渐被认识，包括：①设备价格比较昂贵。②对技术人员的要求比较高。③图像摄取相对容易，但重拍率较高等。

数字化口腔成像系统主要包括硬件和软件两部分。硬件部分主要包括：①探测器。②数模转换器或激光扫描仪。③图像摄取、存储和显示的计算机系统。④与之相匹配的 X 线机。软件部分则主要用于实现图像的摄取和图像后处理技术的应用。依据探测器的不同，数字化口腔成像系统主要包括由电子探测器为成像介质的直接成像系统和由储存磷光板为成像介质的间接成像系统。

▶**知识拓展**

口腔颌面影像检查技术新进展

当前口腔颌面影像检查技术新进展显著，人工智能深度赋能，可提升根尖病变检测准确率，助力龋齿等早期分析；CBCT 技术实现辐射安全与成像精度突破，可清晰显示微小结构及捕捉关节运动轨迹；低剂量成像技术在减少辐射的同时保证图像质量，适用于儿童检查等场景；3D 打印与影像检查深度融合，提升种植、骨折复位等精度。这些进展推动领域向功能学、分子影像学延伸，为个性化诊疗奠定基础。

考试知识点总结

本章小结

协和云课堂…… 拓展练习及参考答案

（普海娇）

第五章　牙及牙周疾病

教学课件

学习目标

素质目标

（1）具备创新精神和服务理念。

（2）具备科学严谨的临床思维方法。

（3）具备严肃认真的工作作风以及良好的医德医风。

知识目标

（1）掌握：龋病、牙周炎、根尖周病、牙发育异常、牙根纵裂的 X 线表现。

（2）熟悉：牙髓钙化、牙内吸收的 X 线表现。

（3）了解：致密性骨炎、牙骨质增生的 X 线表现。

能力目标

（1）能对常见的牙及牙周疾病进行影像学诊断。

（2）能具备一定的临床思维能力和全面良好的沟通能力。

案例导入

【案例】

患者，男性，36 岁。牙龈肿痛、刷牙出血、口腔异味 3 年余。后牙咬合无力 1 年余。曲面体层 X 线片示上下颌牙槽骨水平吸收，16、26、36、46 区伴垂直吸收，牙结石（++）。

【问题】

（1）该患者的口腔问题最可能的诊断是什么？

（2）在曲面体层 X 线片上，如何准确评估该患者上下颌牙槽骨的吸收程度？

·核心知识拆解·

牙及牙周疾病包括龋病、牙髓病、根尖周病、牙周炎、牙根纵裂及牙发育异常等。龋病分浅、中、深龋，X 线显示釉质 / 牙本质破坏程度差异；牙周炎以牙槽骨水平或垂直吸收为特征；牙根纵裂 X 线呈根管壁边缘整齐的纵行透射影；牙发育异常包括形态、结构、数目异常。先天性缺牙首选口腔全景片检查，可清晰显示缺牙位置及数量，为临床诊断提供影像依据。

微课：
龋病

第一节 龋 病

龋病（caries）是在以细菌为主的多种因素作用下，牙体硬组织发生的慢性、进行性破坏的一种疾病。龋病按照龋损深度可分为浅龋、中龋和深龋，按发病情况和进展速度可分为急性龋、慢性龋和继发龋；按龋病损害的解剖部位分为殆面龋、平滑面龋和根面龋。

一、病因病理

牙体硬组织由于发生无机物脱矿和有机物分解，从而逐渐溶解、崩塌，形成龋坏。龋病发生早期釉柱横纹和生长线比较明显，随着病变发展，釉柱分解、崩溃，形成三角形的病损区。当病变继续向下发展侵犯到牙本质时，可使牙本质小管扩张、管壁基质发生脱钙。牙本质纤维受刺激后，在相应牙髓端的成牙本质细胞活跃，形成继发性牙本质。

二、临床表现

龋病的好发位置为牙齿的窝沟点隙、邻面、牙颈部和暴露的牙根处。①浅龋：局限于牙釉质或牙骨质层，患者无自觉症状，平滑面浅龋常表现为白垩色的斑块，窝沟处的浅龋表现为白垩色、褐色或黑色的点或斑块。②中龋：龋坏已进展至牙本质浅层，可有龋洞形成，有时对冷、热、酸、甜等刺激敏感，也可无明显的自觉症状。③深龋：病变已发展至牙本质深层，常形成很深的龋洞，对各种刺激敏感，尤其是刺激物进入龋洞或食物嵌入龋洞时常会引起剧烈疼痛。

三、影像学表现

临床常用的根尖片、殆翼片、全口牙位曲面体层片、CBCT 等都可用于龋病的检查及诊断，可根据临床需要进行合理选择。

（一）浅龋

只累及牙釉质或牙骨质，临床上常无明显的自觉症状。发生于殆面或窝沟者，临床检查即可发现，一般表现为圆弧形的凹陷缺损，表面不光滑，范围较小（图 5-1-1）。

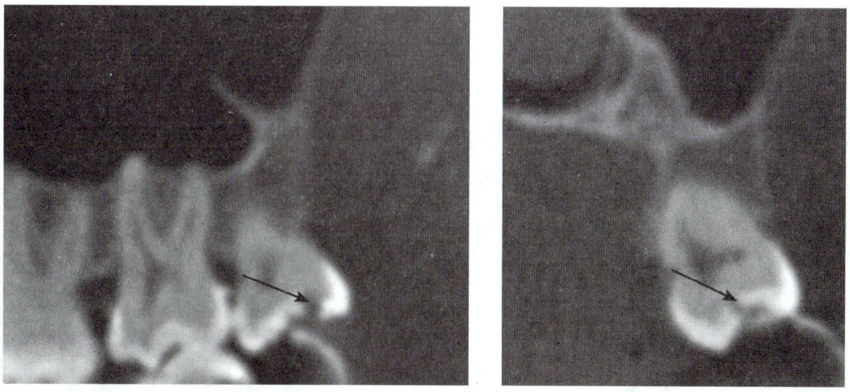

（a）　　（b）

图 5-1-1　浅龋

（a）矢状位；B 冠状位。

（二）中龋

由于病变发展至牙本质浅层，X 线片可见龋洞形成，根尖片可表现为圆弧凹陷状牙体硬组织缺损，也表现为口小底大的倒凹状的缺损（图 5-1-2、图 5-1-3）。

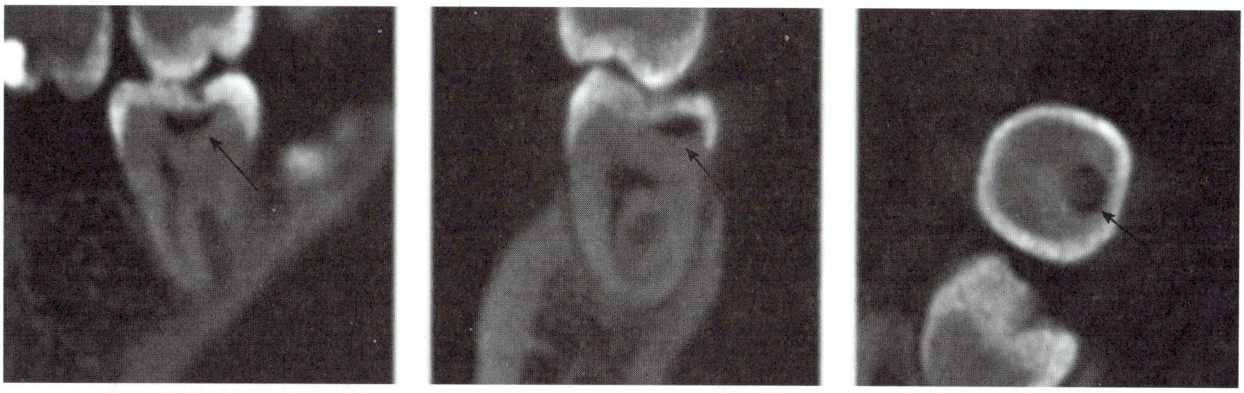

（a）　　（b）　　（c）

图 5-1-2　37 中龋

（a）矢状位；（b）冠状位；（c）水平位。

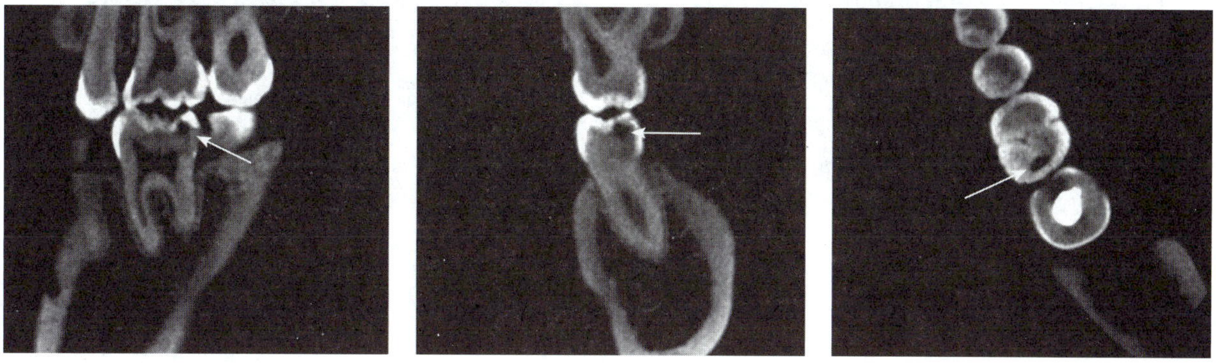

（a）　　（b）　　（c）

图 5-1-3　46 中龋

（a）矢状位；（b）冠状位；（c）水平位。

（三）深龋

龋病进展至牙本质深层，常常接近髓室甚至穿髓，临床检查可见很深的龋洞，冷、热、酸、甜均可引起激发痛。可通过 X 线检查了解龋坏的程度，以及是否伴有根尖周炎。根尖片上可见较大的龋洞，龋洞底与髓室接近（图 5-1-4、图 5-1-5）。由于投照角度的原因，牙齿在根尖片上显示的是一个平面重叠图像，在诊断时往往无法准确判断是否穿髓。因此，仅从根尖片确定龋坏的深度及是否穿髓并不十分准确，必须结合临床检查确定。

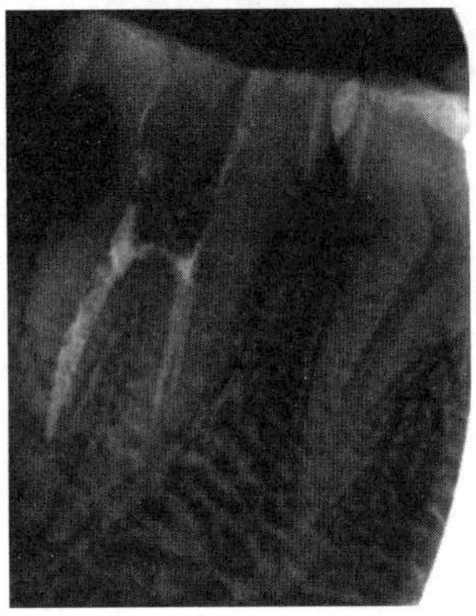

图 5-1-4　深龋（X 线表现）

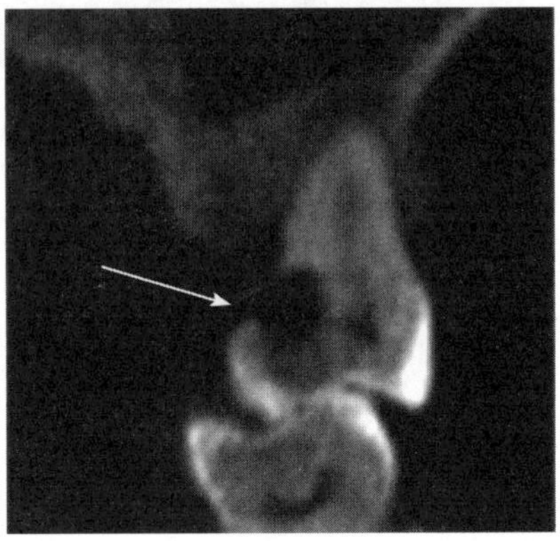

图 5-1-5　深龋（CBCT 冠状位）

（四）邻面龋

邻面龋是平滑面龋的一种，指相邻两牙邻面（近远中面）发生的龋损，特别是位于接触点以下、临床检查难以发现的龋损，X 线检查显得更为重要（图 5-1-6～图 5-1-9）。

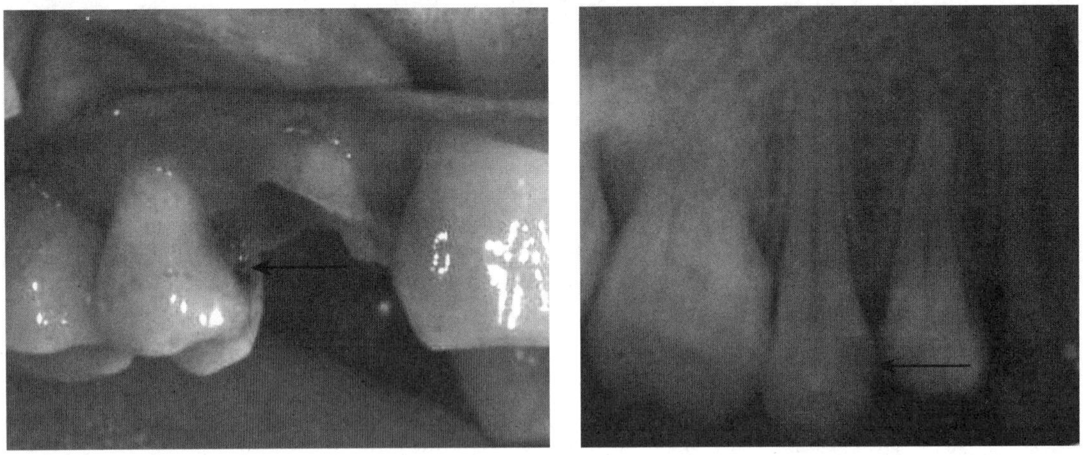

（a）　　（b）

图 5-1-6　邻面龋口内照

（a）口内照；（b）根尖片。

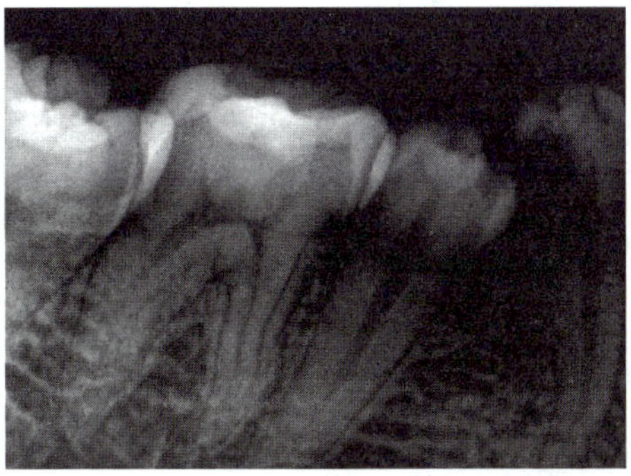

图 5-1-7　邻面龋根尖片（44、45 远中面，46 近中面）

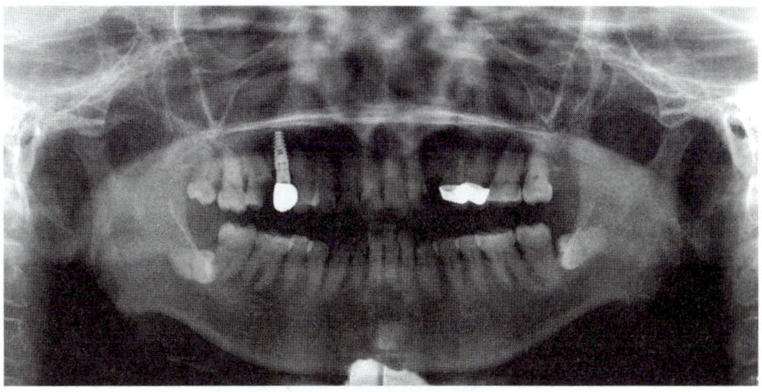

图 5-1-8　26 近远中面邻面龋

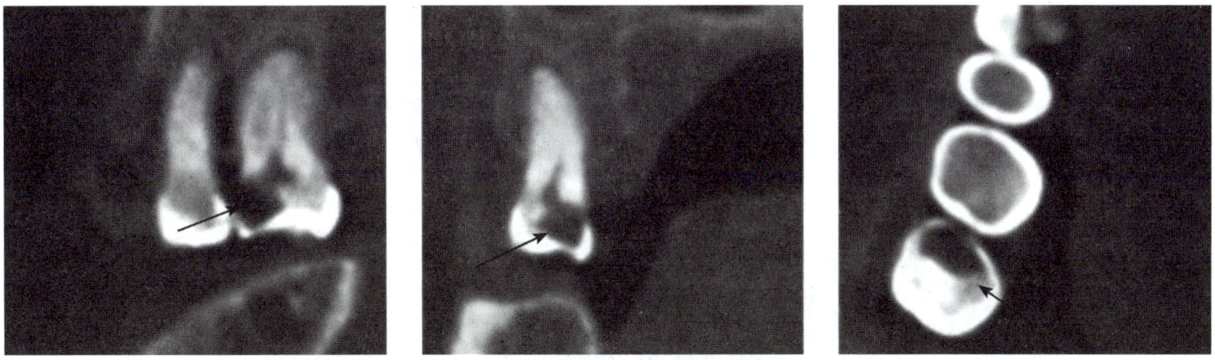

（a）　（b）　（c）

图 5-1-9　邻面龋（CBCT 表现）

（a）矢状位；（b）冠状位；（c）水平位。

（五）根面龋

根面龋又称为牙骨质龋，老年人多见，是因牙龈退缩、牙槽骨骨质吸收使牙根暴露而发生在牙根的龋病。由于牙骨质、牙本质的矿化程度低于牙釉质，所以龋损的进展较釉质龋速度快，严重者可造成牙齿折断（图 5-1-10～图 5-1-12）。

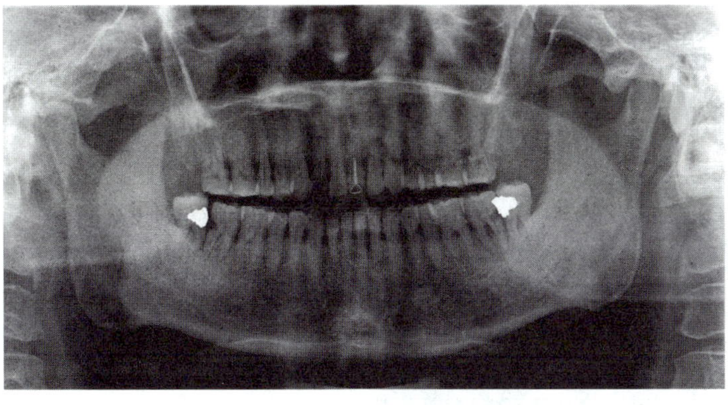

图 5-1-10　37 根面龋

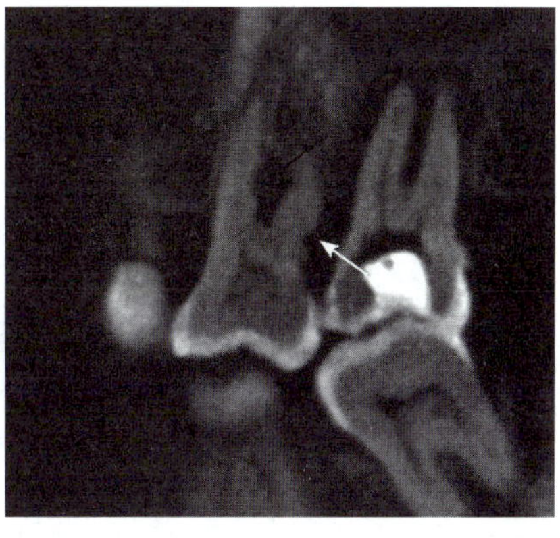

图 5-1-11　26 根面龋

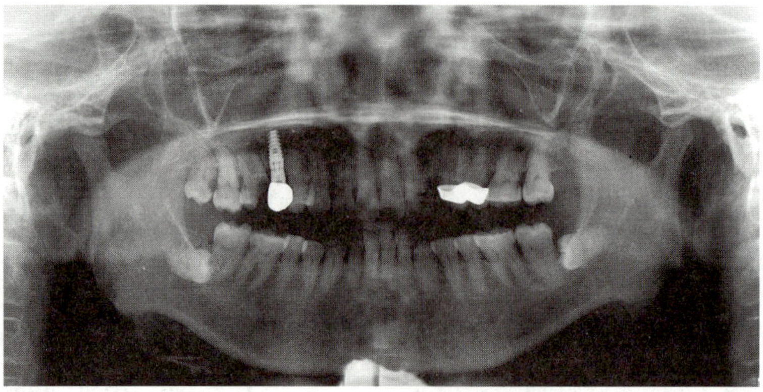

图 5-1-12　18 近中面根面龋

（六）继发龋

继发龋是指龋病充填后或修复体治疗后，在充填体下方或一侧及修复体周围牙体组织又发生了龋坏（图 5-1-13），临床检查难以发现，须经 X 线检查进行确诊。根尖片上可显示在充填体的窝洞边缘或修复体周围发生牙体硬组织破坏，从而形成密度减低的不规则影像（图 5-1-14）。

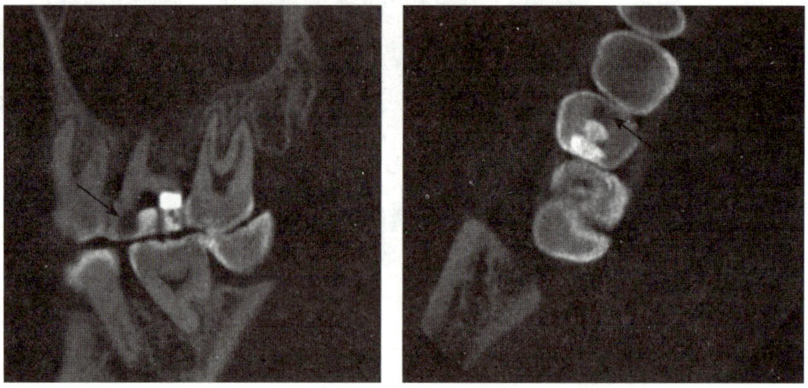

（a）　　（b）

图 5-1-13　继发龋（CBCT 表现）

（a）矢状位；（b）水平位。

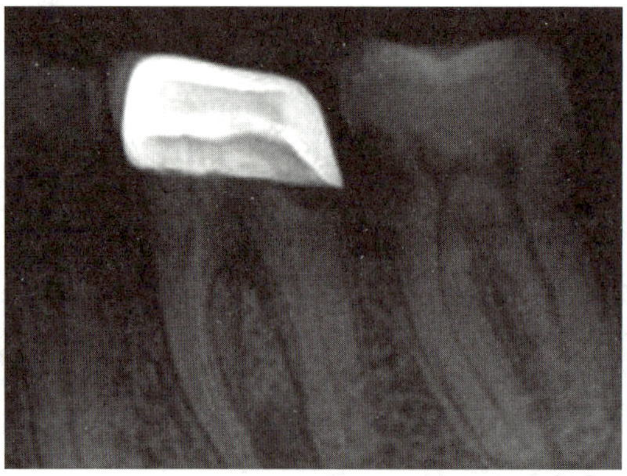

图 5-1-14　继发龋（根尖片）

第二节　牙髓病

牙髓病包括牙髓充血、牙髓变性、牙髓炎、牙髓坏死和牙内吸收。牙髓炎临床上有明显的症状，根据临床表现和检查即可明确诊断，其与牙髓充血和牙髓坏死在影像学上均没有阳性表现。X 线检查对牙髓变性中的牙髓钙化和牙内吸收有诊断价值。

一、牙髓钙化

由于血液循环发生障碍，牙髓组织内发生细胞变性，钙盐沉积形成大小不等的钙化物，称为牙髓钙化（pulp calcification）。牙髓钙化有两种形式，一是结节性钙化，又称为髓石；二是弥漫性钙化，钙化物呈沙砾状布满髓腔，甚至可造成整个髓腔闭锁。

（一）临床表现

牙髓钙化一般无临床症状，偶在拍摄 X 线片时发现，前、后牙均可发生。个别患者可出现与体位有关的自发痛，或因髓石压迫牙髓神经引起放射性疼痛，可沿三叉神经分布区域放射，似三叉神经痛，但无扳机点，疼痛一般与温度刺激无关。

（二）影像学表现

X 线检查结果是牙髓钙化的重要诊断依据。髓石大小不一，且有不同的形状。后牙髓石常表现为游离在髓腔内的类圆形阻射物，也可附着于髓室壁；前牙髓室较小，髓石可表现为条状或针状，充满髓室及根管，其周围有线状低密度影像围绕。弥漫性牙髓钙化可呈沙砾状分布在髓室内，或使正常髓室及根管影像完全消失，不能辨别出髓腔界限，这种情况通常影响牙髓和根管治疗（图 5-2-1）。

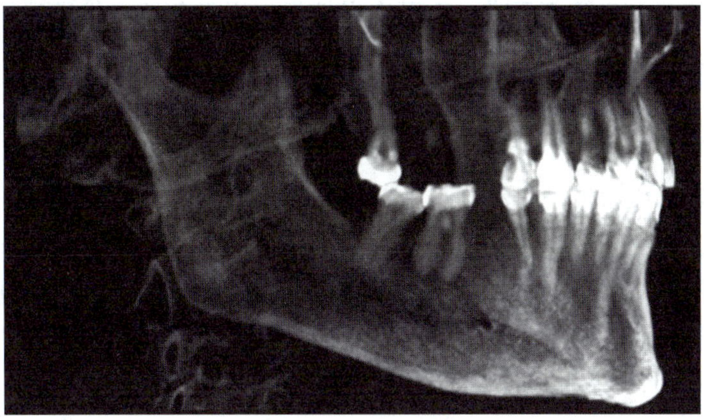

图 5-2-1　46 髓腔髓石

二、牙内吸收

牙内吸收（internal absorption of tooth）是指牙髓受到不良刺激后，正常的牙髓组织发生肉芽性变，分化出破骨细胞，引起髓室内牙本质吸收，导致髓腔壁变薄，严重者可造成病理性牙折。

（一）临床表现

牙内吸收多发生于上颌前牙，后牙也可发生。一般无自觉症状，少数病例可出现疼痛，表现为自发性阵发性疼痛、冷热刺激痛、放射性疼痛等类似牙髓炎的症状。牙本质吸收程度较重时，牙体硬组织变薄，肉芽组织的颜色可透到牙齿表面而呈现粉红色。

（二）影像学表现

患牙髓腔形状改变，呈圆形、卵圆形或不规则形密度减低的膨大透射影。发生于根管的牙内吸收，表现为根管扩大、根管壁变薄。严重者可伴有根尖吸收或根尖感染，甚至发生牙根折断。

第三节　根尖周病

根尖周病（periapical disease）是指发生在牙根尖及其周围组织的病变，包括根尖周炎、致密性骨炎、牙骨质增生及牙骨质－骨结构不良等。X 线检查有助于确定根尖周病的性质、程度及范围，有利于治疗方案的制订。

一、根尖周炎

（一）根尖周脓肿

根尖周脓肿（periapical abscess）可分为急性根尖周脓肿和慢性根尖周脓肿两种类型。急性根尖周脓肿大多由急性浆液性炎症转化而成，也可由慢性根尖周炎急性发作导致。慢性根尖周脓肿则由急性根尖周脓肿转化而来，或由根尖周肉芽肿的中央部分坏死液化形成。

1. 病因病理　各种因素造成根尖周感染时，牙周膜血管扩张充血，血浆渗出到牙周膜组织内引起组织水肿，同时白细胞浸润至牙周膜中，在细菌及其产生的毒素破坏下，根尖周膜中的炎症细胞发生溶解、液化，积聚形成脓液。牙周韧带被分解、坏死的白细胞释放出的组织水解酶破坏。脓液最初仅局限在根尖孔周围的牙周膜内，且根尖孔附近的牙槽骨骨髓腔中有炎症细胞浸润。当根尖部的脓液引流不畅时，便向根尖周更广泛的区域扩散，造成骨质破坏。脓液达到骨膜下，进而穿破骨膜黏膜，从组织结构较薄弱处突破，脓液排出。之后如未得到彻底治疗，可转化成慢性炎症，并可反复发作。当瘘管封闭或全身抵抗力下降时又会再发展为急性炎症。

2. 临床表现　患牙咬合痛是急性浆液性炎症阶段的主要表现。初期患牙有伸长感、浮出感，或发木等不适感觉，用力咬合时可有缓解，这是因为咬合的压力可暂时缓解局部血管的充血状态；病变进一步发展时，咬合痛和伸长感加重，并出现自发性疼痛，呈持续性、搏动性，有明显叩痛，并伴有松动度增加。患者可伴有体温升高、身体乏力等明显的全身症状，常诉因疼痛逐日加剧而影响睡眠和进食，严重的病例可在相应的颌面部出现蜂窝织炎。当急性炎症未经治疗而转化为慢性炎症时，自觉症状不明显，仅有咀嚼不适感和轻度咬合痛，并在牙龈上出现瘘管向口腔内排脓。

3. 影像学表现 急性根尖周脓肿早期X线根尖片检查表现不明显，根尖周骨质没有明显改变，有时在影像清晰的根尖片上可以见到牙周膜间隙稍微增宽（图 5-3-1）。随着病情的发展，可见以病源牙根尖为中心，发生弥散性骨质破坏，边界不清（图 5-3-2）。慢性根尖周脓肿可见在根尖区出现边界清楚，边缘不光滑的小范围骨质破坏区，病变较局限，骨硬板消失，外周可有骨质增生反应（图 5-3-3～图 5-3-5）。

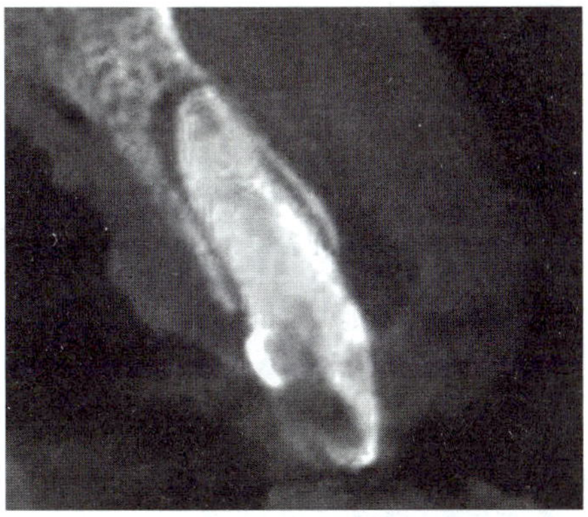

图 5-3-1 牙周膜间隙增宽

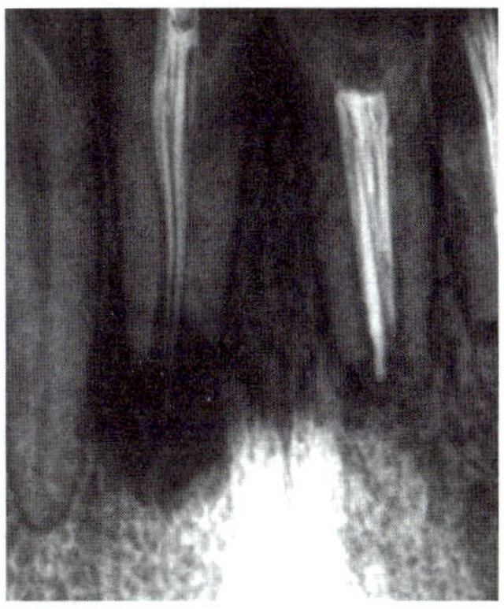

图 5-3-2 根尖周脓肿（骨质破坏）

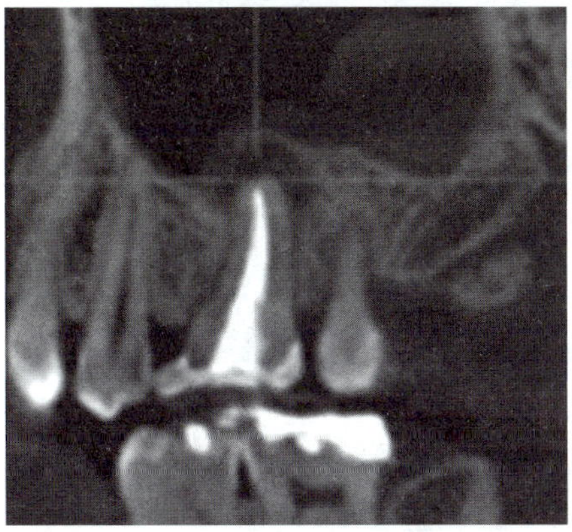

图 5-3-3 根尖周脓肿慢性期

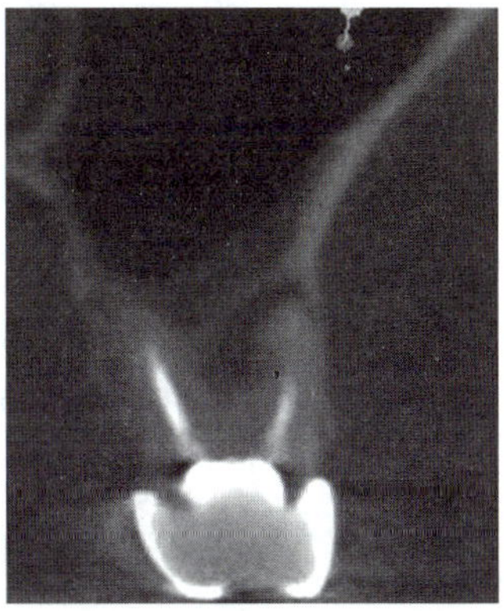

图 5-3-4 慢性根尖周脓肿累及根分叉

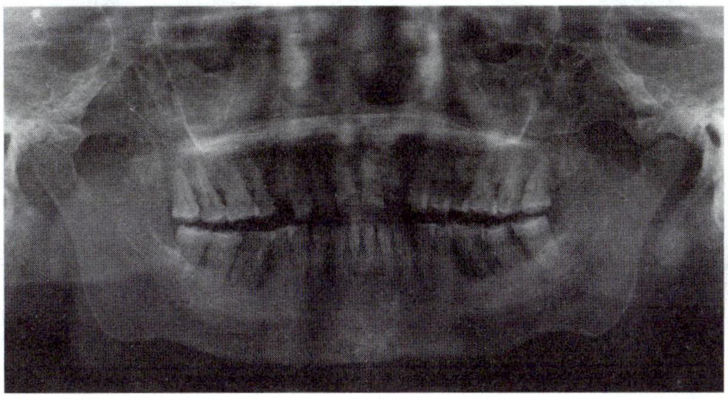

图 5-3-5 36、46 根尖周脓肿

（二）根尖周肉芽肿

根尖周肉芽肿（periapical granuloma）是由于根尖周组织受到轻微且缓慢的感染刺激而产生的炎性肉芽组织，一般约绿豆大小，外面有纤维组织包绕，界限清楚，且与牙周膜连续，拔牙时可同患牙一同拔除，是慢性根尖周炎的一种主要病变类型。

1. 病因病理 根管内感染原刺激根尖部的牙周膜，发生慢性炎性变化，破坏了正常的组织结构，形成炎性肉芽组织。在炎性肉芽组织的周围分化出破骨细胞，邻近的牙槽骨和牙骨质发生吸收破坏，骨质破坏的区域由炎性肉芽组织取代。炎性肉芽组织中有大量的淋巴细胞和成纤维细胞，也可见少数多形核白细胞和巨细胞。炎症细胞可消灭侵入根尖周组织的细菌和毒素，成纤维细胞可增殖形成纤维组织，也可以纤维被膜的方式包绕病变区域，限制炎症扩散。因此，这种反应可以看作机体对抗病变的局部防御反应，它可维持较长时间，并保持相对稳定的状态。当局部病变活动时，肉芽组织中的纤维成分减少，破骨细胞增多，造成更大范围的骨质破坏。

2. 临床表现 患者自觉症状不明显，初期症状表现为叩诊不适感，有时有牙齿伸长感，偶有轻微疼痛。如有牙髓坏死分解，患牙会发生变色。

3. 影像学表现 病原牙的根尖周围有圆形或卵圆形的密度减低区，病变范围较小，直径一般不超过 1cm，边界清晰，病变周围无致密的骨硬板，周围骨质正常或稍显致密（图 5-3-6～图 5-3-9）。

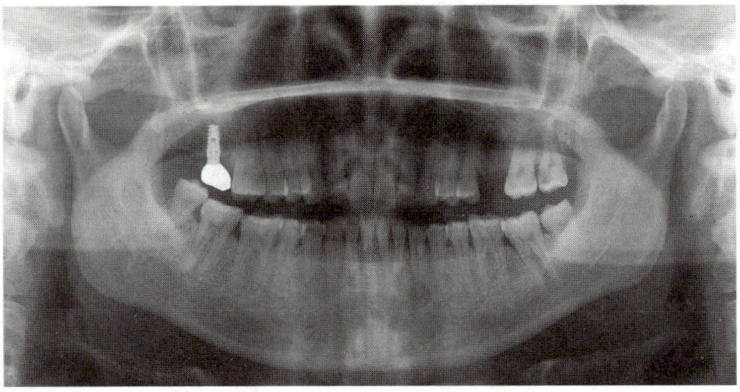

图 5-3-6 33 根尖周肉芽肿

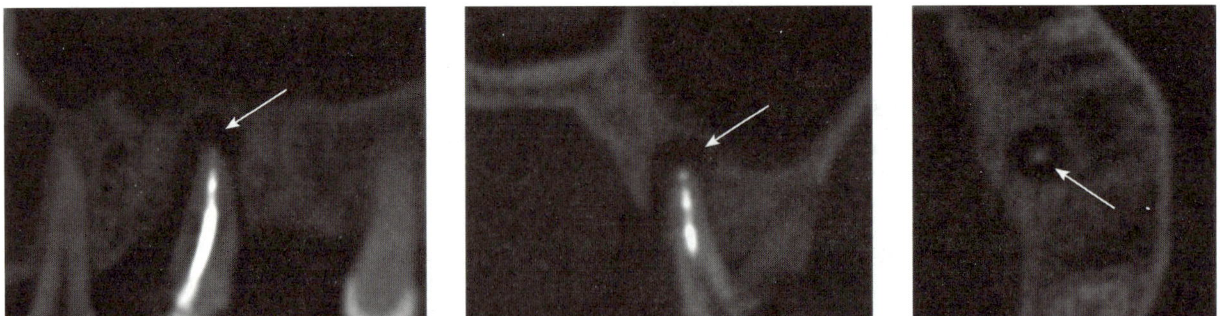

（a）　　（b）　　（c）

图 5-3-7 根尖周肉芽肿

（a）矢状位；（b）冠状位；（c）水平位。

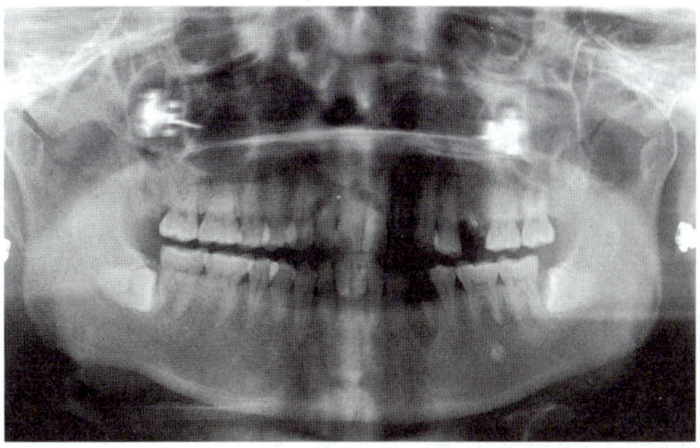

图 5-3-8　34 残根根尖周肉芽肿

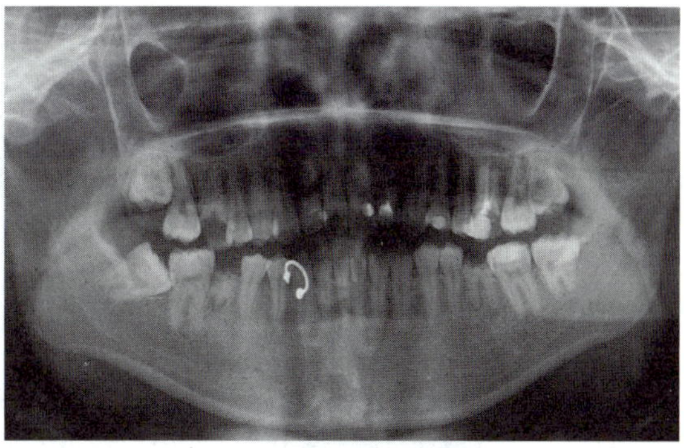

图 5-3-9　46 根尖周肉芽肿

（三）根尖周囊肿

1. 病因病理　某些原因导致根尖周肉芽肿营养来源受到限制时，病变中心的上皮细胞发生退行性变、坏死、液化而形成囊肿，随着囊液不断增多，囊腔也逐渐扩大。因此，根尖周囊肿（radicular cyst）常为根尖周肉芽肿转变而来。镜下见囊壁内衬复层鳞状上皮，有上皮钉突形成，囊内有胆固醇结晶，囊壁内有时有透明小体。

2. 临床表现　根尖周囊肿的大小不定，可由豌豆大到鸡蛋大。小囊肿在牙龈表面无异常表现，囊肿发展较大时，可导致患牙根尖部的牙龈呈半球状隆起，扪之有乒乓感或波动感，表面不红。有的囊肿可因发展较大，压迫邻牙，造成邻牙松动移位或使邻牙牙根吸收。

3. 影像学表现　根尖周囊肿常表现为以病原牙根尖为中心，形成大小不等的圆形或卵圆形低密度骨质破坏区，形状规则，边界清晰（图 5-3-10）。由于囊肿发展极为缓慢，周围骨质受到长期的刺激，在囊肿边缘形成一致密的线条影，又称骨白线（图 5-3-11）。当囊肿继发感染时，致密线条影可消失。囊肿也可以增长很大，造成骨质膨胀畸形，骨密质变薄（图 5-3-12）。有的由于骨阻力的不同而形成分叶状。牙可被推压移位，牙根偶有吸收。

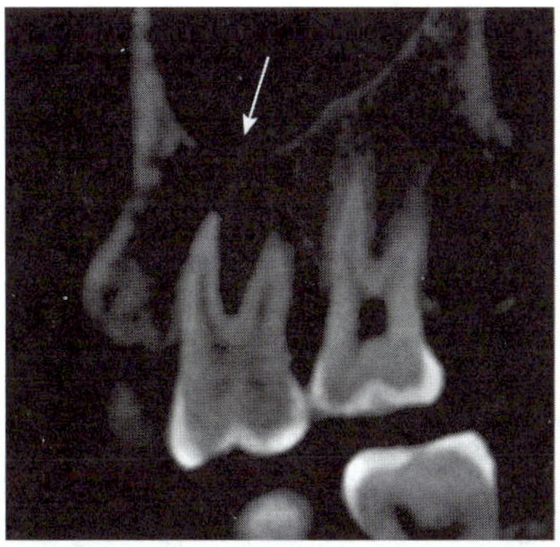

（a）

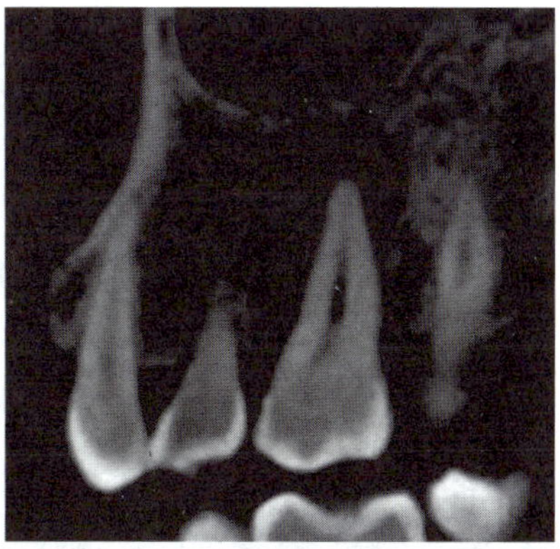

（b）

图 5-3-10　根尖周囊肿骨质破坏区

（a）矢状位；（b）矢状位；（c）冠状位；（d）水平位。

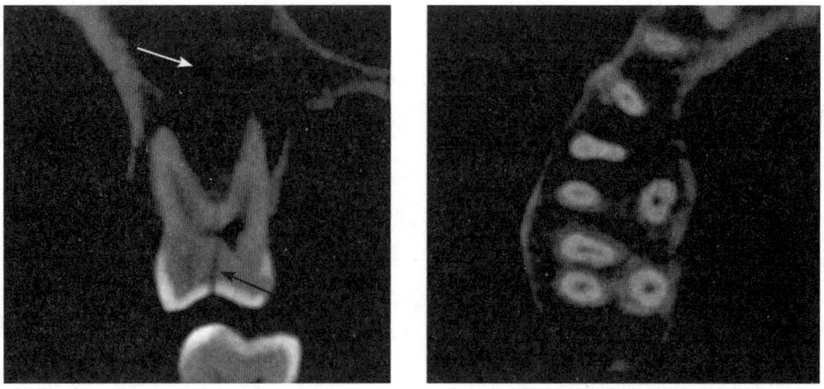

（c）　（d）

图 5-3-10 （续图）

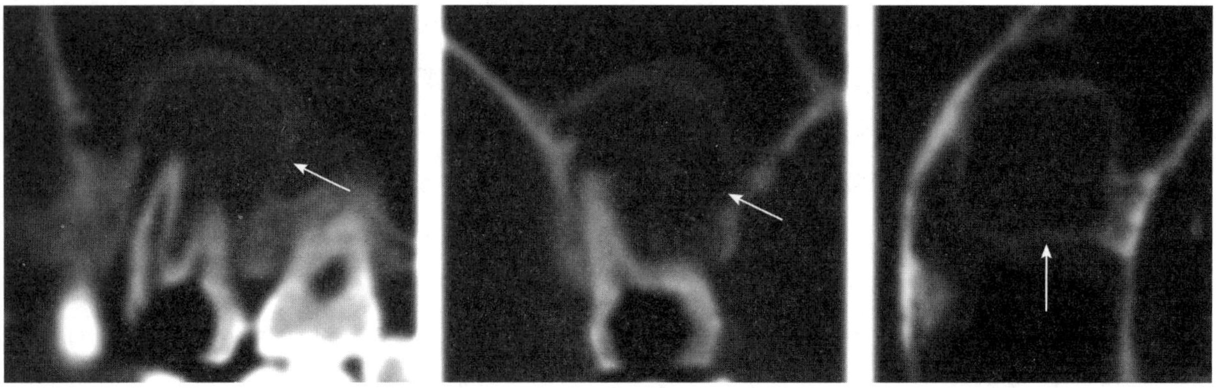

（a）　（b）　（c）

图 5-3-11　根尖周囊肿骨白线

（a）矢状位；（b）冠状位；（c）水平位。

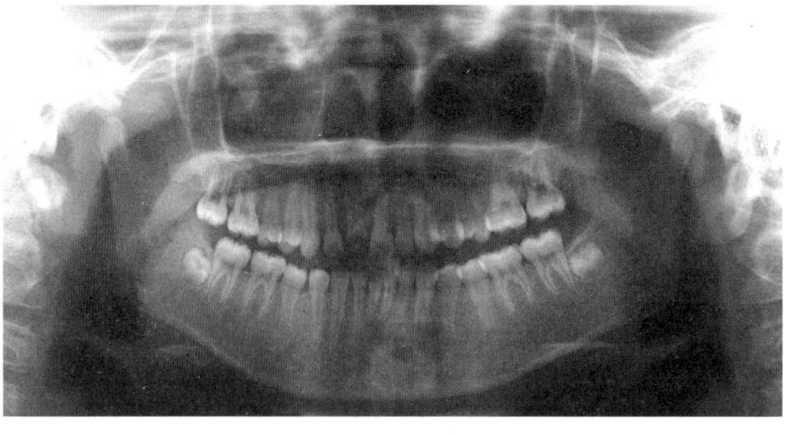

图 5-3-12　根尖周囊肿骨密质变薄

二、致密性骨炎

（一）病因病理

根尖周组织长期受到轻微、低毒性因素的刺激，而患者的机体抵抗力又很强时，根尖部的牙槽骨不发生吸收性破坏，反而表现为骨质的增生，围绕根尖周围形成一团致密骨组织，镜下观骨小梁结构与正常骨几乎没有区别，但硬化区骨小梁分布比周围骨组织更加致密，且周围有炎症细胞浸润，这种情况是一种骨质增生的防御性反应，称为致密性骨炎（condensing osteitis）。

（二）临床表现

多见于青年人的下颌后牙区，患牙常有较大的龋坏，一般无明显自觉症状。

（三）影像学表现

患牙根尖区骨质密度增高，表现为包绕在患牙根尖周围的带状致密区，骨髓腔变窄，甚至消失。骨密度增高区与正常骨组织无明显分界。根尖区牙周膜间隙可增宽，根尖无增粗膨大（图 5-3-13、图 5-3-14）。

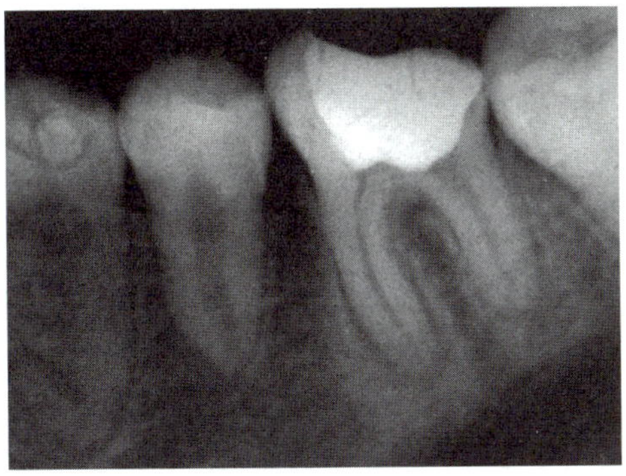

图 5-3-13　致密性骨炎

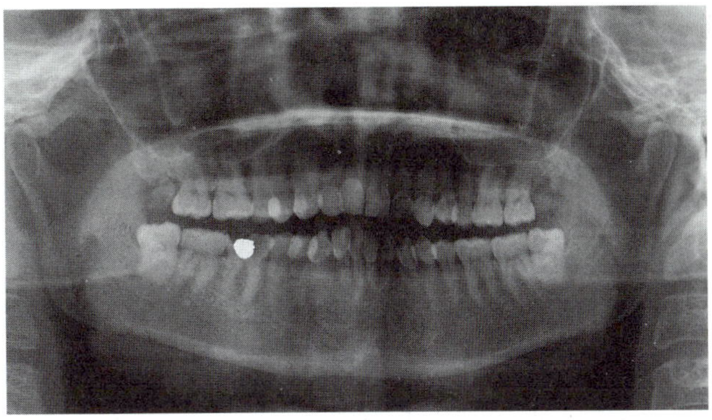

图 5-3-14　46 根尖区致密性骨炎

三、牙骨质增生

（一）病因病理

由于创伤、慢性炎症或其他不明原因刺激，成牙骨质细胞活跃，在病变的边缘及正常牙周膜处产生牙骨质沉积，称为牙骨质增生（hypercementosis）。

（二）临床表现

牙骨质增生一般无临床症状，仅在 X 线检查时偶然发现。

（三）影像学表现

增生的牙骨质沿牙根周围沉积，使牙根变粗增大（图 5-3-15）。牙骨质增生仅位于根尖时，表现为根尖呈球状增生；增生波及整个牙根时，则表现为牙根体积膨大，有的患者因增生的牙骨质与牙槽骨发生粘连而不能正常萌出。

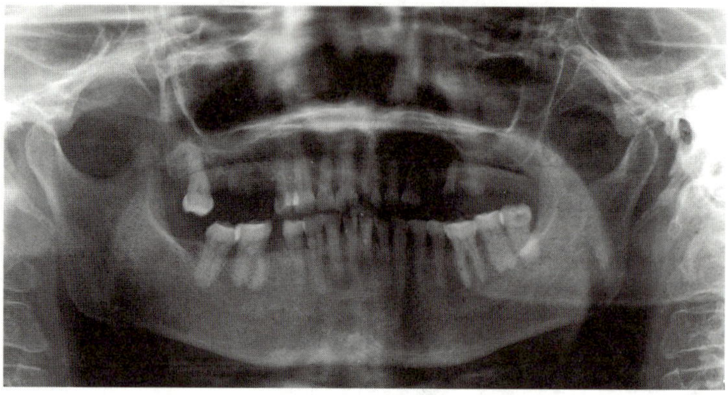

图 5-3-15 牙骨质增生

四、牙骨质 – 骨结构不良

牙骨质 – 骨结构不良（cemental hypoplasia）又称为假性牙骨质瘤，并不是一种真性肿瘤。牙骨质 – 骨结构不良应与真性牙骨质瘤相鉴别。真性牙骨质瘤又称良性成牙骨质细胞瘤，有明显的边界和包膜，并包绕牙根尖，多发生于 25 岁以下的男性，常为单发，以磨牙区多见。

（一）病因病理

早期患牙根尖周牙槽骨溶解破坏，代之以纤维结缔组织，此期称为骨质溶解破坏期。接着在纤维结缔组织内出现牙骨质小体样结构、骨样组织和骨组织，此期为第二期病变，即牙骨质小体生成期。第三期病变为钙化成熟期，此期钙化成分增多，出现较大的牙骨质团块和编织状组织。

（二）临床表现

牙骨质 – 骨结构不良一般无自觉症状，少数患者可出现根尖周炎的表现。多发生于中年女性，以下切牙多见，常为多发性损害，且有牙齿松动。

（三）影像学表现

早期 X 线片多表现为圆形或类圆形的低密度透射区，边缘不整齐，骨硬板及牙周膜间隙消失。第二期病变表现为病变区出现点状或小片团状的高密度钙化影。第三期病变 X 线表现为根尖区成团状、体积增大的钙化影像，可在根尖形成类似骨硬板和牙周膜间隙的改变。在同一患者不同时间拍摄的 X 线片上，可同时出现几个时期的改变。

第四节　牙周炎

牙周炎（periodontitis）是由菌斑微生物引起的牙周组织炎症性、破坏性疾病，是成人牙齿丧失的首要原因。牙周炎以磨牙区和下颌前牙发病最多，常侵犯一组牙或全口牙的牙周组织，其患病率随年龄增高，病变严重程度也随之增加。

一、病因病理

牙周炎是细菌感染引起的非特异性炎症。初期牙龈炎症出现，中性粒细胞和单核细胞浸润，使胶原的破坏增加，结合上皮与牙面分离形成牙周袋。菌斑细菌释放脂多糖和其他产物到龈沟，刺激牙周膜组织内的免疫细胞及成骨细胞释放炎症介质，诱导破骨细胞形成和牙槽骨吸收。随着炎症进一步发展，牙周袋逐渐加深，牙槽骨不断吸收，出现牙齿松动及牙周溢脓等征象。创伤在牙周炎的发展过程中起协调作用，可成为加重牙周炎发展的一个重要因素。

二、临床表现

牙周炎的典型临床表现是牙龈炎症、牙周袋形成、牙槽骨吸收及牙齿松动。不同类型的牙周炎，其临床表现可有不同，具体如下。

1. 慢性牙周炎　是最为常见的一种牙周炎，约占牙周炎患者的 95%，可发生于任何年龄，但大多数患者为成年人，35 岁以后患病率明显增高，男女性别无差异。慢性牙周炎的起病和发展非常缓慢，一般由慢性牙龈炎发展而来，因此早期症状常被忽视，多在中、晚期症状明显时才就诊。有牙周袋和附着丧失患者，可在刷牙或进食时出现牙龈出血或口内异味，牙龈呈现鲜红或暗红色，有不同程度的水肿甚至增生（图 5-4-1）。患牙探诊有＞ 3mm 的牙周袋，并有探诊后出血，甚至溢脓。受龈下菌斑和牙石的刺激，牙周袋内壁常有上皮溃疡和结缔组织炎症，严重的炎症导致牙龈结缔组织中的胶原纤维降解、结合上皮向根方增殖及牙槽骨吸收，造成附着丧失。严重的附着丧失可使牙发生松动和病理性移位，多根牙发生根分叉病变。

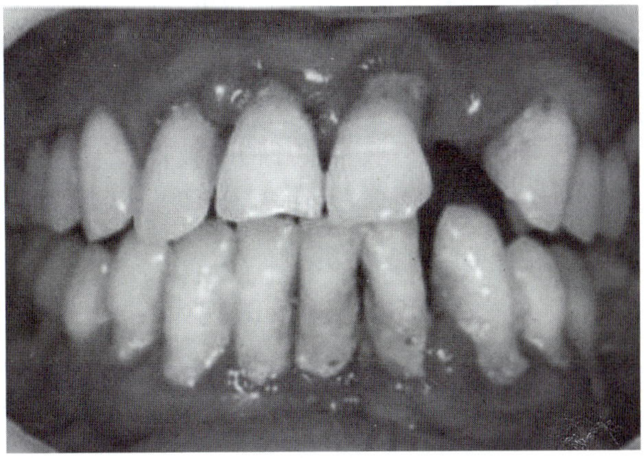

图 5-4-1　慢性牙周炎

2. 侵袭性牙周炎 分为局限型和广泛型两种。

（1）局限型侵袭性牙周炎：发病年龄可始于青春期前后，女性多于男性，好发于上、下颌切牙和第一恒磨牙，多为左右对称。但早期不一定波及所有切牙和第一恒磨牙。患者的菌斑及牙石量很少，牙龈炎症轻微，但却有深牙周袋和牙槽骨破坏。牙周袋内有菌斑和牙石，且有探诊后出血，晚期还可以发生牙周脓肿。牙周组织破坏程度与局部刺激物的量不成比例是本病的一个突出表现，因此早期即可出现牙松动和移位。

（2）广泛型侵袭性牙周炎：常发生于 30 岁以下，但也可见于年龄更大者。多数患者有大量的菌斑和牙石。病变弥散，全口大多数牙的牙周组织均被累及，有严重且快速的附着丧失和牙槽骨吸收破坏，牙龈炎症明显，呈鲜红色，易出血，可有溢脓，并可伴有龈缘区肉芽性增殖。少数患者有全身症状。

3. 反映全身疾病的牙周炎 如掌跖角化 - 牙周破坏综合征、糖尿病、艾滋病等。

三、影像学表现

1. 牙周膜的表现 正常牙周膜在 X 线片上表现为宽 0.18 ～ 0.25mm 的连续而均匀的线状黑色透射带。患牙周炎时，牙周膜间隙则稍有增宽或明显增宽，牙周膜宽度的增加对牙周病的诊断有重要意义。

2. 牙槽骨的表现 患牙周炎时，由于牙槽骨吸收破坏，牙槽嵴高度降低，牙槽嵴顶及硬骨板模糊、消失。硬骨板的表现在一定程度上可以反映出牙周炎的病情变化，在治疗前或活动期，硬骨板往往消失；经过牙周治疗后，硬骨板可重新形成，并呈现致密连续影。维护期应定期复查，通过观察硬骨板的变化可以间接判断病情的恢复状况及稳定性。X 线片主要显示牙齿近远中方向的骨质破坏情况，而颊舌侧牙槽骨因与牙齿影像重叠而显示不清晰。在标准根尖片上，当牙槽嵴顶到釉质牙骨质界的距离超过 2mm 时，可判断为牙槽骨吸收。测定牙槽嵴高度，一般是以被测牙邻面的釉质牙骨质界为参考标准，X 线片上以牙颈下 1mm 为标记。牙槽骨吸收的程度及类型如下。

（1）牙槽骨吸收的程度：通常分为以下三度。

1）Ⅰ度牙槽骨吸收：牙槽骨吸收在牙根的颈 1/3 以内。

2）Ⅱ度牙槽骨吸收：牙槽骨吸收超过根长的 1/3，但在根长的 2/3 以内。

3）Ⅲ度牙槽骨吸收：牙槽骨吸收大于根长的 2/3。

（2）牙槽骨吸收的类型：在 X 线片上，牙周炎引起的牙槽骨吸收常表现为水平型吸收、垂直型吸收和混合型吸收三种类型。

1）牙槽骨水平型吸收：表现为从牙槽嵴顶呈水平方向向根尖方向高度减低，骨吸收面呈水平状或杯状凹陷，多数牙或全口牙的牙槽骨吸收程度比较均匀一致。早期表现为牙槽顶骨硬板变模糊消失，继而前牙区牙槽嵴顶由尖变平，后牙区牙槽嵴顶由梯形变成凹陷形，边缘模糊粗糙呈虫蚀样。随着疾病的进展，牙槽骨逐渐向根尖方向吸收。前牙因牙槽嵴窄，多呈水平型吸收（图 5-4-2、图 5-4-3）。

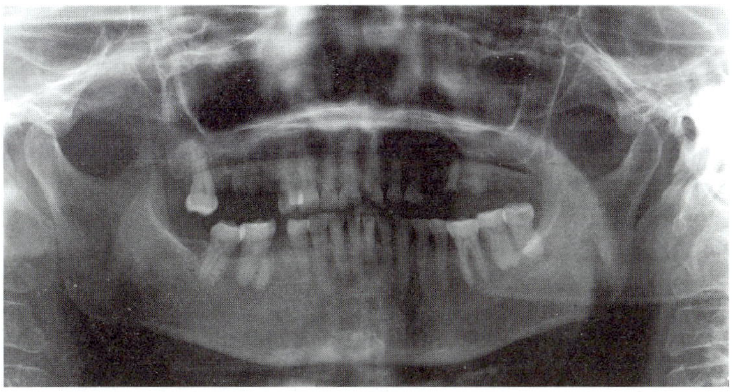

图 5-4-2　牙槽骨水平型吸收

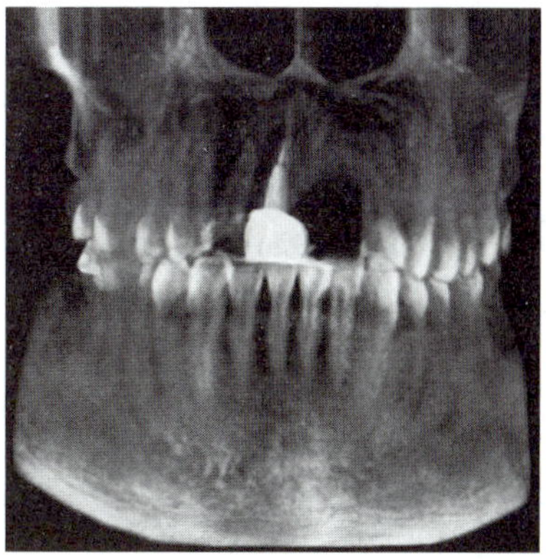

图 5-4-3　下前牙区牙槽骨水平型吸收

2）牙槽骨垂直型吸收：在局部牙槽骨或牙槽间隔的一侧，沿着牙体长轴方向向根端吸收，因 X 线片显示骨的吸收面与牙根间有一锐角形成，又称角形吸收。病变早期牙槽骨壁吸收，骨硬板消失，牙周膜间隙增宽。随着病变程度的进一步加重，牙槽骨垂直型吸收明显，呈楔形（图 5-4-4）。垂直型吸收多发生于牙槽间隔较宽的后牙。如果同一牙齿的近、远中均有垂直型吸收，牙槽骨可呈弧形吸收，多见于青少年牙周炎的第一磨牙（图 5-4-5）。

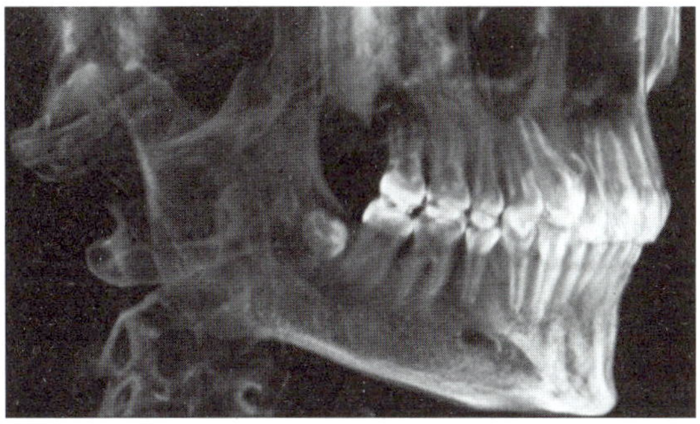

图 5-4-4　下颌第一磨牙近远中牙槽骨垂直型吸收

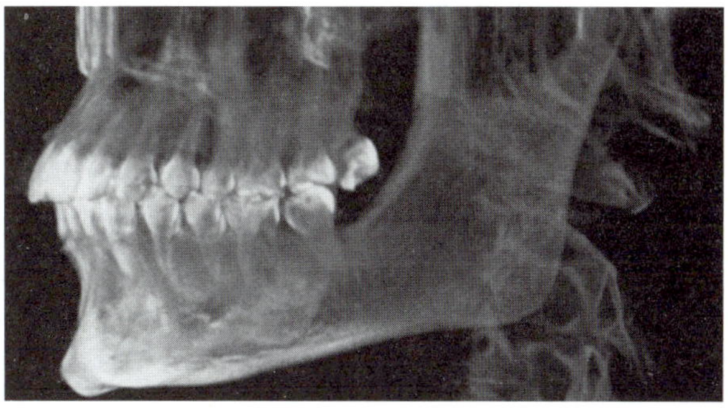

图 5-4-5　下颌第二磨牙牙槽骨垂直型吸收

3）牙槽骨混合型吸收：牙槽骨在水平型吸收的基础上，又同时伴有个别牙或多数牙牙槽骨的垂直型吸收，多见于牙周炎晚期患者（图 5-4-6）。

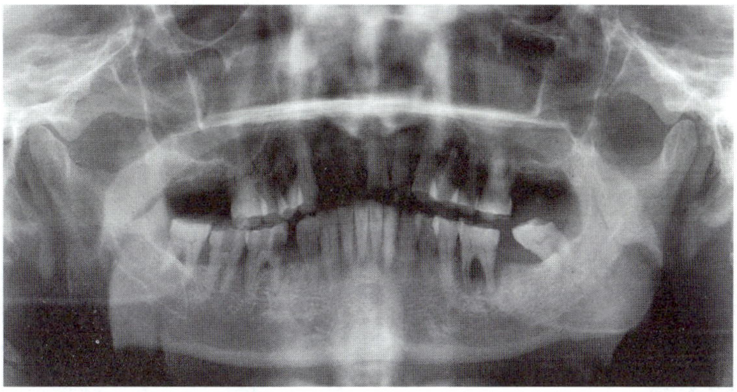

图 5-4-6　牙槽骨混合型吸收

第五节　牙根纵裂

牙根纵裂（vertical root facture）是指牙根发生纵形裂开。一旦出现，预后很差，往往需要复杂的治疗，甚至拔除（图 5-5-1）。

一、病因病理

牙根纵裂的发生与牙根的解剖结构、牙齿承受的咬合力量、患者的饮食习惯及一些医源性因素均有关系。全口牙中，第一磨牙发生牙根纵裂的概率最高，因为第一磨牙的咬合力最大。如患者喜欢硬性食物或咀嚼中骤然遇到硬物的撞击力都可能造成牙根纵裂。另外，根管治疗过程中过度的根管预备、根充压力过大，或者根管桩过粗等都会降低牙根的抗折能力，最终导致牙根纵裂。

二、临床表现

患者多为中老年人，病史询问常会发现有咬硬物史或咬硬物的习惯。牙位以前磨牙和磨牙多见。患牙可能有高耸的牙尖，也可能做过根管治疗，还可能有根管桩和冠修复体。患者一般能指出患牙，可有牙髓病、根尖周病的表现，如冷热刺激痛、自发痛、咀嚼痛等；也可以有牙周病的表现，如咬合无力、松动，常有牙周肿胀等表现。纵裂牙根断片分离后，可伴随出现广泛牙周组织破坏，形成牙周脓肿。

三、影像学表现

X 线检查对于牙根纵裂的诊断有重要作用，典型特点是根管壁边缘整齐，早期牙根纵裂于根尖处变宽，根裂方向与根管长轴一致，牙根纵裂发生时间较长者，裂片会发生移动（图 5-5-2）。常规根尖片检查可能会由于拍摄时重叠影像会遮挡断裂的牙根而不能诊断，有时会将牙周膜间隙的重叠影像误认为牙根折裂，要注意鉴别。CBCT 在牙根折裂的检查中有较高的检出率，但有金属或牙胶尖等物体的伪影会影响诊断的准确性。

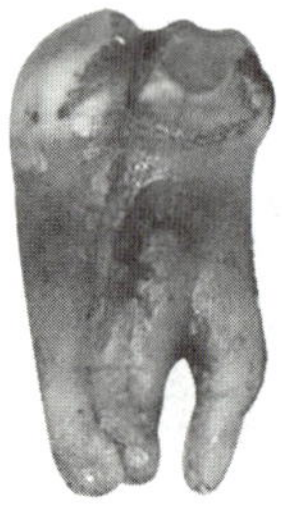

图 5-5-1　牙根纵裂

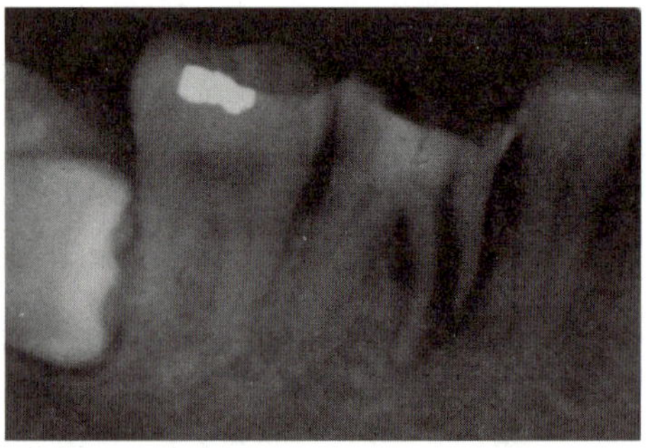

图 5-5-2　牙根纵裂根尖片

第六节 牙发育异常

全身或局部因素可引起牙在生长发育过程中发生障碍，造成牙发育异常。牙的形态、结构、位置及数目等的异常都属于牙发育异常。

一、牙形态异常

（一）畸形中央尖

1. 病因病理 牙发育期，牙乳头组织向成釉器发生异常突起，进而形成牙釉质和牙本质。

2. 临床表现 畸形中央尖（abnormal central cusp）为牙面中央窝处一额外的牙尖，形态一般为圆锥形，也有圆柱形或半球形等（图 5-6-1）。多见于下颌前磨牙，尤其以第二前磨牙最为多见，偶见于上颌前磨牙及磨牙，常对称性发生。畸形中央尖长短不一，高度 1～3mm。半数的中央尖有髓角伸入。由于中央尖细而小，一旦磨损或折断，可导致牙髓和根尖感染，感染发生得越早，根尖就越不容易形成。

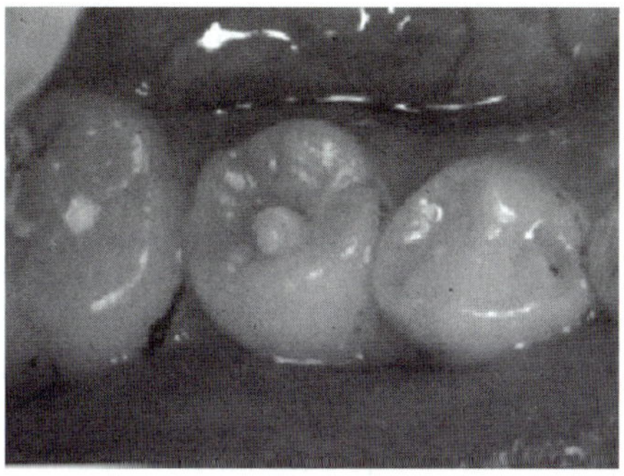

图 5-6-1 右下第二前磨牙畸形中央尖

3. 影像学表现 畸形中央尖的 X 线表现与牙萌出时间和有无感染有关。新萌出的牙，牙尖无磨损，X 线片上可显示𬌗面中央窝处有一突出的小牙尖。如中央尖未穿破，牙髓未感染，则根尖可正常发育形成。但大多数患者的中央尖都在使用过程中发生磨耗和破损，导致牙髓和根尖感染，造成根尖发育障碍。此时根尖片和 CBCT 片均显示根尖孔扩大呈喇叭口状，常伴根尖周骨质吸收，甚至形成根尖周囊肿。

（二）牙内陷

1. 病因病理 牙内陷（dens invaginatus）为牙发育时期，成釉器发生过度卷叠或局部过度增殖，深入牙乳头所致。根据牙内陷的深浅程度及其形态变异，临床上可分为畸形舌侧窝、畸形根面沟、畸形舌侧尖和牙中牙。

2. 临床表现 牙内陷多见于上颌侧切牙，偶发于上颌中切牙或尖牙。表现为牙舌面出现一个囊状深陷的窝洞（图 5-6-2）。

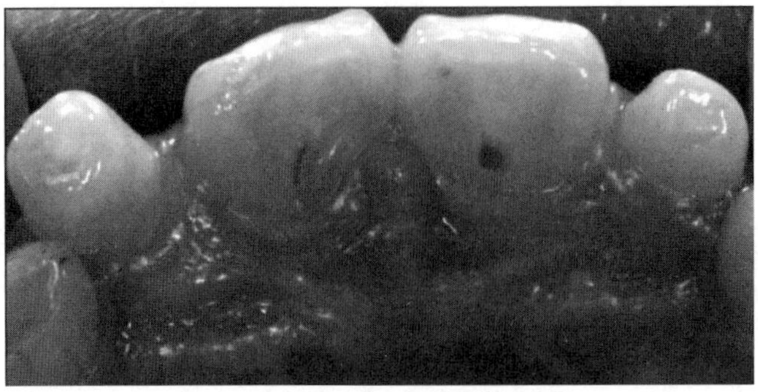

图 5-6-2 畸形舌侧窝

3. 影像学表现 牙内陷表现为牙体形态异常，牙呈圆锥状，体积可大可小，牙根正常或变粗大。畸形舌侧尖舌隆突特别突出隆起，根尖片及 CBCT 显示为与牙冠重叠的密度增高的小牙尖。畸形舌侧窝 X 线表现为舌侧窝出现一透射的纵形裂沟，畸形根面沟可与畸形舌侧窝同时出现，向舌侧越过舌隆突（图 5-6-3），并向根方延伸，严重者可达根尖部，甚至有时将根一分为二，形成一个额外根。有时在 X 线片上显示线样透射影，易被误认为是副根管或双根管。若舌侧窝向髓室陷入过深，由于牙釉质密度较高，在牙中央形成一类似小牙的结构与患牙影像重叠，则称为牙中牙。牙内陷常可伴有根尖周病变，X 线表现为低密度病变区。

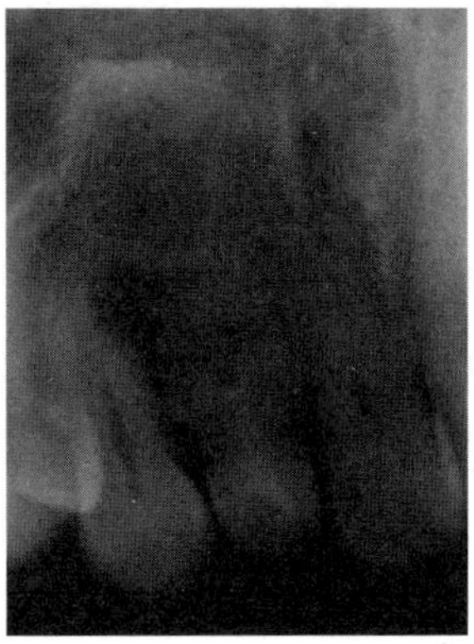

图 5-6-3 畸形根面沟

（三）融合牙、结合牙

1. 病因病理 融合牙（fused tooth）是由两个正常牙胚相互融合而成。融合牙的形成一般认为是压力所致。如果这种压力发生在两个牙钙化之前，则牙冠部融合；如果这种压力发生在牙冠发育完成之后，则仅有牙根融合，而牙冠分开。无论在什么部位发生融合，其牙本质都是通连的（图 5-6-4）。

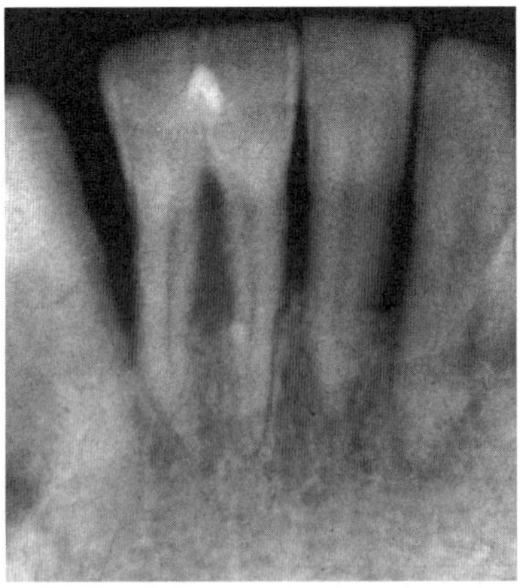

图 5-6-4 融合牙

结合牙（concrescence of teeth）为两颗牙的牙根发育完全以后发生粘连的牙，借助增生的牙骨质结合在一起。引起结合的原因可能是创伤或牙拥挤，以致牙间骨吸收，使两颗邻牙靠拢，增生的牙骨质将两颗牙粘连在一起。

2. 临床表现　融合牙可发生于乳牙也可发生于恒牙，最常见于下颌乳切牙，也可发生在额外牙。牙冠发生融合时，临床检查容易发现，而根部的融合则需 X 线检查才能确定。

3. 影像学表现　根据牙融合的程度可分为完全性融合和不完全性融合。①完全性融合：在两颗牙钙化完成之前形成，牙冠和牙根融合形成一个巨大的畸形牙。②不完全性融合：则是牙冠或牙根发生融合，仅牙冠融合可表现为两个根管，牙根融合则表现为合二为一的粗大根管。X 线检查可以确定融合的方式、根管情况，以及根尖是否伴有炎症等。结合牙由于形成时间较晚，而且牙本质是各自分开的，所以结合牙容易与融合牙相区别。

（四）牙根异常

牙根异常是指牙在发育期间受到某种因素影响，造成牙根数目异常或形态异常。

1. 临床表现　牙根异常包括牙根弯曲、走行异常、根管数目异常、牙根数目异常等。最常发生于第三磨牙。仅通过临床检查难以发现，必须通过 X 线检查才能确定。

2. 影像学表现　牙根异常以第三磨牙最为常见，有时为一个融合根，有时为二个根或三个根，甚至为四个根，根的长度及弯曲度可不相同。根尖片上颊舌向牙根由于投照的原因，可相互重叠。CBCT 可以用于了解牙根的形态和数目，对于根管治疗和拔牙术都有重要意义，有利于治疗方案的确定（图 5-6-5、图 5-6-6）。

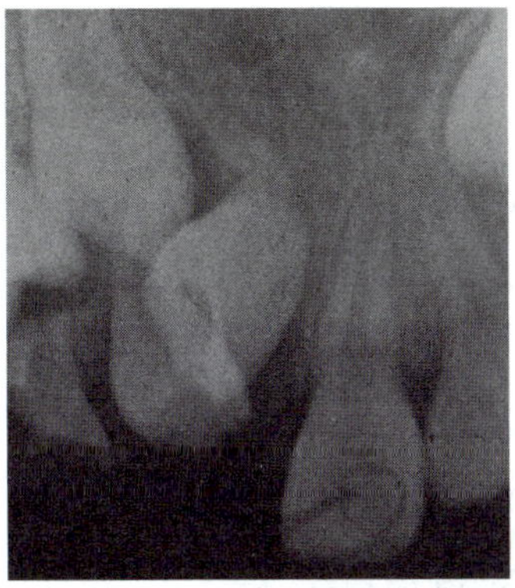

图 5-6-5　弯曲牙

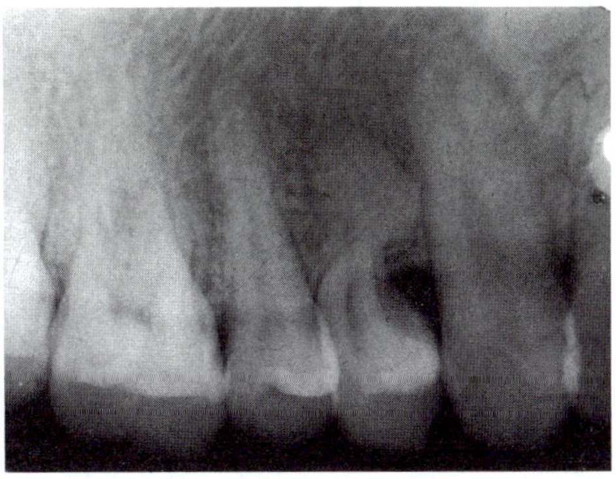

图 5-6-6　牙根异常

二、牙结构异常

（一）牙釉质发育不全

牙釉质发育不全（enamel hypoplasia）是牙发育期间，全身疾患、营养障碍或严重的乳牙根尖周感染引起牙釉质发育障碍，从而造成牙釉质基质不能形成或已形成基质不能及时矿化，致使永久性牙釉质缺损。

1. 病因病理　牙釉质发育不全可由全身因素或局部因素导致。全身因素包括婴幼儿的高热疾病、严重营养障碍等，局部因素包括乳牙外伤、根尖周感染等。镜下观察，牙釉质部分有凹陷，在凹陷底部，有加重的牙釉质发育间隙线。牙釉质易被染料浸透，故牙釉质中常有色素沉积。

2. 临床表现 牙釉质发育不全可出现在个别牙、部分牙，甚至全口牙。分为轻度和重度两种。轻度者牙釉质仅有色泽和透明度改变，呈白垩色或黄褐色，形态基本完整；重度者牙冠表面牙釉质有实质性缺损，缺损表面不光滑，呈带状或窝状。缺损严重者甚至表面无牙釉质覆盖，容易发生过度磨耗或龋坏，且龋病进展较快，导致牙齿过早缺失。

3. 影像学表现 X线片上显示患牙牙釉质比正常牙薄，牙冠部密度减低，牙冠磨耗变短小，与邻牙接触点消失；严重者可显示牙釉质大部分缺损，密度不均匀，失去正常的牙冠形态，而牙根、牙周膜间隙、骨硬板、髓室等无异常改变。

（二）遗传性牙本质发育不全

遗传性牙本质发育不全（hereditary opalescent dentin）又称牙本质发育不全、遗传性乳光牙本质。本病乳牙、恒牙均可累及。

1. 病因病理 本病为常染色体显性遗传病，可在一个家族中连续出现，也可隔代遗传。镜下观察大部分牙釉质结构基本正常，釉质牙本质界失去小弧形的排列呈直线连接。牙本质小管数目减少，管径较大，排列不规则。由于不断地、较快地形成牙本质，成牙本质细胞退变消失。异常牙本质的过度形成导致髓室也逐渐变小、消失。

2. 临床表现 本病男女发病率无明显差别。其外观色泽变化有差异，但均表现为一种特殊半透明或乳光的色彩。牙釉质容易从牙本质表面分离脱落，导致牙本质暴露，进而发生严重的磨损，牙冠变短。

3. 影像学表现 乳牙及恒牙均可见牙根短而细，牙本质在髓腔侧的异常形成，致使髓室和根管部分或全部闭塞。牙冠严重磨损，变短小，邻牙间隙增大（图 5-6-7）。

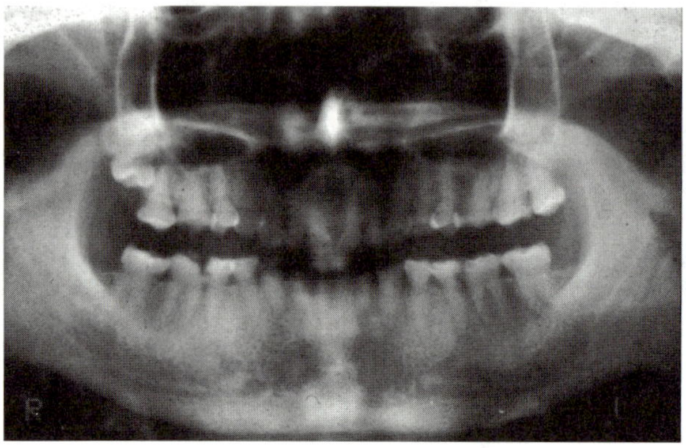

图 5-6-7 遗传性牙本质发育不全

三、牙数目异常

（一）额外牙

1. 病因病理 额外牙（superumerary toot）又称多生牙，可能是形成过多的牙蕾发育而成，也可能是牙胚分裂而成。

2. 临床表现 额外牙可发生于颌骨任何部位，上颌前牙区多见，尤其是位于上颌两中切牙之间最为常见，还可在下颌前磨牙或上颌侧切牙区出现。数目不等，可为单个，也可为多个。萌出的额外牙多数无正常的牙体解剖形态，常呈圆锥形，可造成牙列拥挤、错位。若额外牙埋伏阻生于颌骨内，常会影响邻牙的位置，甚至阻碍其正常萌出。额外牙一般发生于恒牙，乳牙少见。

3. 影像学表现　已萌出的额外牙，通过临床检查即可发现，未萌出的额外牙，需用 X 线检查才能发现（图 5-6-8）。额外牙常位于上颌中切牙之间，牙冠呈圆锥形，牙根短小，有些埋伏的额外牙可以形成囊肿。由于额外牙常发生变异，可通过曲面体层摄影检查确定额外牙的形态，以及是否还有其他的埋伏的额外牙，可以确定额外牙的数目、位置、形态，以及与邻牙的关系。CBCT 检查可以更清楚了解额外牙的数目、位置、形状、方向等信息，有利于确定手术进路、切口大小，以及与邻牙的阻力等（图 5-6-9）。

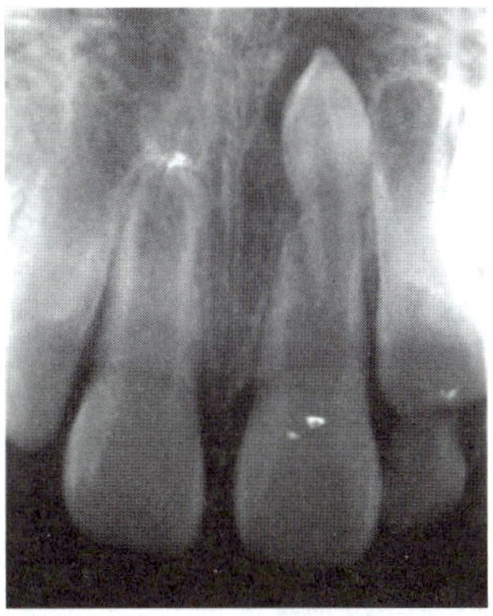

图 5-6-8　上前牙区倒置额外牙

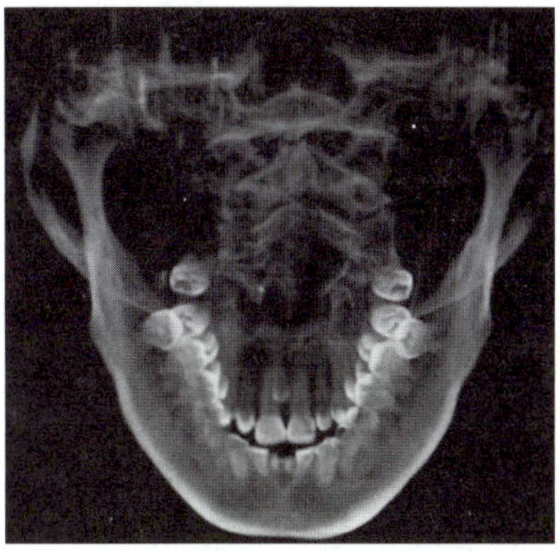

图 5-6-9　上颌中切牙之间额外牙

（二）先天缺牙

先天缺牙（congenital absence of teeth）是指先天性牙齿数目缺少，缺牙数目可多可少，甚至全口无牙。

1. 病因病理　个别牙先天缺失常为对称性，其原因尚不清楚，一般认为有家族遗传倾向。第三磨牙缺失的原因可能是人类进化过程所致。先天性多数牙缺失（图 5-6-10）或无牙畸形病因较复杂，多数患者有明显的家族史。先天性无牙畸形（图 5-6-11）常伴外胚叶来源的组织发育不全。

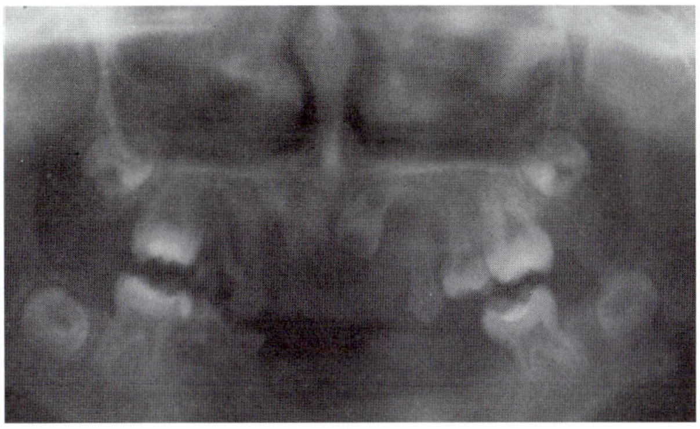

图 5-6-10　先天性多数牙缺失

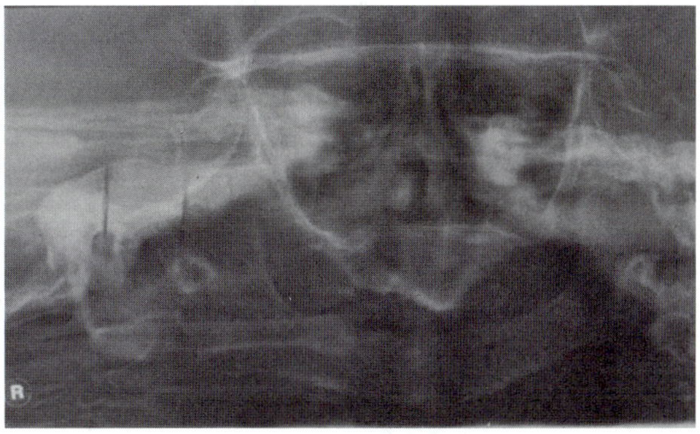

图 5-6-11　先天性无牙畸形

2. 临床表现 先天缺牙多见于恒牙列。个别牙缺失一般为双侧对称缺失，最多见者为缺少上、下颌第三磨牙，其次为缺上、下颌侧切牙或尖牙，以及上、下颌第二前磨牙。

3. 影像学表现 由于牙齿数目减少，排列稀疏，与邻牙间隙增宽（图 5-6-12）由于缺牙呈对称性，最好采用曲面体层摄影。有时可见有乳牙滞留（图 5-6-13），牙根可以完整或有不同程度吸收。先天性无牙畸形者乳牙、恒牙均可部分缺失或全部缺失。由于无咬合功能，牙槽嵴低平，但下颌骨长度仍正常（图 5-6-14）。

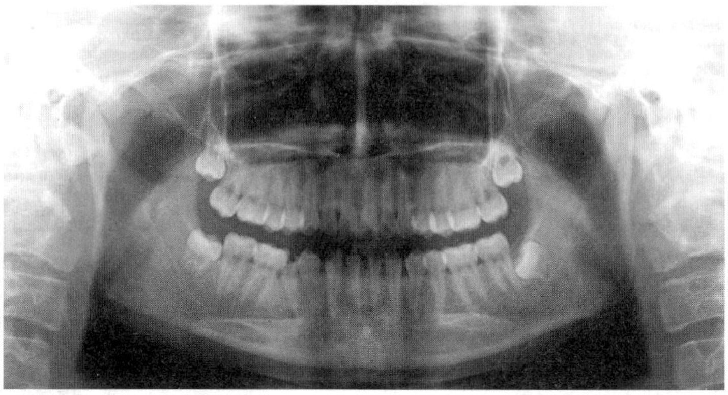

图 5-6-12 下颌侧切牙先天缺牙

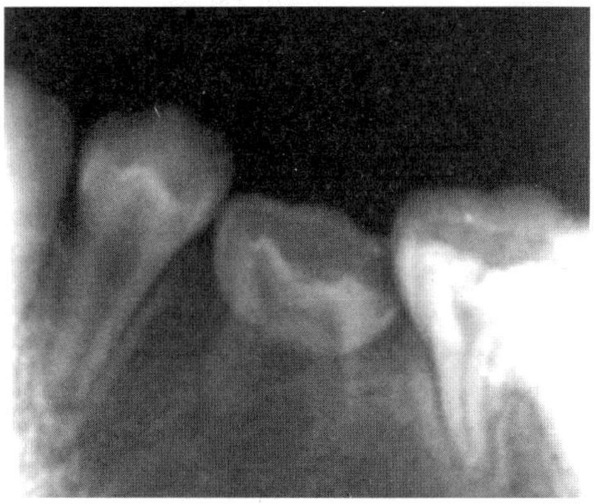

图 5-6-13 先天缺牙导致乳牙滞留

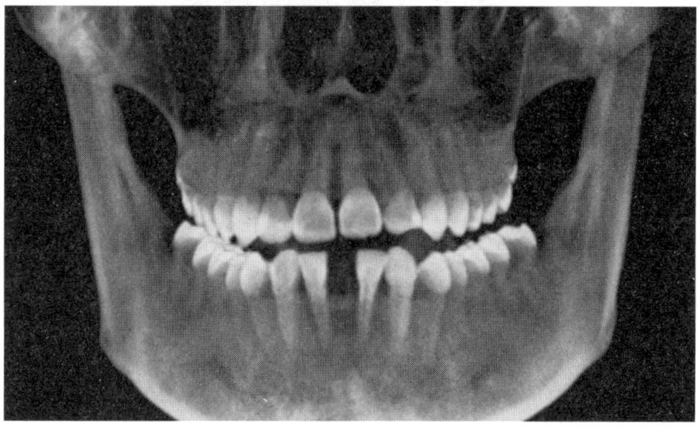

图 5-6-14 先天缺牙

四、牙萌出异常——阻生牙

阻生牙（impacted teeth）是指由于邻牙、骨或软组织的阻碍而只能部分萌出或完全不能萌出，且以后也不能萌出的牙。

1. 病因病理 引起牙阻生的主要原因是随着人类的进化，颌骨退化速度比牙量退化速度快，从而导致骨量相对小于牙量，因此牙弓的长度小于牙近远中径的总长度，颌骨缺乏足够的空间容纳全部恒牙。

2. 临床表现 常见的阻生牙为上、下颌第三磨牙（图 5-6-15），其次是上颌尖牙（图 5-6-16）和下颌第二前磨牙（图 5-6-17，图 5-6-18）。由于第三磨牙是整个牙弓中最后萌出的牙，最容易因萌出空间不足而导致阻生，尤其是下颌第三磨牙常引起冠周炎，甚至造成间隙感染。上颌尖牙是在侧切牙和第一前磨牙之后萌出，下颌第二前磨牙是在尖牙和第一磨牙之后萌出，如果萌出空间不足，也会导致阻生（图 5-6-18）。有时额外牙也可能以阻生的方式出现，但一般不会出现临床症状。

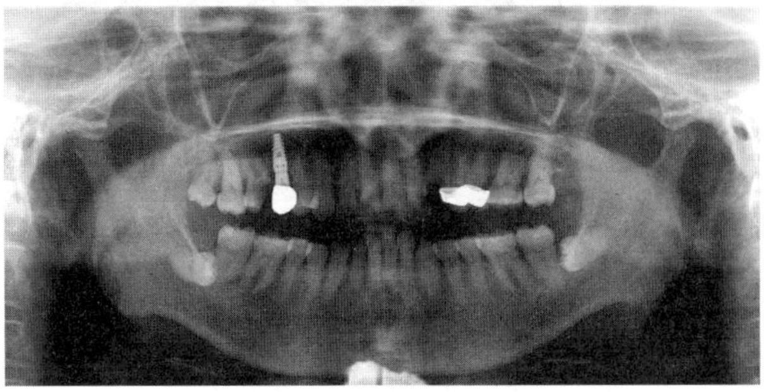

图 5-6-15　38、48 骨内水平阻生

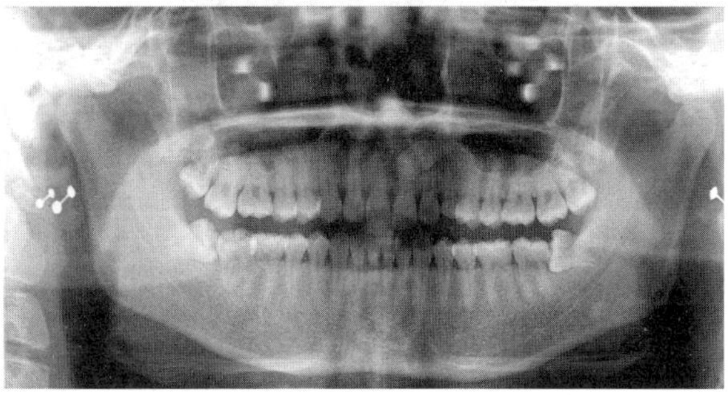

图 5-6-16　左上颌尖牙埋伏阻生，乳尖牙滞留

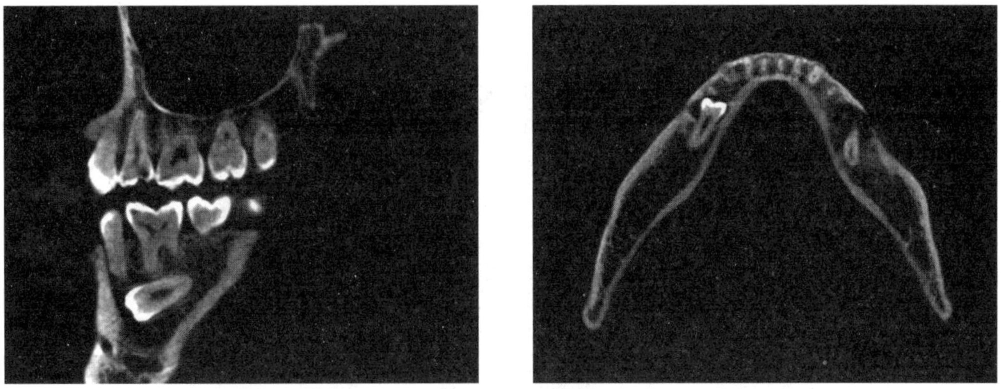

（a）　（b）

图 5-6-17　下颌第二前磨牙阻生

（a）矢状位；（b）水平位。

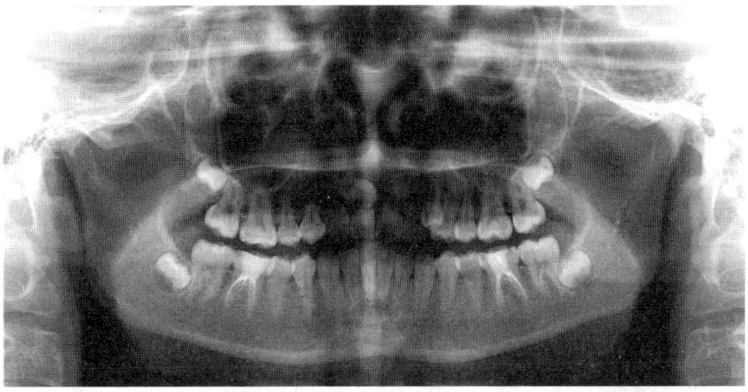

图 5-6-18　13 埋伏阻生

3. 影像学表现　X 线检查对阻生牙的诊断和治疗非常重要。其检查目的是了解以下内容。

（1）阻生牙的位置和方向：具体如下。①位置：部分或完全阻生；低位或高位阻生；软组织内阻生或骨内阻生。②方向：如近中、水平、垂直、侧向或颊舌向阻生（图 5-6-19，图 5-6-20）。

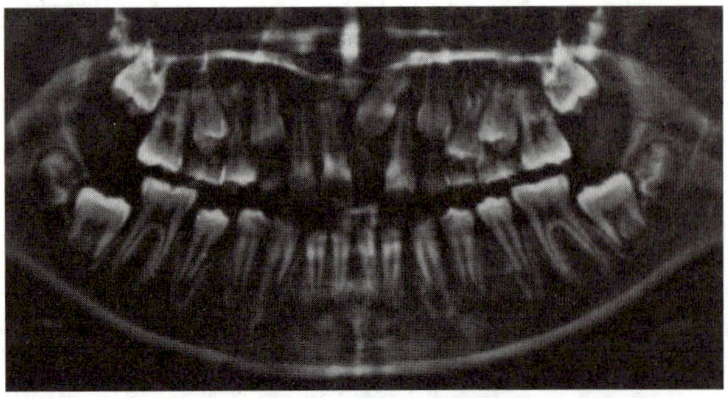

图 5-6-19　上颌中切牙埋伏阻生

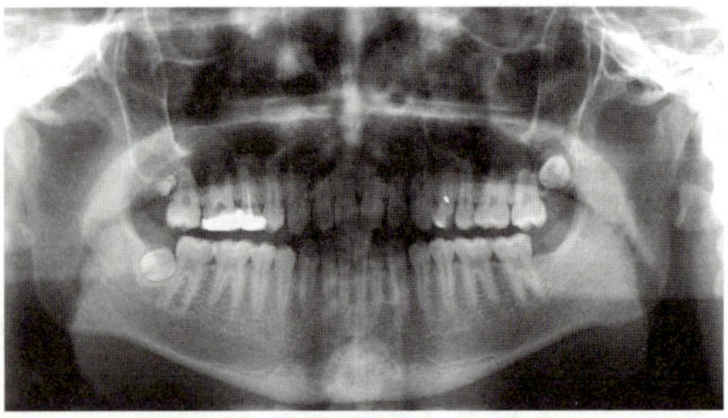

图 5-6-20　28、48 颊向阻生

（2）阻生牙本身状况：有无龋坏、龋坏程度及根尖有无炎症；牙根有无弯曲，根尖是否增生肥大，牙根与颌骨有无粘连，牙根分叉的大小，牙根的长短、粗细。

（3）阻生牙与邻近软、硬组织的关系：阻生牙与邻牙的位置关系，邻牙是否有龋坏或根尖周感染，牙槽骨的吸收程度，牙根尖是否吸收；阻生牙牙根与下牙槽神经管的距离；磨牙后间隙的大小等（图 5-6-21）。

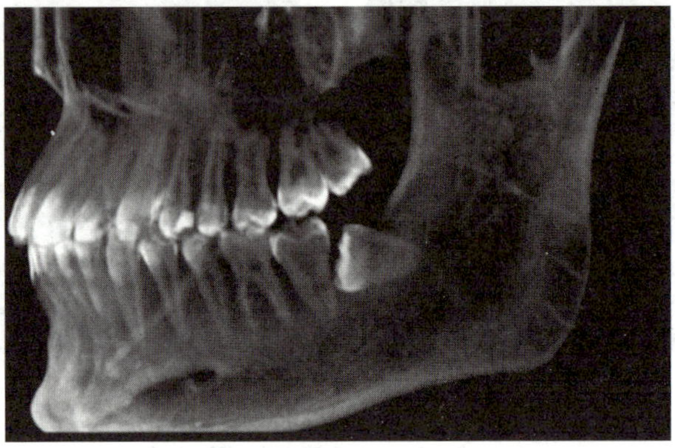

图 5-6-21　38 阻生

阻生牙最常用的影像学检查方法是拍摄全口牙位曲面体层片，通过曲面体层片可显示下颌阻生牙与下牙槽神经的关系、上颌阻生牙与上颌窦的关系等，避免了因仅拍摄局部 X 线片而发生漏诊的可能（图 5-6-22）。

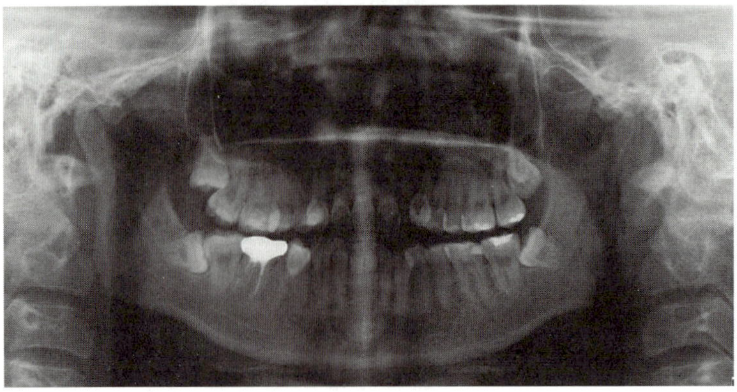

图 5-6-22　全口牙位曲面体层片

根尖片可了解阻生牙局部更多的细节；咬合片可了解阻生牙颊舌向位置和结构的变化。拍摄 X 线片应注意投照角度差异造成的影像重叠和失真。

CBCT 可避免 X 线平片因影像重叠和投照角度偏差而造成的假象；可直观并量化下颌管在不同层面和方位上与下颌第三磨牙的距离关系，可以精确地了解埋伏牙的形态、位置、与邻牙的关系，以及邻牙有无移位或根吸收等，因此，CBCT 用于阻生牙检查优势明显（图 5-6-23）。第三磨牙的阻生常常会伴发囊肿样的改变，也需要拍摄 CBCT 确定囊肿的大小、边界、密度、性质，以及与邻近结构的关系。前牙区的阻生牙还可采用 CBCT 了解阻生牙位于唇侧或腭侧，以利于治疗方案的确定。

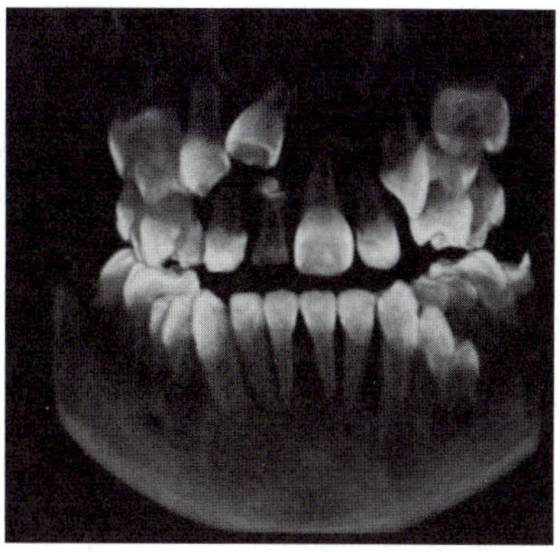

图 5-6-23　上颌中切牙阻生

▶知识拓展

牙周炎与全身疾病和健康的关系

牙周感染可能是心脑血管疾病（如动脉硬化、脑卒中、心肌梗死等）、糖尿病、妊娠并发症、呼吸道感染、类风湿关节炎等疾病的危险因素。虽然现有的研究结果并不能充分证明牙周炎与这些疾病是因果关系，只是一种危险因素，或是两种疾病具有的共同的危险因素。另外，某些遗传性疾病、性激素水平改变、吸烟、糖尿病、精神压力等因素也是牙周病的全身促进因素。因此，牙周炎与许多全身疾病和身体健康有着密切的关系。

考试知识点总结　　**本章小结**

协和云课堂……　拓展练习及参考答案

（邵元春）

教学课件

第六章　颌面骨炎症

微课：颌面骨炎症

学习目标

素质目标

（1）崇德向善、诚实守信、爱岗敬业，具有精益求精的工匠精神。

（2）具有敬佑生命、救死扶伤、甘于奉献、大爱无疆的医者精神。

知识目标

（1）掌握：颌骨放射性和化学性骨坏死、牙源性化脓性颌骨骨髓炎的影像学表现与诊断。

（2）熟悉：牙源性边缘性颌骨骨髓炎、婴幼儿颌骨骨髓炎、慢性非化脓性硬化性颌骨骨髓炎的影像学表现。

（3）了解：致密性骨炎、特异性颌面骨骨髓炎的影像学表现。

能力目标

（1）能根据各类颌骨炎症疾病影像、临床表现等初步诊断各类颌骨炎症疾病。

（2）能探究学习、终身学习、分析问题和解决问题。

案例导入

【案例】

患者，女性，30 岁。下颌疼痛 3 个月，面部肿胀 2 个月继而出现高热，抗感染治疗效果不明显，1 个月前面部出现瘘管，全身症状缓解，偶有血性分泌物从瘘管分泌出，既往有牙痛史，临床检查见左侧面部肿胀，开口型偏左，开口度正常，下颌骨略膨隆。36 可见残根，叩痛明显。

【问题】

患者需要做哪些影像学检查？此患者的正确诊断是什么？

·核心知识拆解·

颌面骨炎症是指由微生物、物理或化学因素所引起的颌面骨炎症过程的总称，临床上常称为颌骨骨髓炎。在临床上虽沿用颌骨骨髓炎这一病名，但炎症并非仅局限于骨髓组织，可累及包括骨髓、骨密质及骨膜等全部骨组织。颌面骨炎症通常开始于骨髓腔的感染，进而累及骨单位并扩展至病变区骨膜和骨密质。颌面骨炎症的发生、发展与细菌毒力、机体抵抗力和局部血液循环等因素有关。近年来由于国民身体素质的提高，以及健康中国的建设等，使颌面骨炎症的发病率、预后等都得到有效的改善。随着人口老龄化的进展及非感染性疾病的增多，目前慢性非化脓性硬化性颌骨骨髓炎、颌骨放射性骨坏死与化学性骨坏死的发病率占颌面骨炎的比例逐渐增高，但是牙源性化脓性颌骨骨髓炎还是相对较多。

颌面骨炎症根据临床发病缓急程度，可分为急性、亚急性、慢性。根据病因不同，主要分为化脓性、非化脓性。此外，理化因素所致的颌骨损害因临床及影像学表现与骨髓炎类似，故均在本章进行介绍。

上颌骨和下颌骨均可发生各类骨髓炎，但由于上颌骨比下颌骨血运较丰富、骨质较疏松等因素，使上颌骨炎症易扩散至周围组织，而下颌骨炎症则相对不易扩散，故下颌骨骨髓炎多见且病情往往明显重于上颌骨骨髓炎。

颌面骨炎症的影像学诊断方法包括 X 线平片、CT、MRI 和放射性核素骨扫描，可明确病变范围、程度，以及死骨的大小和部位。CT 因敏感度和分辨力均较高，因而可以比常规 X 线片更早地发现骨质改变，并可较好地显示骨膜成骨及死骨影像。放射性核素骨扫描以骨发生的病理生理改变为基础，炎症、肿瘤等骨病变破坏骨质的同时刺激新骨形成或反应性骨生长，故放射性核素骨扫描在症状出现 3 天后即可有阳性改变，对颌面骨炎症的早期诊断有重要价值。对于慢性颌面骨炎症患者，放射性核素骨扫描可以监测炎症过程是否停止。常用的放射性核素是 ^{99m}Tc。

第一节 牙源性化脓性颌骨骨髓炎

牙源性化脓性颌骨骨髓炎（odontogenic suppurative osteomyelitis of jaws）按照其感染途径和病理特点不同，可分为牙源性中央性颌骨骨髓炎和牙源性边缘性颌骨骨髓炎两种类型。

一、牙源性中央性颌骨骨髓炎

牙源性中央性颌骨骨髓炎（odontogenic central osteomyelitis of jaws）是病原牙感染扩散至颌骨内部所致的慢性炎症性疾病。初期多由根尖周围组织感染引发，若未及时得到有效治疗，炎症可波及骨髓、骨密质及骨膜。根据炎症范围可分为局限性骨髓炎和弥散性骨髓炎。局限性骨髓炎表现为病变局限于特定区域，而弥散性骨髓炎则呈现广泛扩散的特点，临床上较为少见，主要累及下颌骨。严重者可能因死骨形成导致病理性骨折。上颌骨感染则症状较轻，病灶较局限，常伴随上颌窦炎。

（一）病因病理

病原菌通常通过感染的牙髓腔或牙周组织传播至根尖，引发初期感染。在多数情况下，根尖周或牙周感染由于形成脓腔膜（pyogenic membrane）或脓肿壁，能够将感染局限。然而，当病原菌毒力较强或宿主免疫功能低下时，病原微生物可突破防御屏障，导致炎症向颌骨深部扩散。炎症可引起骨髓腔充血、毛细血管扩张、血管通透性增加，以及大量中性粒细胞浸润。随着病变进展，骨质局部发生破坏，形成骨内脓肿，导致骨内压力升高，继而压迫血管，阻碍静脉回流，引发局部缺血坏死。脓液可沿骨单位和沃尔曼管道扩散至骨膜下，进而剥离骨膜，切断其对骨质的血供。当脓液穿破骨密质向外扩散至软组织时，形成局限性骨髓炎；若脓液沿骨髓腔广泛扩散，则发展为弥散性骨髓炎。慢性期常伴有骨质坏死（死骨形成），小块死骨可经瘘管排出，大块死骨则常被纤维组织包绕，难以自然吸收。此期新生骨形成活跃，纤维结缔组织逐渐分化为成骨细胞，促进骨修复和再生。

（二）临床表现

牙源性中央性颌骨骨髓炎多见于青壮年，男性发病率高于女性。病变以下颌骨为主，尤其是下颌体和下颌角区域。急性期主要症状包括剧烈的面颊深部疼痛、持续性高热、寒战及下唇麻木，常伴有明显的局部肿胀和压痛。多数患者有明确的病原牙史，常见于严重龋病或根尖周病变未及时治疗者。病程发展迅速，可导致下颌骨局部变硬，甚至形成波动性脓肿。慢性期表现相对隐匿，疼痛减轻但持续存在，可见瘘管形成、脓性分泌物流出及死骨排出。部分患者出现面部畸形或张口受限，严重者可因大块死骨脱落引起病理性骨折。上颌骨受累时症状较轻，常伴随上颌窦不适或上颌窦炎的症状。

若急性期炎症未能得到有效遏制，病情可能进展至慢性期。在此阶段，急性期的明显症状逐渐减轻直至消失，全身症状趋于不明显。主要临床表现为长期存在的瘘管，伴随间歇性或持续性脓液排出。瘘管通常与死骨或受感染的骨髓腔相连通，成为持续感染的通道。若死骨范围较大，可能削弱骨结构的完整性，最终导致病理性骨折的发生。

（三）影像学表现

常用检查包括常规 X 线检查、CT 检查、放射性核素骨扫描及 MRI 检查（图 6-1-1）。

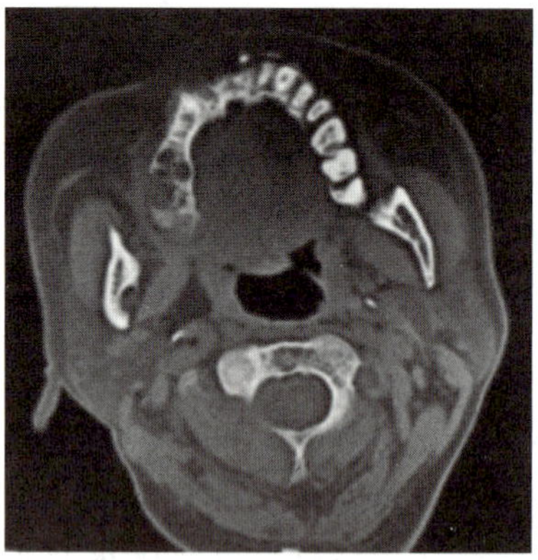

图 6-1-1　中央性颌骨骨髓炎

1. 常规 X 线检查　检查方法包括下颌骨侧斜位片、曲面体层片、下颌横断片及华特位片。这些影像学手段能够直观展示骨骼结构及病变范围，有助于医生进行初步诊断。然而，在急性骨髓炎的早期阶段，影像学改变可能不明显，此时医生需结合详尽的病史和体格检查进行综合评估。当骨骼脱钙超过 30% 时，X 线片才可能显现异常改变，通常在发病后 7 ～ 10 天可见到骨质变化，此阶段为诊断提供了关键线索。

在X线片中，急性牙源性中央性颌骨骨髓炎早期可能仅表现为骨小梁结构模糊、骨密度轻度减低。随着炎症进展，髓腔间隙扩大，病原牙周围可见单发或多发密度降低区，边界模糊不清。病变严重时，牙根尖周骨质破坏更为显著，密度明显降低。随着病情加重，低密度区范围扩大，提示坏死灶及骨质破坏。

急性期过后，病变逐渐局限，X线片可见骨质破坏区与硬化区共存。死骨的形成是骨髓炎的特征性影像学表现，表现为不规则致密团块，边界清晰，密度较高。这主要是因为死骨中钙盐沉积及周围骨质脱矿形成对比增强。小块死骨可因脓液溶解逐渐缩小、密度降低。脓液积聚可致骨膜抬起，刺激成骨细胞，形成骨膜性新生骨，X线片上呈现高密度线状影像，即骨膜反应。若脓液穿破骨膜及皮肤形成瘘管，X线片可见带状低密度影。广泛骨质破坏及大块死骨形成可引发病理性骨折。

2. CT检查 CT能提供高分辨率骨质影像，清晰显示骨质破坏范围、死骨及骨膜反应，尤其适用于早期难以确诊的病例。CT三维重建有助于评估复杂骨结构变化及病变范围。

3. 放射性核素骨扫描 放射性核素骨扫描对早期诊断具有重要价值，病变区在症状出现3天后即可呈现放射性核素浓聚，适合检测隐匿性病灶及全身范围的骨感染。

4. MRI检查 MRI在检测软组织及骨髓病变方面具有优势，T_2加权成像（T_2WI）可显示急性期病变区骨髓水肿，呈高信号。MRI可清晰显示骨髓炎的范围、骨膜下脓肿及软组织受累情况。

（四）鉴别诊断

颌骨骨髓炎需与骨纤维异常增殖症、朗格汉斯细胞组织细胞增生症、骨肉瘤等疾病进行鉴别。这些疾病可表现为类似的骨质破坏，但具有不同的影像学特征及临床表现。骨纤维异常增殖症通常呈膨胀性骨质改变，边界清晰；朗格汉斯细胞组织细胞增生症表现为骨质溶解性病变，常伴软组织肿块；骨肉瘤则以快速进展的骨质破坏和新生骨形成为特征，伴有显著的软组织肿块和疼痛（表6-1-1）。

表6-1-1 颌骨骨髓炎的鉴别诊断

疾病名称	颌骨膨隆特点	影像学表现（骨密质）	骨质破坏特征	骨膜成骨特点	有无病原牙	死骨形成情况
骨纤维异常增殖症	新骨形成发生于颌骨内，颌骨膨隆，骨密质变薄	骨密质外无新生骨，新骨在颌骨内	—	—	—	—
朗格汉斯细胞组织细胞增生症	—	—	囊样骨质破坏区，边界不清	有线状骨膜反应，很少发生骨质硬化反应	无	无
骨肉瘤	—	骨破坏边缘模糊，骨密质广泛破坏	在骨破坏区内可见密度高的瘤骨	常见放射状瘤骨	无	无
牙源性中央性颌骨骨髓炎	骨密质外骨膜成骨致颌骨膨隆	骨密质连续或有部分中断，骨密质外有新生骨	早期骨破坏以病原牙为中心，晚期骨破坏边界清楚，周围骨质硬化	多为线状或层状骨膜反应	常有病原牙	可有死骨形成

二、牙源性边缘性颌骨骨髓炎

尽管同样为牙源性感染，但牙源性边缘性颌骨骨髓炎（odontogenic peripheral osteomyelitis of jaws）的临床及病理过程与牙源性中央性颌骨骨髓炎存在诸多差异。本病的发病机制主要是病原牙先引发颌周间隙感染，随后炎症逐步侵犯骨膜、骨密质，甚至波及骨髓，咬肌间隙感染最为常见。

牙源性边缘性颌骨骨髓炎处于急性期时，所呈现出的症状与颌周间隙感染高度相似，加之在发病早期，影像学检查难以捕捉到明显的改变，这就使得该病极易被忽视。进入慢性期后，其主要表现为腮腺咬肌区频繁出现肿胀现象，同时还伴有不同程度的开口困难，患病区域的软组织会逐渐形成炎性浸润块，并且在对应的部位，瘘管也时有出现（图 6-1-2）。

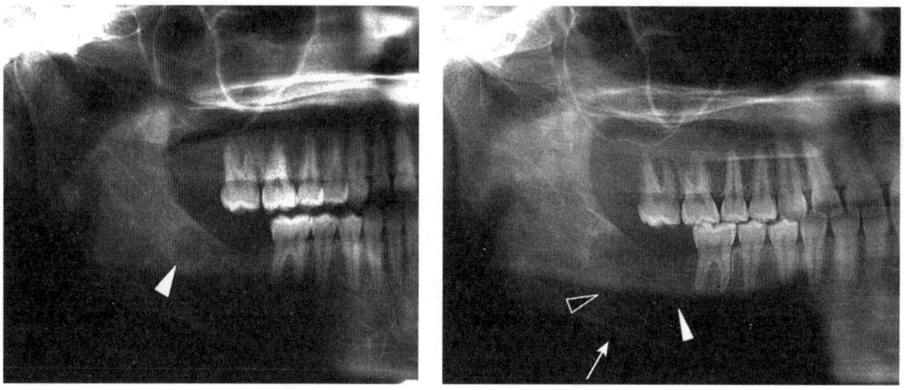

（a）　　　　　　　　（b）

图 6-1-2　边缘性颌骨骨髓炎（X 线表现）

（a）骨质破坏区;（b）大面积骨质破坏。

（一）病因病理

一般来源于下颌第三磨牙冠周炎。感染途径为从颌周软组织到达下颌骨的表面：下颌第三磨牙冠周炎—软组织感染（大部分为咬肌间隙感染）—大量的脓液积聚使局部骨膜溶解破坏—侵入骨内引起牙源性边缘性颌骨骨髓炎。

（二）临床表现

由于常见来源于第三磨牙冠周炎，所以常见于青少年，有冠周炎或其他牙痛病史。在临床表现方面，极具特征性。腮腺咬肌区及颌周区域会反复出现肿胀现象，还伴有明显的炎性浸润，这使得患者面临不同程度的开口受限的困境，同时，局部按压时疼痛难忍。值得注意的是，在相应的发病部位，经常可见一些瘘管，经久不愈，探诊可触及粗糙不平的骨面，全身症状较轻，但是炎症继续发展扩散，则全身症状明显。

（三）影像学表现

1. X 线　下颌升支侧斜位片或曲面体层片可显示以骨反应性增生为主的广泛高密度影像，局部可见散在的低密度骨质破坏区，提示炎症活动区域。下颌骨升支切线位片可清晰呈现骨密质外层的骨膜增生，表现为不规则但较为连续的骨膜成骨影。增生的骨质边缘相对光滑整齐，升支外侧骨密质结构基本完整，未见明显破坏。

在部分病例中，可能观察到骨膜轻度溶解，导致局部血供受限。然而，由于下颌骨具有丰富的血管网络，即使骨膜受损，主要血供仍可维持，减少了大范围骨坏死的风险。因此，大多数病变以局限性骨质破坏为主，边界相对清晰，且不易形成大块死骨。但在严重感染或血供显著受损时，亦可能出现小范围的死骨形成。

2. CT 检查　相较于常规 X 线检查，CT 的多层面成像技术能够更为精确地描绘出骨小梁破坏导致的骨髓腔内密度降低、骨密质的破坏及骨膜下成骨等骨质变化。此外，CT 相对 X 线检查能够显示软组织变化，能观察到咀嚼肌肿胀、脓肿形成、皮肤瘘管等软组织病变的变化（图 6-1-3）。

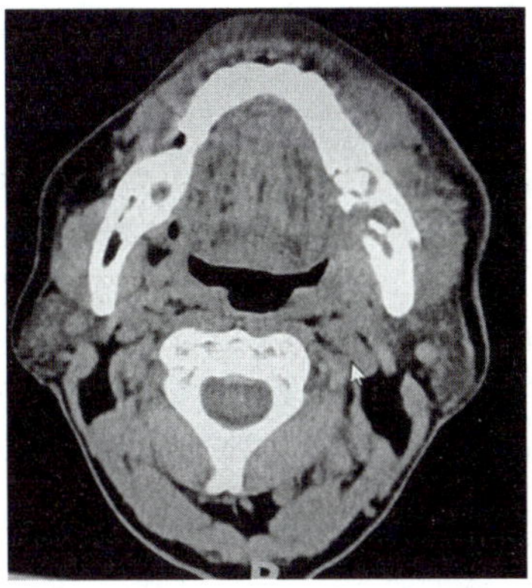

图 6-1-3　边缘性颌骨骨髓炎（CT 表现）

（四）鉴别诊断

牙源性中央性颌骨骨髓炎与牙源性边缘性颌骨骨髓炎的鉴别见表 6-1-2。

表 6-1-2　牙源性中央性颌骨骨髓炎与牙源性边缘性颌骨骨髓炎的鉴别要点

鉴别要点	牙源性中央性颌骨骨髓炎	牙源性边缘性颌骨骨髓炎
感染来源	多由根尖周炎、牙周炎等牙源性感染扩散，炎症先在骨髓腔内发展	主要源于下颌第三磨牙冠周炎，病原牙先引发颌周间隙感染
发病部位	常发生于下颌骨体部	多见于下颌支外侧，尤其是咬肌间隙附近
临床症状	急性期全身症状明显，如高热、寒战等，局部疼痛剧烈，面颊部软组织肿胀，病灶牙叩痛、伸长感突出	急性期类似颌周间隙感染，有局部红肿热痛、张口困难，全身发热相对较轻，多局限于腮腺咬肌区
	慢性期全身症状减轻，口腔内或面颊部有瘘管溢脓，肿胀区牙松动，死骨形成常见	慢性期腮腺咬肌区反复肿胀、开口受限，患区软组织炎性浸润块，相应部位有瘘管，经久不愈或时好时发
X 线检查	可见大块死骨形成，骨质破坏范围广，边界不清，周围骨质硬化，骨膜反应明显	下颌骨升支侧斜位片或曲面体层片可见弥漫性骨密度增高，有局限性骨质破坏灶，下颌骨升支切线位片可见骨密质外骨膜成骨，增生骨质边缘整齐，升支外侧骨密质无明显破坏，多无死骨形成
CT 检查	能更清晰显示骨髓腔、骨密质病变细节，明确死骨范围及位置	除呈现骨组织病变外，还可精准显示咀嚼肌肿胀、脓肿形成、皮肤瘘管等软组织病变，骨质破坏较局限

第二节 婴幼儿颌骨骨髓炎

婴幼儿颌骨骨髓炎（infantile osteomyelitis of jaws）是一种比较少见的非牙源性化脓性炎症。在抗生素普及之前，该病的死亡率曾高达30%。婴幼儿的颌骨结构与成人不同，他们的颌骨含有较多的骨松质，骨密质较薄，血运丰富，这使得炎症容易扩散，婴幼儿的免疫系统还未发育完全，如治疗不及时或治疗不当，预后较差。

一、病因病理

感染来源多为非特异性感染，常见病原菌主要为金黄色葡萄球菌，其次为肺炎链球菌、溶血性链球菌等。少数情况下，可见厌氧菌或混合感染。婴幼儿颌骨骨髓炎多数为血源性感染，因上颌骨血运丰富，故更易受累。感染途径主要为远处化脓性病灶，如脐带感染、皮肤脓肿等经血行播散。此外，分娩过程中口腔黏膜损伤也可为感染提供入口。

上颌窦炎、耳部或鼻腔感染、母乳或人工喂养时的细菌污染亦可能成为感染原。下颌骨骨髓炎在婴幼儿中相对罕见，偶见于产伤引起的骨折或在局部血供受损的情况下发生。除血源性传播外，局部创伤、口腔手术后伤口感染、牙源性感染向深部扩散等也可能成为致病因素。

二、临床表现

婴幼儿颌骨骨髓炎多见于上颌骨，常以眶下区蜂窝织炎为主要特征。

全身症状轻重不一，轻者可表现为烦躁不安、食欲缺乏、呕吐、腹泻及低热；部分患儿病情可急剧加重，出现高热、剧烈哭闹、严重食欲缺乏，甚至脱水等明显的全身症状。严重感染时，可能伴有嗜睡、反应迟钝，提示有全身毒血症的风险。

局部表现包括内眦及外眦区域肿胀，结膜充血甚至结膜炎，部分患儿可出现眼睑水肿及眼球突出。口腔检查可见病变侧上颌颊侧及腭侧黏膜明显充血肿胀，龈颊沟区尤其是磨牙区更为明显，伴有触痛和波动感，提示潜在脓肿形成。

疾病进展数日后，常出现瘘管形成，脓液可经口腔内或口外瘘管排出，部分病例脓液经鼻腔引流亦较为常见。一旦建立有效引流，急性炎症症状可逐渐缓解，但病变可能转入慢性期，伴随死骨形成。小块死骨或坏死的牙胚可经瘘管自然排出，而较大的死骨则可能滞留。

下颌骨受累少见，其临床表现与牙源性中央性颌骨骨髓炎类似，但无明显的病原牙及牙源性感染迹象。若未及时治疗，可能导致严重并发症，包括面部畸形、牙齿缺失、下睑瘢痕，甚至影响颌面部正常发育。此外，感染可波及邻近结构，造成颌面部软组织感染扩散，增加治疗难度。

三、影像学表现

1. X线检查 在病变的早期阶段，X线检查可能无法发现异常表现。此外，由于婴幼儿颌骨的钙化程度较低，骨质相对疏松，并且颌骨内含有处于不同发育阶段的牙胚，在X线片上，早期可能仅见颌骨周围软组织肿胀增厚的影像，骨质改变相对不明显，这是因为婴幼儿骨骼处于生长发育阶段，骨质对炎症的反应相对迟缓。随着病情进展，可见颌骨骨质出现稀疏区域，类似局部骨质被“侵蚀”后的痕迹，骨小梁结构模糊，边界不太清晰。若炎症持续发展，可能出现骨质破坏灶，但相较于成人，婴幼儿的骨质破坏范围通常较小，形态也更为不规则（图6-2-1）。

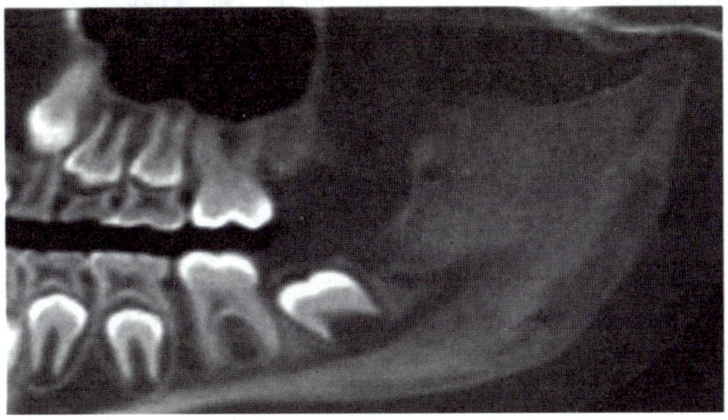

图6-2-1 婴幼儿颌骨骨髓炎

2. CT检查 CT检查能够更精准地显示颌骨内部细微结构变化，如骨髓腔内的渗出改变，呈现为低密度影，仿佛迷雾笼罩其中；还可清晰看到骨皮质受炎症侵袭后的变薄、中断情况，以及周围软组织肿胀、脓肿形成的具体位置与范围，软组织的影像密度会有所增高，与正常组织形成鲜明对比。而且，CT可以从多个角度立体呈现病变全貌，有助于医生全面了解炎症波及范围，为后续精准治疗提供有力依据。

3. MRI检查 对于婴幼儿颌骨骨髓炎也有独特价值。它能敏感地检测到骨髓腔内炎性水肿，在T_2加权成像上表现为高信号区域，如同闪耀的信号灯提示炎症存在；同时，对于软组织病变的分辨力极高，可清晰分辨出炎症累及的肌肉、筋膜等不同层次，帮助医生判断病情严重程度，优化治疗方案。不过，由于婴幼儿配合度相对较低，在进行影像学检查时可能需要采取适当镇静措施以确保检查顺利完成。

第三节 慢性非化脓性硬化性颌骨骨髓炎

慢性非化脓性硬化性颌骨骨髓炎，又称加莱（Garré）骨髓炎，是一种特殊类型的颌骨骨髓炎。它通常是在机体抵抗力较强，而细菌毒力相对较弱的情况下发生。多由牙源性感染引发，起初病原牙导致颌周间隙出现轻度感染，之后炎症缓慢侵袭颌骨。其病理过程主要表现为颌骨骨质持续性增生硬化，与一般化脓性骨髓炎不同，它很少形成脓液，炎症以一种相对隐匿、缓慢的方式进展。在临床上，患者常表现为颌骨局部的慢性肿胀、发硬，可能伴有轻微疼痛或不适感，且肿胀区域较为固定，病程往往较长，可持续数月甚至数年，对患者的日常生活和口腔功能会造成一定的影响。

（一）病因病理

首要病因是牙源性感染，常见的如慢性根尖周炎、牙周炎等，当这些口腔内的感染灶没有得到及时、有效的控制时，细菌及其毒素便会持续作用。病原牙作为“始作俑者”，先是引发颌周间隙较为轻微的感染，之后炎症逐步向颌骨蔓延。

其次，机体自身的免疫状态起着关键作用。在机体抵抗力较强时，免疫系统能够对入侵细菌产生一定的抑制作用，使得细菌毒力相对减弱。这种情况下，细菌难以像在一般感染中那样大量繁殖、引发化脓性反应，而是促使颌骨产生一种以增生硬化为主的慢性炎症改变。但是如果宿主抵抗力低于细菌毒力，则会出现骨质吸收及破坏。

再者，局部解剖因素也不容忽视。颌骨周围复杂的组织结构，包括丰富的血管、神经，以及密集的软组织间隙，为炎症的扩散与演变提供了特殊环境。一旦感染发生，炎症容易在这些结构间迁延，并且由于局部血运、淋巴循环的特点，炎症进程缓慢，更易趋向于慢性化，最终导致慢性非化脓性硬化性颌骨骨髓炎的形成。

在疾病发展进程的初期，颌骨受炎症刺激，局部骨膜活跃度增加，成骨细胞开始活跃，不断产生新骨。这些新骨在颌骨表面逐渐堆积，呈现出骨质增生的趋势，使得颌骨局部质地变硬、外形改变。随着病程进展，增生的骨质越发致密，骨髓腔内的正常组织结构也受到一定挤压。由于炎症并非以化脓为主要表现形式，所以很少见到脓液积聚、死骨形成等化脓性骨髓炎的典型特征。相反，是以一种持续、缓慢的增生硬化过程为主，在漫长的病程中，逐渐影响颌骨的功能，给患者带来诸如局部慢性肿胀、轻微疼痛、咬合不适等一系列症状，且病情迁延反复，不易彻底治愈。

（二）临床表现

好发于儿童和年轻人，老年人偶有发生。颌骨局部肿胀是最为突出的表现之一，患者常能察觉到颌骨某一区域出现缓慢进展的肿胀，该肿胀部位边界相对清晰，质地偏硬，犹如颌骨上长出的一块“硬结”。这是长期骨质增生，使得局部骨组织增厚、堆积所致。疼痛程度通常较为轻微，呈间歇性发作，类似隐痛或钝痛。与化脓性颌骨骨髓炎剧烈、持续的疼痛截然不同，本病的疼痛一般不会对患者的日常生活造成严重干扰，但若长时间处于疲劳、免疫力低下等状态时，疼痛可能稍有加剧。

由于颌骨骨质增生、形态改变，牙齿的正常咬合关系错乱，患者在咀嚼食物时会感到咬合无力、牙齿过早接触或无法紧密咬合，不仅降低进食效率，长期还可能引发颞下颌关节紊乱等并发症。张口受限也时有发生，当炎症累及颌周肌肉、筋膜，或因增生骨质对周围组织产生压迫时，患者张口度逐渐减小，严重时甚至只能张开一指宽，给口腔检查、进食及口腔卫生维护都带来极大不便。

一般情况下，患者全身症状相对少见且轻微。在疾病初期或病情稳定阶段，基本不影响患者的日常活动，体温、血常规等指标大多正常。但在病情急性发作或合并其他感染时，可能出现低热、乏力、食欲缺乏等全身性表现。

（三）影像学表现

慢性非化脓性硬化性颌骨骨髓炎影像学表现对诊断和病情评估极为关键（图 6-3-1）。

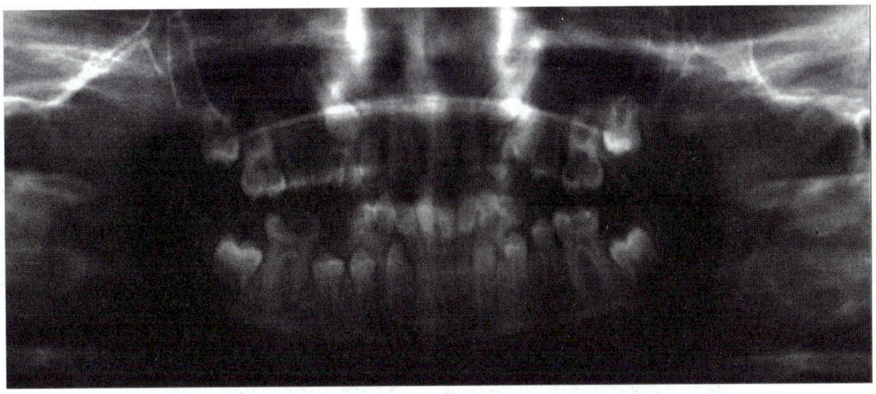

图 6-3-1 慢性非化脓性硬化性颌骨骨髓炎

1. X 线检查 颌骨骨质增生显著，X 线片可见受累颌骨广泛致密增厚，骨小梁增粗、增多，颌骨密度增大。骨皮质增厚常见，由薄变厚，边缘清晰锐利，偶现分层如“年轮”，反映骨质变化。偶尔有微小低密度影，提示局部轻微炎症浸润或早期骨质破坏，影小且边界模糊。

2. CT 检查 CT 检查图像精细，能展现骨质增生立体形态，可见颌骨表面与骨髓腔改变，骨髓腔因增生受压变窄，呈相对高密度区。可见骨膜增厚、掀起、新骨呈层状或线状分布，增强扫描强化明显，有助于明确病变活性。

3. MRI 检查 T_1 加权成像显示增生骨质呈低信号，与正常骨相近，骨髓腔受压部分为混杂信号。T_2 加权成像显示炎症区域呈高信号，提示炎性水肿或轻微组织破坏，且能清晰显示软组织受影响程度与范围，如肌肉水肿呈高信号条索状或片状区。

第四节 致密性骨炎

致密性骨炎是一种以骨质硬化为主要特征的疾病，常发生于颌骨。它通常是机体对局部长期的、低毒性的感染、创伤或劳损等刺激产生的一种防御性反应。

（一）病因病理

在颌骨致密性骨炎中，多与牙源性因素密切相关，如慢性根尖周炎、咬合创伤等，这些因素持续作用，使局部骨组织发生适应性改变，以增生硬化为主。其病理表现为骨小梁增粗、增多，骨髓腔变窄甚至闭塞，骨质密度显著增高。致密性骨炎表现为局部骨质硬化，无死骨形成，需与慢性硬化性骨髓炎鉴别，后者常伴骨膜反应及窦道。

（二）临床表现

由于致密性骨炎是一种以骨质硬化为主要特征的疾病，机体长期受到局部低毒性的感染、创伤等刺激所产生的防御反应，患者的疼痛较为轻微，以隐痛、钝痛为主。部分患者会出现患病部位的局部肿胀，不过肿胀程度通常相对较轻，难以发现。一般而言，致密性骨炎患者几乎没有明显的全身症状。

（三）影像学表现

1. X 线检查 在 X 线片上，受累骨骼区域呈现出显著的骨质密度增高，表现为均匀一致的致密影像，可见颌骨骨质硬化，骨小梁结构紊乱但增粗、增多明显，它们紧密交织在一起，使得原本相对疏松的骨组织变得紧实，骨髓腔也因之变窄甚至近乎闭塞。病变边界通常较为清晰（图 6-4-1）。

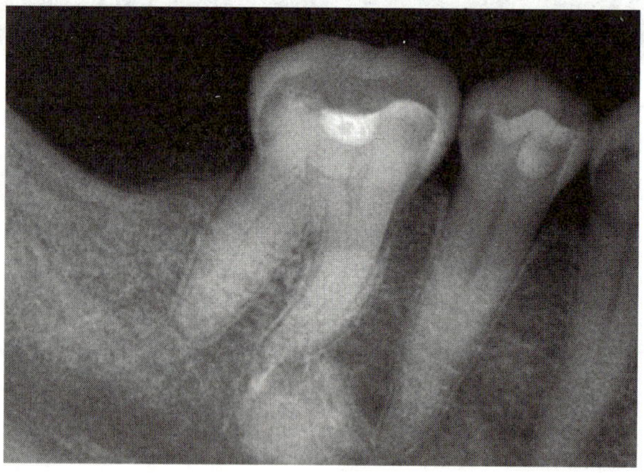

图 6-4-1 致密性骨炎

2. CT 检查 CT 检查可见骨皮质增厚，由于骨质硬化，病变区域骨髓腔几乎看不到正常的低密度影。同时 CT 检查可观察病变与周围软组织的组织结构关系，以及是否存在肿胀、受压等改变。

第五节 颌骨放射性骨坏死

放射治疗是治疗口腔颌面部恶性肿瘤的常用方法之一。然而，放射线不仅作用于肿瘤，还可能对周围的软硬组织造成损伤，常见的副作用包括黏膜炎、黏膜萎缩、口干，以及放射性龋病。其中，最严重的并发症是颌骨放射性骨坏死（osteoradionecrosis of jaws）。这是由放射线照射引起的，导致一种无法愈合的细胞缺氧性损伤，并非真正的骨髓炎。

放射治疗用于治疗口腔癌、鼻咽癌等疾病时，其辐射效应造成受照射组织血管内皮细胞受损，进而出现血液循环障碍。这使颌骨组织得不到充足的血液供应，细胞处于缺血、缺氧状态。随着口腔颌面部恶性肿瘤放射治疗的广泛运用，颌骨放射性骨坏死在临床实践中也逐渐增多，其发病率在全身骨骼同类病变中居首位。

通常认为，颌骨放射性骨坏死的发生与个体敏感性、放射线类型、照射方式、照射野大小、牙及牙周组织状况，以及被照射组织的解剖生物学特性，特别是照射剂量等因素有关。照射剂量越大，放射性骨坏死的发生率越高。综合临床和实验数据，60Gy 被认为是放射性骨坏死的临界剂量。放射线照射后，发病时间可能从数月到数年，甚至十余年不等，但最常见的时间范围是半年至三年。放射治疗后进行拔牙、手术、牙髓或牙周治疗可能成为发病的诱因，尽管有时也可能在没有明显诱因的情况下发病。随着时间推移，在多种不良因素作用下，颌骨逐渐发生无菌性坏死，表现为骨质的渐进性破坏、骨膜反应，以及周围软组织的一系列改变。临床上，患者常出现颌面部疼痛、肿胀、张口受限、牙齿松动甚至脱落等症状。

（一）病因病理

关于颌骨放射性骨坏死的病因病理至今仍存在争议。以往认为，放射治疗、创伤和感染是发生颌骨放射性骨坏死的最主要因素。

放射治疗因素是引发颌骨放射性骨坏死的首要原因。当患者因头颈部患有恶性肿瘤，如口腔癌、鼻咽癌等，接受大剂量放射治疗时，颌骨不可避免地暴露于辐射范围内。辐射能量直接作用于颌骨内的血管内皮细胞，使其受损，血管内皮受损后，会逐渐出现血管壁增厚、管腔狭窄，甚至闭塞等情况，严重阻碍血液循环。细胞处于缺血、缺氧的状态。因而微小创伤（如拔牙等）或感染等均会持续释放炎症介质，进一步加重颌骨局部的微环境紊乱。

在接受放射治疗后的初期阶段，颌骨组织内可见血管内皮细胞肿胀、变性，血管通透性增加，导致局部组织出现轻度水肿。同时，骨髓腔内的造血细胞开始减少，成骨细胞活性受到抑制，随着时间推移，受损血管进一步恶化，出现血栓形成，血液循环几近中断。这使得颌骨组织陷入严重的缺血、缺氧状态，骨细胞大量死亡，骨质开始出现脱钙现象，表现为骨质密度降低，骨小梁结构松散，颌骨发生明显的无菌性坏死，坏死骨质周围可见炎症细胞浸润，以淋巴细胞、巨噬细胞为主。骨膜反应逐渐明显，骨膜下有新骨形成试图修复受损骨质，但由于辐射效应造成受照射组织低血运、低细胞活力和低氧，修复往往难以成功。同时，周围软组织也受到牵连，出现纤维化、挛缩等。

（二）临床表现

放射性骨坏死在下颌骨中的发生率远高于上颌骨，且在下颌骨中，后部的发病率高于前部。这主要是因为下颌骨后部通常是直接接受放射治疗的区域，而上颌骨由于血流丰富、骨密质较薄，相对而言发病率较低。

1. 疼痛 疼痛是最为常见且早期出现的症状之一。起初，疼痛多为隐痛或钝痛，类似牙敏感时的酸痛感，患者常常在不经意间察觉到。随着病情进展，疼痛逐渐加剧，变为持续性的刺痛或跳痛，尤其在进行咀嚼、吞咽、开口等口腔活动时，疼痛会明显加重。

2. 颌面部肿胀 早期肿胀较为轻微，类似于局部轻微水肿，皮肤表面可能仅有轻微的隆起和紧绷感，患者自身或许较难察觉。但随着病情恶化，肿胀愈发显著，皮肤颜色可由正常转为暗红色，触之有明显的硬块，且伴有压痛。

3. 张口受限 早期，患者可能只是感觉张口时稍有阻力，开口度较正常略小，如同清晨醒来时关节的轻微僵硬感，不影响基本进食。然而，随着颌骨病变的发展，以及周围软组织的纤维化、挛缩，张口受限越发严重，对患者生活质量造成极大影响。

其余临床表现有：在病变区域的皮肤黏膜可出现破溃、糜烂，皮肤瘘管有渗出物或者大块死骨溢出；放射性龋病或牙周炎，还可有口干、下唇麻木等。

（三）影像学表现

X 线检查通常会选择拍摄曲面体层片，亦可进行 CT 或者 MRI 进一步观察确诊病变区域，CBCT 可早期检测微小骨质破坏，表现为虫蚀样透射影，优于传统 X 线检查（图 6-5-1）。

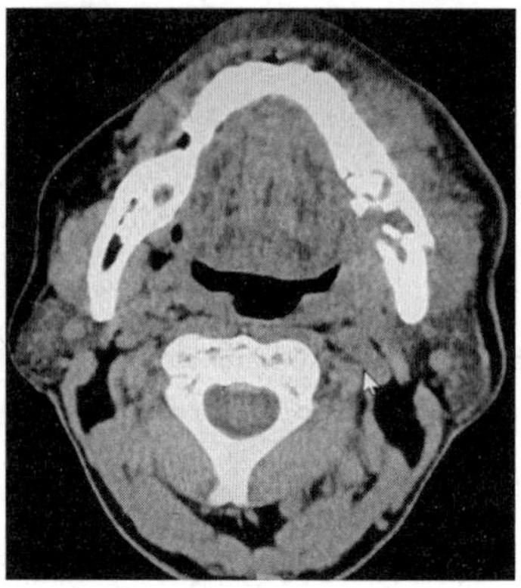

图 6-5-1　放射性骨坏死

1. X 线检查　早期，X 线片可见颌骨骨质出现稀疏区域，骨小梁结构模糊、紊乱，这是放射线损伤致使骨组织代谢异常。随着病情发展，会逐渐出现低密度骨质破坏灶，呈不规则形状，边界模糊不清，缺损部位的骨质密度明显低于周围正常骨组织。颌骨可呈现大片坏死区，骨质硬化与破坏并存，硬化部分表现为骨质密度增高，整体影像呈现出一种斑驳、杂乱的状态。

2. CT 检查　早期阶段，可发现骨髓腔密度减低，同时骨小梁稀疏更为明显。中期时，骨质破坏范围扩大，可见颌骨骨皮质变薄、中断，而周围软组织开始肿胀，提示炎性改变。进入晚期，颌骨呈现广泛的坏死，骨膜反应明显，骨膜下有新骨形成，在 CT 图像上表现为围绕颌骨的一层增厚、高密度影像，同时可见颌面部软组织因纤维化而密度增高、结构紊乱。

3. MRI 检查　在 T_1 加权成像上，早期坏死骨质表现为低信号，与正常骨组织形成对比，此时骨髓腔信号也不均匀，反映出内部组织成分的改变。在 T_2 加权成像上，病变区域尤其是坏死灶周边出现高信号，这是炎性水肿及细胞坏死释放的物质所致。另外，MRI 对于颌骨周围软组织的显示独具优势，能够清晰呈现软组织的肿胀、纤维化程度，如肌肉组织在 T_2 加权成像上呈现高信号条索状改变，表明肌肉存在水肿、纤维化，为判断病情对周围组织的累及范围提供了有力依据。

（四）鉴别诊断

1. 恶性肿瘤复发　放射性骨坏死导致的骨质破坏需要与恶性肿瘤的局部复发进行区分。在 X 线片上，恶性肿瘤复发表现为骨质破坏迅速进展，并且破坏区域不局限于放射治疗的照射野内。临床上，患者可触及肿块。

2. 牙源性骨髓炎　当放射性骨坏死发生在有牙齿的照射区内，并且骨质破坏起始于牙槽突时，有时难以与牙源性骨髓炎区分。主要应依据病史及是否接受过放射治疗来进行鉴别。

第六节　颌骨化学性骨坏死

颌骨化学性骨坏死（chemical osteonecrosis of jaws），如砷、磷、汞等化学物质和双膦酸盐类药物的中毒。由于对劳动防护的重视和加强，化学物质中毒所引起的颌骨坏死已非常少见。

一、双膦酸盐相关颌骨坏死

双膦酸盐相关颌骨坏死（bisphosphonate-related osteonecrosis of jaws）是双膦酸盐治疗中一个不容忽视的重要并发症。其发生率与双膦酸盐的种类、给药途径及用药时长密切相关。在较大剂量的双膦酸盐静脉用药情况下，患病率为1%～5%，而口服给药时，患病率则为0.01%～0.10%。双膦酸盐的静脉注射治疗主要用于对抗溶骨性骨病变，如多发性骨髓瘤、乳腺癌、前列腺癌、肺癌，以及其他多种实体瘤的骨转移，能够有效减轻骨痛、降低病理性骨折的风险，以及恶性肿瘤引发的高钙血症。

（一）病因病理

双膦酸盐类药物以抑制破骨细胞活性为核心作用方式，广泛应用于骨质疏松、恶性肿瘤骨转移等诸多病症的治疗。当药物剂量把控不当或用药周期过长时，破骨细胞活性被极度抑制，骨组织内稳态被打破。

（二）临床表现

多发生于下颌骨，诱发因素包括口腔卫生不佳、拔牙、手术等。具体临床表现包括颌面部疼痛、颌面部肿胀、牙齿松动等。美国口腔颌面外科医师协会（American Association of Oral and Maxillofacial Surgeons）制订的双膦酸盐相关颌骨坏死的诊断标准是双膦酸盐用药史、没有头颈部放射治疗史和颌骨暴露时间超过8周。临床表现为病变区疼痛、软组织肿胀、牙松动、骨暴露和拔牙窝不愈。长期慢性骨感染可累及骨膜、形成死骨和瘘管。

（三）影像学表现

根尖片、曲面体层片、CT检查和MRI均有助于明确病变的程度和范围、选择治疗方法，以及监测疗效。

影像学表现并不具有特异性，可以分为两大类：与双膦酸盐相关的骨改变和继发性颌骨感染的影像学改变。与双膦酸盐相关的骨改变包括骨质硬化、下颌神经管壁增厚，在X线检查和CT检查上均可见条状高密度影，病变可能影响多个象限。继发性颌骨感染的征象常与双膦酸盐相关颌骨坏死同时存在，表现为骨质破坏、死骨形成和骨膜成骨。CT检查有助于显示死骨、口腔上颌窦瘘和骨膜成骨。发生在上颌骨的病变，曲面体层片可能显示上颌窦黏骨膜肥厚、黏膜骨化等表现，但有时无法发现死骨。

二、颌骨砷毒性坏死

由于临床上应用三氧化二砷作为牙失活剂，该药对组织作用无自限性，因封药时间过长，封药不严密等使用不当而造成的骨组织坏死偶有发生，处理起来很困难，临床医生应有足够重视，避免颌骨砷毒性坏死（arsenical osteonecrosis）这类并发症发生。

（一）病因病理

三氧化二砷是一种具有较强毒性的物质。由于操作不当渗漏，或者直接与牙龈组织接触，都可能对牙周组织和牙槽骨造成损害。在严重的情况下，甚至可能导致骨组织坏死。

（二）临床表现

骨坏死，以及牙槽骨、牙周组织破坏，导致牙齿或邻近牙齿出现松动、叩击时疼痛，局部牙龈红肿并从牙齿上分离，牙槽骨暴露、疼痛，以及口腔异味。

（三）影像学表现

骨坏死影像学表现为局部骨质破坏，呈低密度影像。界限清楚可有死骨形成。

三、颌骨磷毒性坏死

黄磷用于工业、农业、医药及国防等领域，长期接触磷类化合物可导致中毒而致颌骨损害。

（一）病因病理

在职业场景中，如磷化工产业从业者，日常工作中长期吸入含磷粉尘、接触含磷烟雾或频繁操作含磷化学制剂，磷便通过呼吸道、消化道，大量分解、吸收骨质，骨小梁结构开始出现细微的松散迹象进入身体，当过量磷进入人体后，首先作用于颌骨细胞层面。破骨细胞激活，大量分解、吸收骨质，骨小梁结构被破坏，同时成骨细胞受到抑制。

（二）临床表现

颌骨磷毒性坏死（phosphoris osteonecrosis）最初的症状是牙痛，然后是牙齿逐渐松动、脱落，之后面部开始肿胀，下颌会有化脓的迹象，面部沿着下颌的位置开始腐烂，继而可看到已经坏死的骨头。

（三）影像学表现

X 线检查可见颌骨骨质呈现出弥漫性的轻度骨质稀疏，这是磷毒性干扰颌骨正常的代谢过程所致。CT 检查骨髓腔密度不均，部分区域密度减低，在 T_1 加权成像上，早期坏死骨质表现为低信号，与正常骨组织界限分明，此时骨髓腔信号杂乱，反映出内部组织成分在磷毒作用下已发生改变。在

T_2 加权成像上，病变区域尤其是坏死灶周边及软组织受累部位出现高信号，这是因为炎性水肿、细胞坏死，以及磷毒性引发的一系列病理变化导致组织含水量增加、代谢产物堆积。

第七节 特异性颌面骨骨髓炎

特异性颌面骨骨髓炎是一类由特定病原体感染，或因机体特殊免疫状态、局部特殊解剖结构及环境因素等综合作用引发，具有独特临床特征、病理表现及影像学特点的颌面骨炎症。

与非特异性骨髓炎不同，它并非由常见致病菌单纯感染所致。例如，结核分枝杆菌引发的颌面骨结核性骨髓炎，源于结核分枝杆菌经血行播散或局部蔓延至颌面骨，其病程进展缓慢，病变部位多有冷脓肿形成，破溃后形成经久不愈的瘘管。又如，放线菌病累及颌面骨时，是因放线菌这种厌氧菌在口腔内适宜环境下繁殖，侵入颌面骨组织，引发局部慢性化脓性病变，常伴有多发性脓肿及瘘管，脓液中可见特征性的硫黄样颗粒。

颌面部结核（tubereulosis offacial and jaw bones）少见，颌骨和颧骨的感染相对较为常见。大多数情况下，感染原是体内其他部位的结核病变，结核分枝杆菌通过血液循环侵入颌面骨，或者直接由口腔黏膜、牙龈的结核性溃疡侵犯颌骨。其中，前者情况更为普遍。

（一）病因病理

结核分枝杆菌通过血液循环，或口腔黏膜，牙龈的结核性溃疡抵达颌面部组织后，首先会引发局部的炎症反应。在组织学层面上，可见巨噬细胞向结核分枝杆菌聚集，试图吞噬这些病原体，形成早期的结核结节，其中心为巨噬细胞衍生而来的类上皮细胞，周围环绕着淋巴细胞。结核分枝杆菌持续繁殖，结核结节逐渐增多、融合。病变进一步发展，中心部分的类上皮细胞发生干酪样坏死，这是结核病变的典型特征之一，坏死组织呈现出淡黄色，质地均匀细腻，如同奶酪一般，这是结核分枝杆菌破坏了细胞结构，导致细胞内物质释放、混合而成。在颌面部骨组织受累时，骨质开始出现侵蚀、破坏，骨小梁结构逐渐松散。

（二）临床表现

颌面部肿胀是常见表现之一，肿胀通常进展缓慢，初期可能仅表现为局部轻微隆起，边界不太清晰，触之质地稍硬，患者多感觉颌面部有紧绷感或轻微的异物感。随着病情发展，肿胀逐渐明显，累及范围可能扩大，如腮腺区、颌下腺区等部位出现明显的膨隆，皮肤色泽可逐渐转为暗红色。患者可呈无痛性肿胀，或间有隐痛，逐渐发展可形成冷脓肿，破溃脓液流出形成经久不愈的瘘管，颧部病变可形成瘢痕性睑外翻。全身症状不明显。

（三）影像学表现

早期，当颌面部骨组织受累时，X 线检查可见骨质出现轻微的稀疏区域，骨小梁结构略显模糊，如同薄雾笼罩，这是由于结核分枝杆菌开始侵蚀骨质，干扰了骨正常的代谢过程（图 6-7-1）。

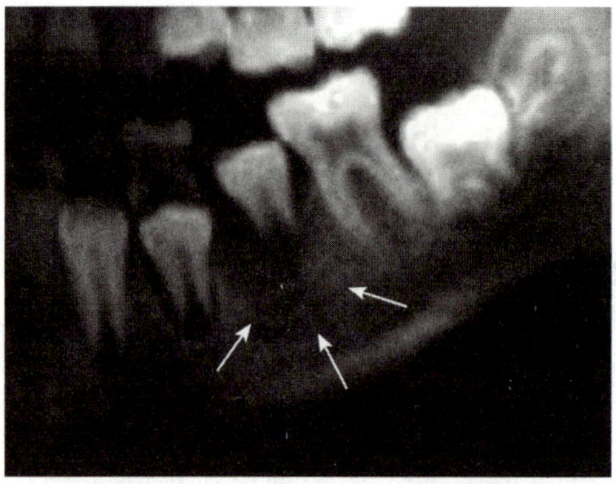

图 6-7-1　颌面部结核性骨髓炎

随着病情进展，会逐渐出现骨质破坏灶，多呈圆形或椭圆形低密度区，边界相对清晰但不规整，提示骨组织正在遭受破坏，随着病情发展，颌骨可见较大范围的骨质缺损，骨质硬化与破坏并存，硬化区域表现为局部骨质密度增高，呈斑点状或片状分布。在 T_1 加权成像上，早期坏死骨质表现为低信号，与正常骨组织界限分明，此时骨髓腔信号也不均匀，反映内部组织成分改变。在 T_2 加权成像上，病变区域尤其是坏死灶周边及软组织受累部位出现高信号，这是因为炎性水肿、细胞坏死，以及结核分枝杆菌引发的一系列病理变化导致组织含水量增加、代谢产物堆积。

▶知识拓展

人工智能在骨髓炎早期识别的应用

人工智能（AI）通过深度学习技术分析 X 光、CT、MRI 等影像，识别肉眼难以察觉的骨质变化（如微小裂缝、脱钙、骨髓水肿），就像“超级放大镜”一样捕捉细节。例如，感染性骨髓炎早期可能仅表现为骨小梁模糊，AI 能在发病后 3 ～ 5 天预警，远早于传统方法。优势在于敏感度高，AI 对骨质破坏的检出率比医生高 30%，尤其适用于糖尿病等高风险人群的早期筛查。通过三维影像重建，AI 能立体展示颌骨破坏范围和死骨位置，帮助规划手术路径。

对于感染性病变（如细菌性骨髓炎），AI 通过分析骨质破坏形态（如鼠咬状缺损）、周围软组织肿胀及脓液分布，结合细菌培养结果可以辅助诊断。如果是非感染性病变（如放射性骨坏死），AI 可以识别放疗后骨密度异常、血管闭塞特征，并与肿瘤复发进行区分（如无明显软组织肿块）。此外，AI 还具有自动对比功能，会对比患者的双侧颌骨影像，通过对称性分析快速定位异常区域。

AI 在临床中的实际应用主要包括急诊快速筛查、基层医疗辅助、术后监测。但也存在一定的挑战，比如数据依赖性、复杂病例仍需人工复核。AI 影像平台如同“24 小时无休的影像专家”，通过智能分析助力颌骨骨髓炎的早期发现与精准治疗。未来，AI 将与医生协作形成“人机共诊”模式，提升诊疗效率与患者预后。

考试知识点总结

本章小结

协和云课堂……　拓展练习及参考答案

（徐　磊）

第七章　口腔颌面部囊肿、肿瘤和炎性病变

教学课件

学习目标

素质目标

（1）崇德向善、诚实守信、爱岗敬业，具有精益求精的工匠精神。

（2）具备敬佑生命、救死扶伤、甘于奉献、大爱无疆的医者精神。

知识目标

（1）掌握：牙源性颌骨囊肿、牙源性角化囊性瘤、成釉细胞瘤、骨化纤维瘤、颌骨骨肉瘤、原发性骨内鳞状细胞癌的影像学特征。

（2）熟悉：牙瘤、牙源性腺样瘤、牙龈癌的影像学特征。

（3）了解：其他口腔颌面部囊肿、肿瘤和炎性病变的影像学特征。

能力目标

能识别口腔颌面部囊肿、肿瘤和炎性病变的影像学改变。

案例导入

【案例】

患者，男性，45 岁。因右侧面部无痛性肿胀 3 个月就诊。患者自述肿胀逐渐增大，但无明显疼痛、发热及开口受限等不适，既往身体健康，无特殊病史。口腔颌面外科专科检查可见右侧下颌角区膨隆，皮肤色泽正常，触诊质地中等，无明显压痛，按压时有乒乓球样感，表面黏膜完整，无破溃及瘘管形成。口内检查发现，右侧下颌磨牙区颊侧牙槽黏膜略隆起，相应牙齿无明显松动、龋坏，牙髓活力测试正常。全景 X 线片显示右侧下颌骨体部可见一单房低密度影像，边界清晰，有明显的骨白线围绕，病变范围约 3.0cm×2.5cm，累及部分牙根，但牙根无明显吸收。

【问题】

若患者 CT 平扫提示右侧下颌骨囊性病变，囊壁较薄且均匀，内容物密度均匀，与周围组织界限清晰，周围软组织未见明显异常密度影，增强扫描后囊壁呈轻度强化，囊内容物无强化。此患者的正确诊断是什么？

·核心知识拆解·

口腔颌面部囊肿、肿瘤和炎性病变在头颈部肿瘤性病变中占有相当重要的地位，主要包括颌骨囊肿、颌面部软组织囊肿、颌骨良性肿瘤、颌骨恶性肿瘤、颌面部软组织良性肿瘤、颌面部软组织恶性肿瘤、蜂窝织炎及脓肿、淋巴结炎、淋巴结核等。本章将分别对其病因病理、临床表现、影像学表现、鉴别诊断等予以阐述。

第一节　颌骨囊肿

颌骨囊肿是指在颌骨内出现的含有液体的囊性肿物。与全身其他骨骼相比，颌骨内发生囊肿的情况明显更为多见。颌骨囊肿可分为牙源性和非牙源性两类。其中，牙源性颌骨囊肿主要包括炎症性的根尖周囊肿及颌骨发育性的含牙囊肿、牙源性角化囊肿等；非牙源性颌骨囊肿主要为发育性的面裂囊肿。由于大多数颌骨囊肿局限在骨内生长，较少侵犯周围软组织，所以通常采用普通 X 线检查即可。CT 和 MRI 检查在以下情况中较为适用：①怀疑颌骨囊肿恶变且伴有周围软组织侵犯的患者。②复发性颌骨囊肿患者。③通过普通 X 线片无法明确囊肿与上颌窦关系的患者。

微课：根尖周囊肿

一、根尖周囊肿

（一）病因病理

根尖周囊肿（periapical cyst）主要是根尖部的慢性炎症刺激引起。残余囊肿（residual cyst）是在拔牙后，根尖部的炎性病变未完全去除而残留形成的。残余囊肿是根尖周囊肿的一种特殊类型。囊壁主要由纤维结缔组织构成，内衬复层鳞状上皮，其来源于牙周上皮剩余（Malassez 上皮剩余）。囊腔内含有淡黄色透明液体，可能含有胆固醇结晶。囊壁周围可见慢性炎症细胞浸润，主要为淋巴细胞、浆细胞等。

（二）临床表现

一般无自觉症状，部分患者可能有患牙咀嚼不适的感觉。当囊肿较大时，可能导致颌骨膨隆，进而引起面部畸形。如果囊肿合并感染，会出现疼痛、肿胀，甚至形成瘘管，有脓性分泌物排出。根尖周囊肿口腔检查可发现患牙牙髓活力丧失，牙冠可能变色。叩诊时患牙可有不同程度的叩痛。残余囊肿口腔检查可见拔牙窝愈合不良，局部牙槽嵴可能有轻度膨隆。

（三）影像学表现

1. X 线检查　根尖周囊肿在 X 线片上主要表现为根尖部有圆形或椭圆形的低密度影，边界清晰，周围有一圈致密的骨白线环绕（图 7-1-1）。当囊肿压迫邻牙牙根时，可使邻牙牙根发生移位、吸收。残余囊肿表现为拔牙窝区域的圆形或椭圆形低密度透射区，边界清晰（图 7-1-2）。周围骨质可有不同程度的反应性增生，表现为密度稍高的硬化边缘。如果囊肿较大，可能会压迫周围的牙槽骨，导致牙槽骨壁变薄、膨隆。

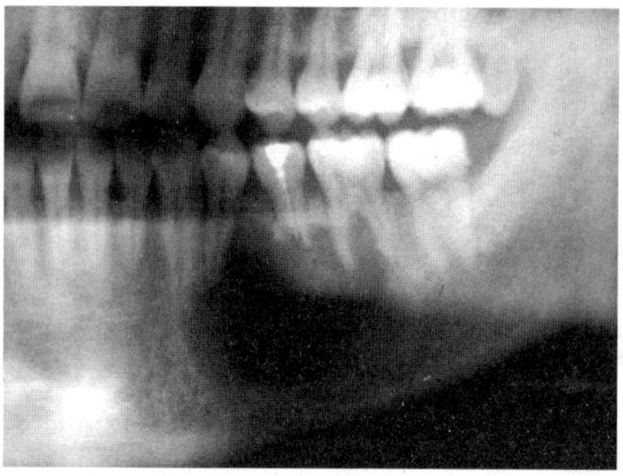

图 7-1-1　35 慢性根尖周囊肿

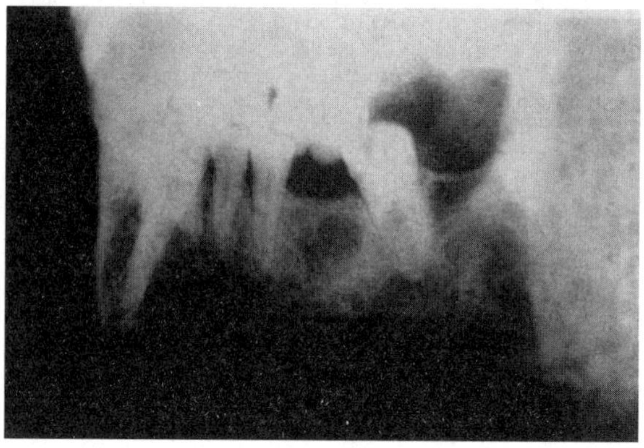

图 7-1-2　下颌骨残余囊肿

2. CT 检查　CT 检查可以更清楚地显示囊肿的位置、大小、形态，以及与周围组织的关系。囊肿在 CT 图像上表现为低密度区，边界锐利，其周围的骨白线显示更加清晰（图 7-1-3）。通过 CT 检查还可以观察到囊肿是否累及上颌窦、鼻腔等周围结构。如果囊肿累及上颌窦，可看到上颌窦底壁骨质破坏，囊肿突入上颌窦内等表现。

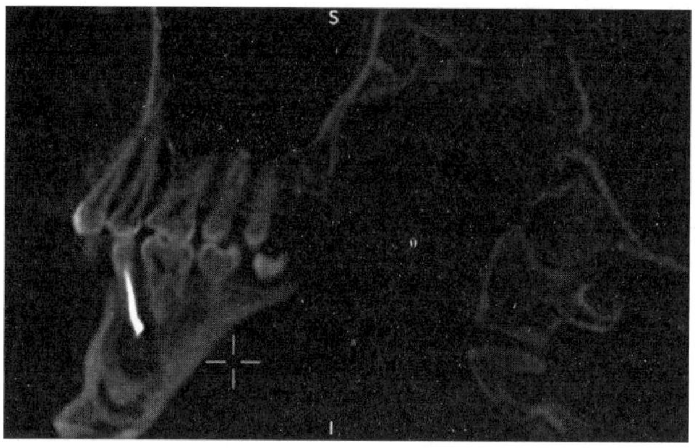

图 7-1-3　35 根尖周囊肿

（四）鉴别诊断

1. 根尖周肉芽肿　根尖周肉芽肿一般较小，没有囊腔形成。在 X 线片上，根尖周肉芽肿表现为根尖部的圆形或椭圆形的密度减低区，边界较清楚，但没有明显的骨白线。而根尖周囊肿在 X 线片上可见清晰的骨白线。

2. 根尖周脓肿　根尖周脓肿有明显的疼痛、肿胀和波动感。在影像学上，根尖周脓肿的边界较模糊，周围骨质破坏呈弥散状，而根尖周囊肿边界相对清晰，有骨白线环绕。

3. 拔牙窝感染　拔牙窝感染通常在拔牙后早期出现，表现为局部的红肿、疼痛，疼痛较为剧烈，伴有脓性分泌物，全身可能有发热等症状。而残余囊肿的疼痛相对较轻，感染时疼痛才会加剧。影像学上，拔牙窝感染可能表现为拔牙窝处的模糊阴影，没有典型的囊肿低密度影和骨白线。

4. 干槽症 干槽症主要表现为拔牙后 2 ～ 3 天出现的剧烈疼痛，拔牙窝空虚，有腐臭味。残余囊肿一般没有这种典型的空虚和腐臭味。影像学上，干槽症没有囊肿的特征性表现，主要是拔牙窝的骨质破坏或异常改变。

二、含牙囊肿

（一）病因病理

含牙囊肿（dentigerous cyst）又称滤泡囊肿，属于颌骨发育性牙源性囊肿。主要是在牙齿发育过程中，缩余釉上皮与牙冠面之间液体潴留而形成。囊壁内衬薄层复层鳞状上皮，通常由 2 ～ 5 层扁平细胞或矮立方细胞构成，无角化，无上皮钉突。纤维囊壁内可见慢性炎症细胞浸润。囊腔内含有牙冠，囊壁附着于牙颈部，这是含牙囊肿的典型病理特征。

（二）临床表现

常见于下颌第三磨牙和上颌尖牙区。最多见于 20～40 岁。男性多于女性。多数含牙囊肿生长缓慢，早期可能没有明显症状。随着囊肿的增大，可能出现颌骨膨隆，患者可感觉到面部不对称。当囊肿压迫周围组织时，可能引起疼痛。如果囊肿合并感染，会出现明显的肿胀、疼痛加剧，甚至发热等全身症状。在临床检查过程中，常常能观察到患者存在缺牙情况，同时缺牙区域的颌骨呈现膨胀状态，触诊时可有波动感。这类病症经手术治疗后，复发的概率极低，预后效果良好。

（三）影像学表现

含牙囊肿在 X 线检查时表现为边界清晰的圆形或椭圆形透光区，囊腔内可见一个未萌出的牙冠影像（图 7-1-4）。牙冠周围被透光区环绕，牙根一般在囊腔外，但有时也可能有少部分牙根在囊腔内。囊肿边缘通常有一层连续的、细的骨白线，囊肿周围的骨质可有不同程度的吸收，使囊肿与周围骨质的界限更加明显。

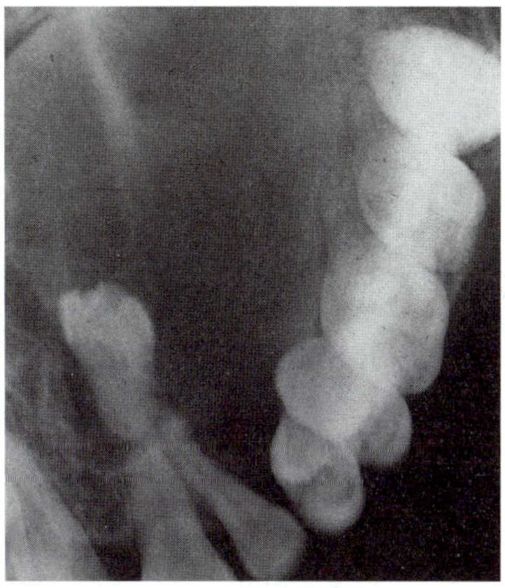

图 7-1-4 含牙囊肿

（四）鉴别诊断

1. 根尖周囊肿 根尖周囊肿是围绕牙根尖部形成的囊肿，与牙髓感染和根尖周炎有关。而含牙囊肿是围绕未萌出牙冠形成的，与牙胚发育异常有关。在影像学上，根尖周囊肿位于根尖区，有牙根位于囊腔内；含牙囊肿的牙齿是牙冠在囊腔内，牙根一般不在囊内。

2. 始基囊肿 始基囊肿发生在牙釉质和牙本质形成之前，是造釉器的星网状层发生变性、液体渗出而形成的囊肿。它不含牙齿结构，这是与含牙囊肿最主要的区别。始基囊肿的发病部位多在颌骨内，主要影响牙胚的发育，可导致多个牙胚缺失。

3. 牙源性角化囊肿 牙源性角化囊肿的囊壁较厚，囊内含有角化物，有特殊的病理表现。在影像学上，牙源性角化囊肿的边界可能更清楚，呈多房性改变的概率较高，而含牙囊肿多为单房性，囊内无角化物。

三、面裂囊肿

（一）病因病理

面裂囊肿（nasopalatine canal cyst）属于发育性囊肿，是在胚胎发育过程中，面部各突起之间的上皮残余发展而来。面裂囊肿的囊壁一般由纤维结缔组织构成，内衬复层鳞状上皮或假复层柱状上皮（如球上颌囊肿的囊壁上皮主要是柱状上皮）；囊腔内含有黄色或棕色的液体，成分多为胆固醇结晶、脱落的上皮细胞等。

（二）临床表现

囊肿生长缓慢，早期可能没有明显症状。随着囊肿的增大，会出现颌骨膨隆，导致面部不对称。当囊肿压迫周围组织时，会引起疼痛、麻木等不适症状。如果囊肿合并感染，会出现红肿、压痛明显，甚至可能形成瘘管，有脓性分泌物排出。

1. 鼻腭管囊肿 这是最常见的面裂囊肿类型之一，起源于鼻腭管内的上皮残余。主要位于腭中线前部，最常见于切牙管内。患者可在腭部触及圆形或卵圆形的隆起，有时囊肿会使切牙乳头增大，导致鼻腭神经分布区域出现麻木感或疼痛。

2. 球上颌囊肿 发生在球上颌区域，处于上颌侧切牙和尖牙牙根之间，使得邻牙出现移位。例如，尖牙可能会被推向外上方，侧切牙则可能向内侧移位。患者的面部外观可能会受到影响，相应部位的牙槽突有膨隆现象。

3. 正中囊肿 包括腭正中囊肿和下颌正中囊肿，分别位于腭部正中线和下颌骨正中线。腭正中囊肿会引起腭部的肿胀，影响吞咽和语言功能；下颌正中囊肿会导致下颌骨体部的膨隆，严重时会影响下颌骨的正常活动。

（三）影像学表现

面裂囊肿在X线检查时通常表现为圆形或卵圆形的低密度影。边界比较清晰，周围有骨质的反应性增生，表现为密度增高的线条状影像。不同类型的面裂囊肿在X线检查时有不同的表现。

1. 鼻腭管囊肿 位于上颌中切牙后方的圆形或椭圆形透光区，有时可见囊肿使中切牙牙根向两侧分开（图7-1-5）。

2. 球上颌囊肿 表现为上颌侧切牙和尖牙之间的倒梨形透光区，边界清晰（图7-1-6）。

3. 正中囊肿 在颌骨正中线处可见透光区，边界较清晰，形态可为圆形、椭圆形等（图7-1-7）。

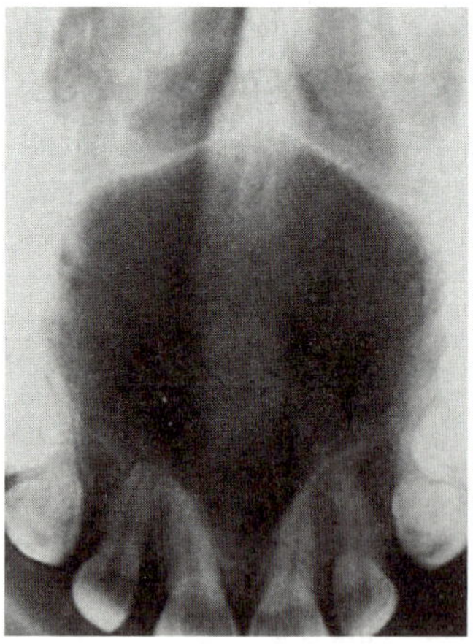

图7-1-5 鼻腭管囊肿

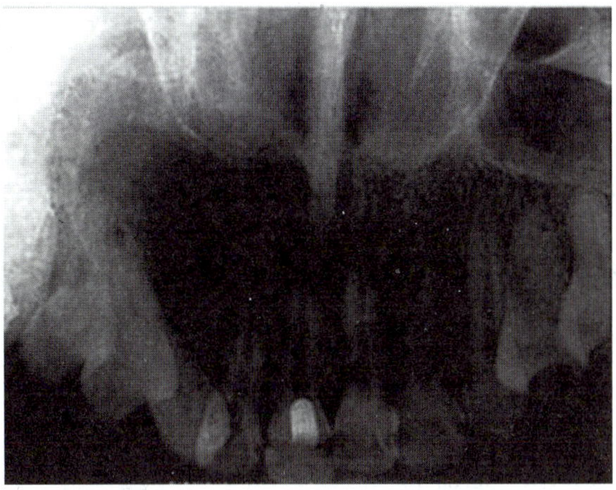

图 7-1-6　球上颌囊肿

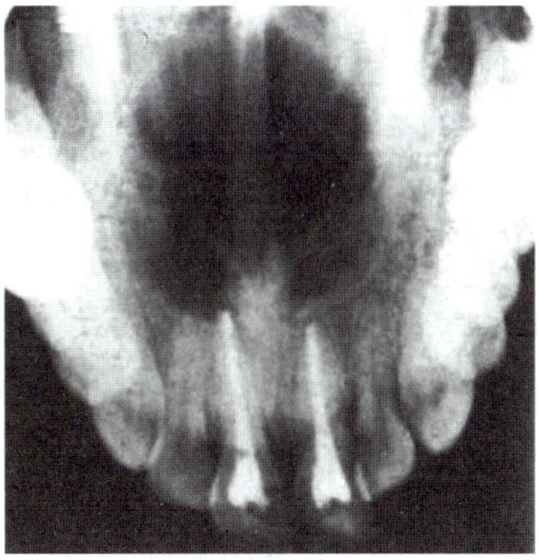

图 7-1-7　正中囊肿

（四）鉴别诊断

1. 根尖周囊肿　根尖周囊肿与牙髓感染有关，病变主要位于患牙的根尖部。在影像学上，根尖周囊肿的低密度影范围通常较小，且牙根的吸收主要是在根尖部位，而面裂囊肿位置多不在根尖，牙根吸收情况也不同。例如，面裂囊肿如鼻腭管囊肿可使多颗牙的牙根移位，而根尖周囊肿主要是相应患牙的根尖改变。从病因上来说，根尖周囊肿是牙髓的炎症坏死，根尖部的炎症刺激牙周膜内的上皮剩余增生形成的，与面裂囊肿的胚胎上皮残余病因不同。

2. 含牙囊肿　含牙囊肿主要是围绕未萌出牙的牙冠，并且囊肿内包含牙齿。而面裂囊肿通常不包含牙齿。在影像学上，含牙囊肿的特点是有一完整的牙冠位于囊腔内，这是与面裂囊肿很重要的鉴别点。

3. 成釉细胞瘤　是一种常见的颌骨牙源性肿瘤。在临床表现上，成釉细胞瘤生长速度相对面裂囊肿可能更快，并且具有较强的侵袭性，可导致颌骨的骨质破坏更为严重。影像学上，成釉细胞瘤多呈多房性改变，分隔清晰，而面裂囊肿一般为单房性的低密度影。病理检查可以明确区分，成釉细胞瘤的细胞具有肿瘤细胞的特征，而面裂囊肿是囊性病变，内衬上皮主要是正常或有慢性炎症改变的上皮细胞。

第二节　颌面部软组织囊肿

在口腔颌面部的软组织囊肿中，除唾液腺囊肿外，主要包含皮样囊肿、表皮样囊肿、鳃裂囊肿及甲状舌管囊肿等。就检查方式而言，这类囊肿里，唯有上颌窦内的黏液囊肿能在华特位片中呈现阳性提示。而其他的软组织囊肿，往往需要借助 B 超、CT 及 MRI 等检查手段，才能够清晰地显现。此外，对于因鳃裂囊肿和甲状舌管囊肿原发或继发感染所引发的瘘管，能够通过瘘管造影的方法，将其走向与范围清晰地展示出来。

一、皮样囊肿与表皮样囊肿

（一）病因病理

皮样囊肿（dermoid cyst）是一种由外胚层和中胚层组织构成的囊肿。表皮样囊肿（epidermoid cyst）主要由外胚层组织构成，是皮肤表皮细胞植入皮下组织而形成。皮样囊肿的囊壁较厚，由皮肤及其附属器（如毛囊、皮脂腺、汗腺）构成，囊腔内含有油脂样物质、毛发、脱落的上皮细胞等成分。表皮样囊肿的囊壁主要由复层鳞状上皮构成，没有皮肤附属器；囊腔内充满角质物。

（二）临床表现

皮样囊肿通常表现为圆形或卵圆形的肿块，质地较软，有弹性。一般生长缓慢，无明显疼痛。当囊肿合并感染时，会出现红肿、疼痛、压痛明显，甚至破溃流出豆腐渣样物质。皮样囊肿好发于头颈部、眼眶周围、鼻根部、口底等部位。

表皮样囊肿通常表现为圆形或卵圆形的肿块，大小不一，质地较硬，有弹性，边界清楚。多数情况下生长缓慢，一般没有明显的自觉症状。当囊肿破裂时，其内容物可引起周围组织的炎症反应，出现红肿、疼痛，甚至形成脓肿。表皮样囊肿可发生于身体任何部位，常见于头皮、面部、颈部、躯干及四肢。

（三）影像学表现

1. 超声检查 皮样囊肿或表皮样囊肿在超声图像上通常表现为边界清晰的圆形或椭圆形肿块。其内部回声根据内容物的不同而有所差异（图 7-2-1）。

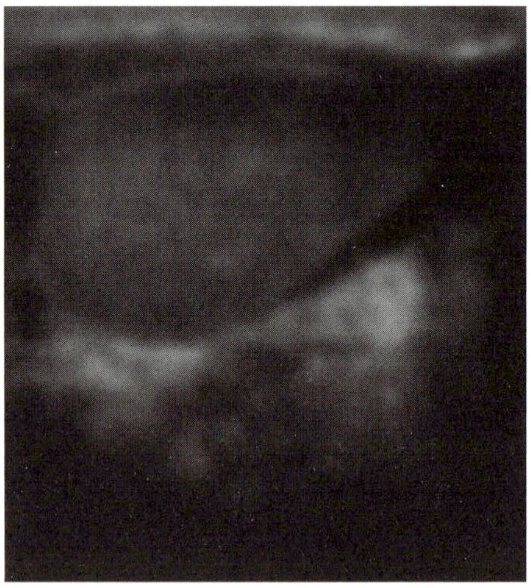

图 7-2-1 下颌下区表皮样囊肿

2. CT 检查 皮样囊肿在 CT 图像上多表现为低密度或等密度的肿块（图 7-2-2），这取决于囊内容物的成分。如果囊肿内含有较多脂肪成分，其 CT 值会较低，表现为边界清楚的低密度区。当囊肿内含有钙化（如牙齿等成分）时，在 CT 图像上可看到高密度的点状或团块状影。囊肿周围的骨质结构一般没有明显的破坏，除非囊肿体积很大或发生感染等并发症，对周围骨质产生压迫性改变。增强扫描时，皮样囊肿的囊壁可能会有轻度强化，而囊内容物一般不强化。

表皮样囊肿 CT 图像多显示为低密度的肿块（图 7-2-3），这是由于囊内主要为角质成分。其形态规则，边界清楚，周围骨质一般没有明显的破坏，除非囊肿生长时间长、体积较大，对周围骨质产生压迫。在部分病例中，囊肿内部可能出现小片状的稍高密度影，这可能是由于囊内的钙化或囊壁的局部增厚。增强扫描时，囊肿的囊壁可有轻度强化，而囊内容物通常不强化，这有助于与其他可能强化的病变进行鉴别。

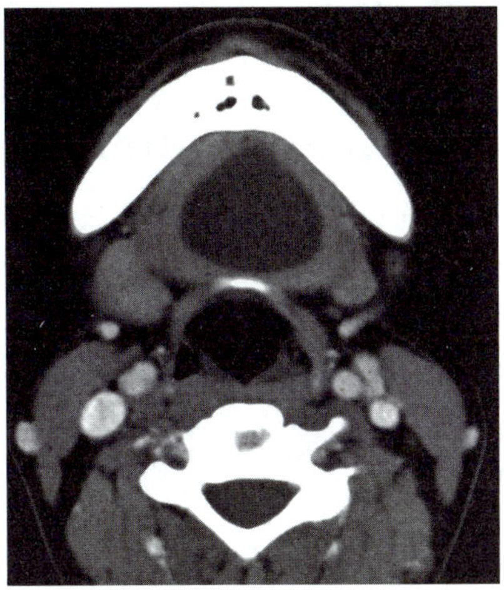

图 7-2-2 口底皮样囊肿

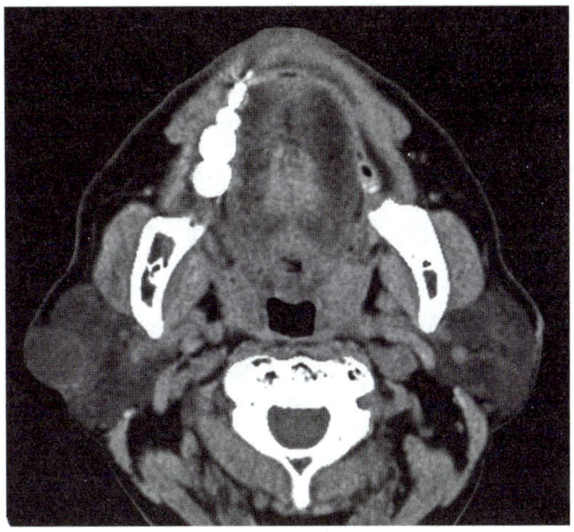

图 7-2-3 腮腺区表皮样囊肿

3. MRI 检查 皮样囊肿在 T_1 加权成像上的信号强度因内容物而异。如果含有较多脂肪成分，信号强度较高，呈高信号，与皮下脂肪信号相似。在 T_2 加权成像上，皮样囊肿也表现为高信号。当囊肿内含有毛发等固体成分时，在 T_1 和 T_2 加权成像上可看到低信号的条索状影。

表皮样囊肿在 T_1 加权成像上表现为低信号或等信号，信号强度类似于脑脊液。在 T_2 加权成像上则呈高信号，而且信号比较均匀，这是囊内角质物的特性。

二、鳃裂囊肿

（一）病因病理

鳃裂囊肿（branchial cleft cyst）属于鳃裂畸形的范畴。通常的观点认为，它起源于胚胎时期鳃裂或咽囊留存的上皮细胞。由于来自不同的鳃裂，故病变发生部位也有所不同。一般认为，第二鳃裂来源的囊肿最为常见。鳃裂囊肿的囊壁主要由复层鳞状上皮或柱状上皮构成。当囊壁为复层鳞状上皮时，其结构类似于皮肤表皮；当囊壁为柱状上皮时，可含有黏液细胞。囊腔内含有混浊的液体，主要成分包括胆固醇结晶、脱落的上皮细胞、淋巴细胞及其他炎性渗出物。在病理检查中，有时可以看到囊壁周围有慢性炎症细胞浸润，这是因为囊肿内容物可能刺激周围组织导致炎症反应。

（二）临床表现

鳃裂囊肿一般生长缓慢，早期通常没有明显症状。随着囊肿的增大，会出现肿块，肿块质地软，有波动感。当囊肿合并感染时，会出现红肿、疼痛、压痛明显，甚至破溃形成瘘管，有脓性分泌物排出。

1. 第一鳃裂囊肿 起源于第一鳃裂的残余组织。较少见，主要位于外耳道至下颌角之间的区域，常与面神经关系密切。囊肿可能会引起外耳道分泌物增多、听力下降等耳部症状，或者导致面部肿胀，尤其是下颌角附近。

2. 第二鳃裂囊肿 起源于第二鳃裂的残余部分，是临床上最常见的类型。多位于胸锁乳突肌前缘的中、上 1/3 交界处。表现为颈部的圆形或椭圆形肿块，可使颈部局部隆起。由于该区域有重要的血管、神经走行，囊肿可能会压迫颈动脉、颈内静脉或迷走神经等，产生相应的症状，如头晕、吞咽困难、声音嘶哑等。

3. 第三鳃裂囊肿 由第三鳃裂组织未完全退化形成。相对少见，位置较深，可位于颈根部或纵隔内。第三鳃裂囊肿主要位于颈总动脉后方、迷走神经的外侧。

4. 第四鳃裂囊肿 来源于第四鳃裂残余，相对罕见。第四鳃裂囊肿多在食管周围。这类囊肿可能会引起吞咽困难、呼吸不畅等更为严重的症状，尤其是当囊肿位于纵隔内时，可能压迫气管、食管等重要结构。

（三）影像学表现

1. 超声检查 鳃裂囊肿在超声下通常表现为边界清晰的圆形或椭圆形囊性肿块（图 7-2-4）。囊壁一般较薄，回声连续。囊内呈液性无回声区，但如果囊内含有较多的胆固醇结晶或脱落上皮细胞等杂质时，可出现散在的点状低回声。后方回声增强，这是囊性结构的典型超声表现。当囊肿合并感染时，囊壁可增厚，回声减低，内部回声变得不均匀，可能出现絮状的高回声，代表炎性渗出物。

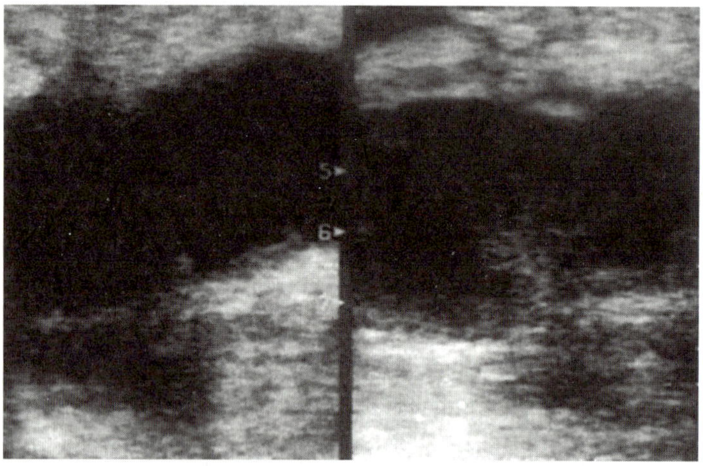

图 7-2-4 颈部鳃裂囊肿

2. CT 检查 囊肿在 CT 图像上表现为低密度的囊性病变，边界清楚，周围组织可因囊肿的压迫而出现移位（图 7-2-5）。当囊肿合并感染时，囊壁会出现强化，表现为环形高密度影，囊内密度可稍增高（图 7-2-6）。此外，CT 还可以发现瘘管的存在，表现为从囊肿延伸至皮肤或咽部的低密度管道。

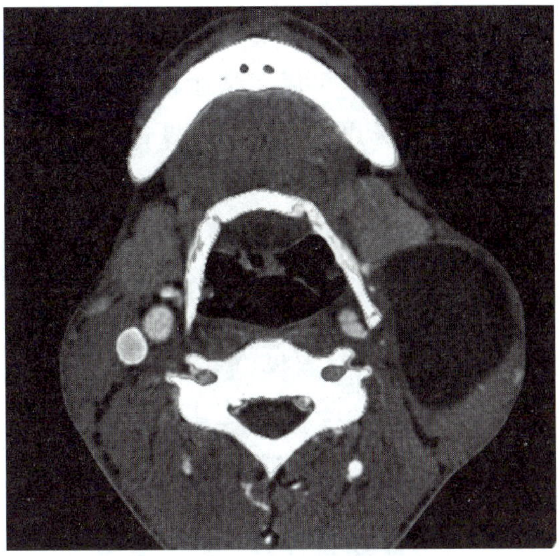

图 7-2-5 左侧颈部第二鳃裂囊肿

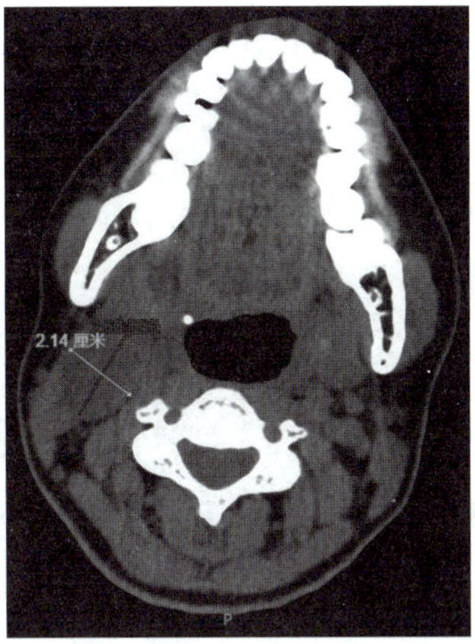

图 7-2-6 右侧颈部第二鳃裂囊肿合并感染

3. MRI 检查 在 T_1 加权成像上，鳃裂囊肿一般表现为低信号。当囊内含有的蛋白质成分较多或有出血时，信号强度可稍增高。在 T_2 加权成像上，囊肿呈高信号，信号均匀。对于合并瘘管的鳃裂囊肿，MRI 能够更清晰地显示瘘管的走行，其在 T_2 加权成像上呈高信号的管状结构。

三、甲状舌管囊肿

（一）病因病理

甲状舌管囊肿（thyroglossal tract cyst）源于甲状腺舌导管残余上皮。甲状舌管囊肿的囊壁主要由纤维结缔组织构成，内衬假复层纤毛柱状上皮或复层鳞状上皮，这与甲状舌管原始的上皮类型有关。囊腔内含有黏液样物质，这些黏液是由囊壁上皮细胞分泌产生的。在囊肿周围组织的病理检查中，可能会发现一些慢性炎症细胞浸润，这是囊肿内容物对周围组织的刺激，或者继发感染导致的。

（二）临床表现

甲状舌管囊肿常见于 1～10 岁儿童，通常位于颈中线，舌骨上下最为多见，少数会偏离颈中线。它呈圆形，边界清晰、表面光滑，与周围组织无粘连，质地柔软有囊性感，能明显摸到波动。因其与舌骨关联紧密，吞咽或伸舌时，囊肿会随之上下移动。囊肿增大可能压迫气管致呼吸困难、压迫食管引发吞咽困难。而且它易继发感染，致使局部红肿疼痛、囊肿迅速变大且触痛明显，严重时形成脓肿、破溃成瘘管，瘘口有分泌物，周围皮肤受刺激出现红肿、糜烂。

（三）影像学表现

1. 超声检查 甲状舌管囊肿超声图像上呈圆形或椭圆形，边界清晰。囊壁较薄且光滑，为连续的线状高回声。囊内一般为无回声区，当囊肿合并感染时，囊壁增厚，回声减低，内部可出现点状或絮状的高回声。囊肿后方回声增强。超声检查还可以观察囊肿与舌骨等周围结构的关系，以及囊肿在吞咽或伸舌动作时的动态变化（图 7-2-7）。

2. CT 检查 甲状舌管囊肿在 CT 图像上表现为低密度的囊性病变。囊肿边界清楚，周围的肌肉、血管等组织可因囊肿的压迫而出现移位。在舌骨水平的 CT 图像上，可以清楚地看到囊肿与舌骨的位置关系。当囊肿合并感染时，囊壁可出现强化，表现为环形高密度影，囊内密度也可能因为炎性渗出物的增加而稍有增高（图 7-2-8）。

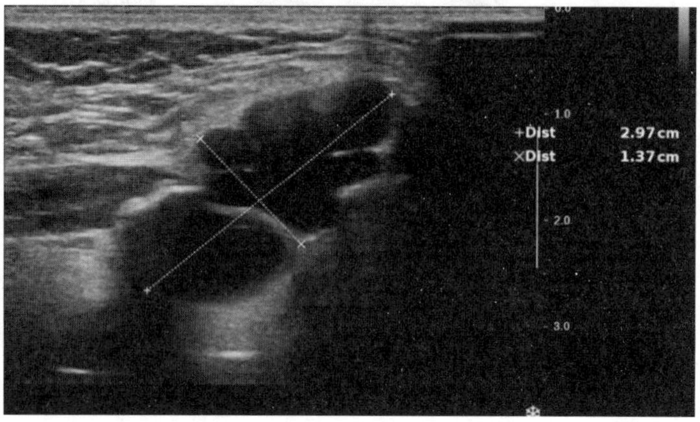

图 7-2-7 甲状舌管囊肿（超声表现）

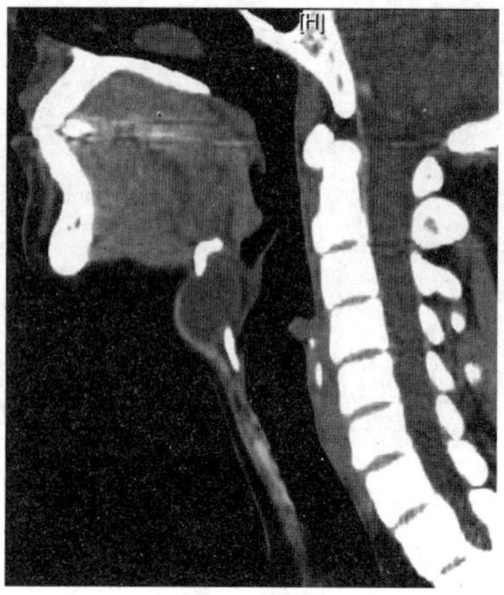

图 7-2-8 甲状舌管囊肿（CT 表现）

3. MRI 检查 甲状舌管囊肿在 T_1 加权成像上表现为低信号，如果囊内含有蛋白质成分较高的黏液或合并出血等情况，信号强度可能会增高。在 T_2 加权成像上，囊肿呈高信号，且信号均匀。MRI 对于显示囊肿与周围软组织、神经及血管的关系非常敏感，如在 MRI 图像上可以清晰地观察囊肿与舌骨、舌下肌群、颈部血管等结构的关系。对于存在瘘管的甲状舌管囊肿，MRI 能够更好地显示瘘管的走行，瘘管在 T_2 加权成像上呈高信号的管状结构，有助于确定瘘管的起始部位和延伸方向。

（四）鉴别诊断

1. 颈部淋巴结炎 颈部淋巴结炎多由头颈部的感染引起，如咽炎、扁桃体炎等。在影像学上，淋巴结炎表现为淋巴结增大，呈结节状，密度或信号不均匀，增强扫描时淋巴结可出现强化，中心可能有低密度或低信号的坏死区。而甲状舌管囊肿为囊性结构，边界更清晰，一般呈圆形或椭圆形，且位置多在颈中线，可随吞咽或伸舌动作移动，与颈部淋巴结炎的表现有明显区别。

2. 甲状腺囊肿 甲状腺囊肿位于甲状腺实质内，而甲状舌管囊肿主要位于颈中线。在影像学上，甲状腺囊肿的位置与甲状腺关系密切，通过超声、CT 或 MRI 检查可以明确囊肿是否位于甲状腺组织内。甲状腺囊肿的活动度通常不随吞咽或伸舌动作而改变，这与甲状舌管囊肿的典型特征不同。

3. 皮样囊肿或表皮样囊肿 皮样囊肿或表皮样囊肿的位置不局限于颈中线，可发生在颈部的其他位置。皮样囊肿囊壁含有皮肤及其附属器，囊内容物有油脂样物质、毛发等成分；表皮样囊肿主要由角质物构成。在影像学上，它们的内部回声或信号可能与甲状舌管囊肿有所不同，甲状舌管囊肿主要为黏液样的囊性结构，内部回声或信号相对更均匀，而皮样囊肿和表皮样囊肿可能因内部成分复杂而出现不均匀的回声或信号。

第三节　颌骨良性肿瘤

鉴于颌骨良性肿瘤的生长范围大多局限在骨内，临床上通常将普通 X 线检查作为主要的诊断手段。不过，对于个别疑似存在周围软组织侵犯情况的病例，为了更全面、准确地掌握病情，可在普通 X 线检查的基础上，补充进行 CT 或 MRI 检查。

一、成釉细胞瘤

（一）病因病理

成釉细胞瘤（ameloblastoma）的病因至今尚未被完全阐明。一般而言，学界倾向认为其可能源于牙源性上皮剩余，如牙板上皮剩余（Serres 上皮剩余）及牙周上皮剩余（Malassez 上皮剩余）等都可能是其起源。成釉细胞瘤在形态上呈现出多样化的特征，主要可分为滤泡型和丛状型。从大体检查来看，该肿瘤存在实性、囊性，以及囊实性这几种形态，其中囊实性最为常见。肿瘤虽然可能有包膜，但包膜的完整性欠佳。肿瘤还会以出芽状的方式生长，进而形成子囊。在组织形态方面，滤泡型成釉细胞瘤表现为肿瘤细胞聚集形成孤立的上皮岛，上皮岛的中心部分由多边形或多角形细胞构成，这些细胞类似于成釉器的星网状层；而周边则环绕着一层立方或柱状细胞，它们与成釉细胞类似。丛状型成釉细胞瘤则表现为肿瘤上皮呈网状连接的上皮条索状增生，在其周边部位是一层立方或柱状细胞，中心部位的细胞特征与星网状层细胞相似。

（二）临床表现

成釉细胞瘤是最常见的牙源性肿瘤。大部分成釉细胞瘤为骨内生长型，周围型者罕见。好发于青壮年，发病年龄多在 20 ～ 40 岁，男性略多于女性。下颌骨多于上颌骨，下颌磨牙区和下颌升支部为最常见的发病部位。肿瘤生长缓慢，初期表现为颌骨膨隆，后期可造成面部不对称。当肿瘤累及牙槽突时，可导致牙齿松动、移位，严重时牙齿可脱落。一般无明显疼痛，当肿瘤合并感染或生长迅速时，可出现局部疼痛。

（三）影像学表现

1. X 线检查

微课：成釉细胞瘤的影像学表现

（1）单房型成釉细胞瘤：单房型成釉细胞瘤在 X 线片上表现为单个圆形或椭圆形的透光区域，其边界清晰，周围环绕着一圈明显的硬化带。该肿瘤通常位于下颌骨，尤其是磨牙区和升支部。在这个透光区内，有时可以看到有牙齿存在，这些牙齿的牙冠朝向囊腔，而牙根往往会出现吸收现象，吸收后的牙根呈现锯齿状或截断状，这是成釉细胞瘤的一个典型特征（图 7-3-1）。

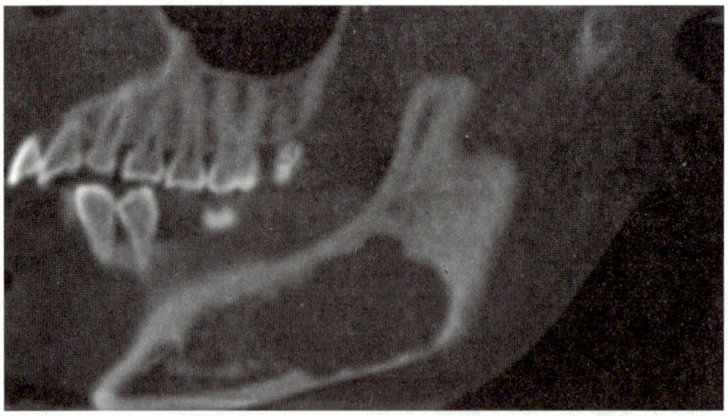

图 7-3-1　右下颌骨单房型成釉细胞瘤

（2）多房型成釉细胞瘤：多房型成釉细胞瘤在 X 线片上表现为病变区域呈现多个大小不等的囊状低密度影，这些囊腔相互重叠如同肥皂泡样排列。囊腔之间存在骨性分隔，这些分隔清晰可见且呈切迹状，厚度也不均匀，有的地方较厚，有的地方稍薄。肿瘤的边界清晰，多数情况下有硬化缘围绕，但有时也能发现部分囊壁并不连续，这暗示着肿瘤具有一定的侵袭性，可能会向周围组织侵犯（图 7-3-2）。

（3）蜂窝型成釉细胞瘤：蜂窝型成釉细胞瘤在 X 线片上表现为低密度影呈基本相同的小分隔，这些小分隔相互连接，形成了密集且规则的蜂窝状外观，间隔相对较薄且均匀。整体上看，多囊低密度影像大小较为一致，犹如一个规整的蜂窝。在与牙根的关系上，肿瘤会对牙根产生明显的吸收作用，导致牙根呈现锯齿状或截断状，吸收面通常粗糙不平，这反映了肿瘤对牙根的侵蚀和破坏（图 7-3-3）。

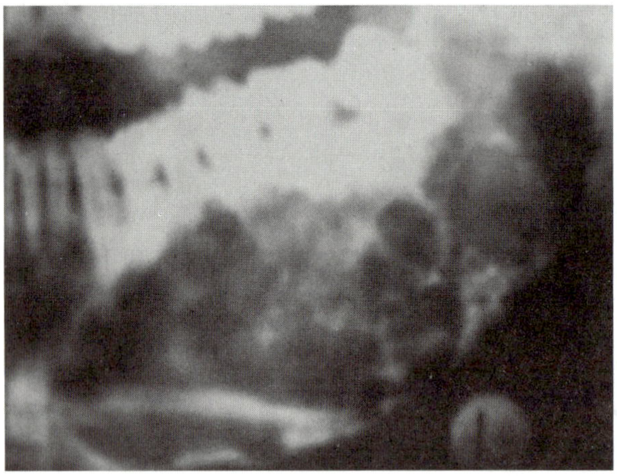

图 7-3-2　右下颌骨多房型成釉细胞瘤

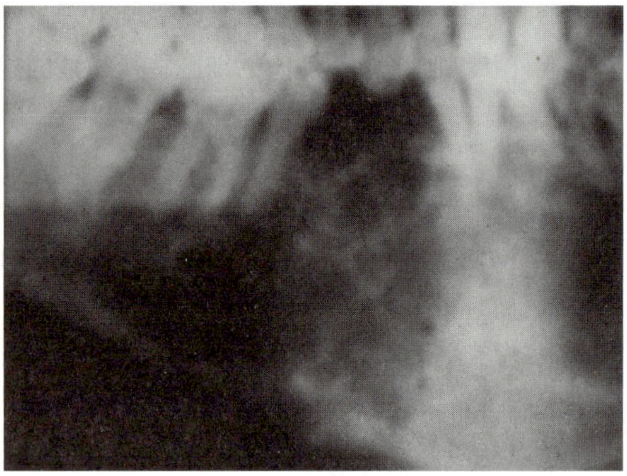

图 7-3-3　右下颌骨蜂窝型成釉细胞瘤

（4）局部恶性征型成釉细胞瘤：局部恶性征型成釉细胞瘤的 X 线表现与其他类型明显不同，具有较强的侵袭性。其边界模糊不清，呈弥漫性浸润性生长，骨质破坏较为严重，在 X 线片上可见密度不均匀的区域，有斑片状的低密度影与高密度影相互混杂。牙根吸收非常明显且极不规则，牙槽骨也会遭到破坏，严重时牙齿会松动甚至脱落。此外，该型肿瘤还可侵犯周围的软组织，形成软组织肿块影，与周围正常组织之间的界限难以清晰分辨，这表明肿瘤已突破骨组织的限制，向周围软组织蔓延（图 7-3-4）。

2. CT 检查　能更清晰地显示肿瘤的形态、边界，以及与周围组织的关系。CT 对多囊型肿瘤的囊腔、囊壁厚度及强化情况显示得更为直观。实性部分和囊壁在增强扫描时可有不同程度的强化。在 CT 图像上可准确观察肿瘤对周围骨组织的侵犯程度，如骨质吸收、破坏的范围，以及是否累及周围的肌肉、神经等软组织（图 7-3-5）。

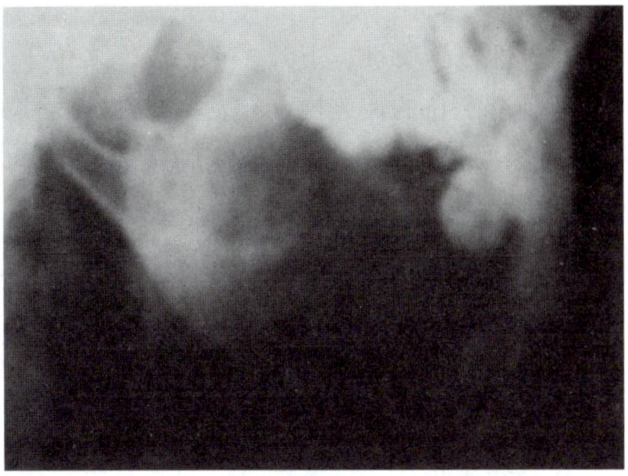

图 7-3-4　右下颌骨局部恶性征型成釉细胞瘤

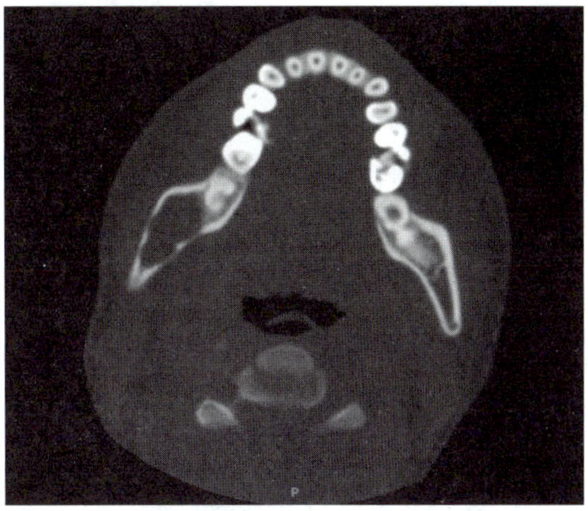

图 7-3-5　右下颌骨成釉细胞瘤

3. MRI 检查　在 T_1 加权成像上，囊性部分一般呈低信号，实性部分信号强度中等；在 T_2 加权成像上，囊性部分呈高信号，实性部分信号也增高，但程度低于囊性部分。MRI 对软组织的分辨能力强，能更好地显示肿瘤与周围软组织的关系，如是否侵犯口腔黏膜、肌肉等，以及对周围神经、血管等重要结构的显示也优于 X 线检查和 CT 检查。

（四）鉴别诊断

1. 牙源性角化囊性瘤　生长速度相对较快，囊液一般呈淡黄色、清亮或微混浊，含有角化物。颌骨膨隆程度可能较轻，疼痛症状也相对少见。影像学表现多呈单囊型，边界清晰，有明显的硬化边缘。囊腔形状可规则或不规则，一般没有成釉细胞瘤典型的肥皂泡样改变。

2. 含牙囊肿　多发生在牙冠或牙根形成之后，围绕未萌出的牙齿。患者通常无明显症状，偶尔发现颌骨膨隆。影像学表现为单囊型透光区，边界清楚，囊腔内有一个未萌出的牙齿。囊壁较薄，周围骨质吸收相对较轻，没有多囊性改变和肥皂泡样影像。

3. 骨化纤维瘤　生长缓慢，早期无明显症状。质地较硬，因肿瘤内含有较多纤维组织和骨样组织。影像学表现为颌骨内的密度增高影，内部可有不同程度的钙化。密度相对均匀，边界清晰，周围骨质可有受压改变，但很少有骨质破坏和囊腔形成。

二、牙源性角化囊性瘤

（一）病因病理

牙源性角化囊性瘤（keratocystic odontogenic tumor）是发生于骨内的一种良性牙源性肿瘤。又称牙源性角化囊肿。牙源性角化囊性瘤的病因尚未完全明确。一般认为是牙板上皮剩余或 Serres 上皮剩余发生的一种囊性病变。某些基因突变、局部炎症刺激也可能会诱发其产生。其特征为不全角化的复层鳞状上皮衬里，表面呈波浪状或皱褶状，表层多为不全角化，呈正角化时颗粒层明显。棘层较薄，基底细胞层界限清楚，呈柱状或立方状，细胞核远离基底膜，细胞呈栅栏状排列，这是牙源性角化囊性瘤的重要病理特征。

（二）临床表现

牙源性角化囊性瘤常见于20～30岁和50岁年龄组，男性多于女性，下颌多于上颌，多位于下颌第三磨牙区、上颌第一磨牙后区，沿颌骨长轴生长。其具有潜在的侵袭性、复发率高及多发性的特点。病变早期多无临床症状，晚期可表现为颌骨舌侧膨胀，继发感染。根据临床和病理表现，牙源性角化囊性瘤主要分为单囊型、多囊型和丛状型。

1. 单囊型牙源性角化囊性瘤 表现为单个囊性病变，囊壁较完整，是最常见的类型。此型治疗相对简单，预后较好。

2. 多囊型牙源性角化囊性瘤 囊肿呈多个囊腔，相互交通或不交通，囊腔大小不一。这种类型的病变范围较广，对颌骨的破坏相对严重。

3. 丛状型牙源性角化囊性瘤 较为少见，呈丛状生长，囊壁相互连接成网状，周围骨质破坏明显，手术治疗后复发率相对较高。

（三）影像学表现

1. X线检查 牙源性角化囊性瘤为边界清楚的圆形或卵圆形低密度影（图7-3-6），单囊型呈单房性透光区，边缘通常有一薄层致密白线，这是囊壁的纤维组织和周围骨质反应性增生所致。多囊型则可见多个大小不等的圆形或卵圆形透光区，相互重叠或融合，似蜂窝状或肥皂泡样改变。病变区的牙齿可出现牙根吸收，牙根呈锯齿状或截断状。当囊肿较大时，可使颌骨膨胀，骨皮质变薄，严重时甚至穿破骨皮质，在软组织内形成低密度影。

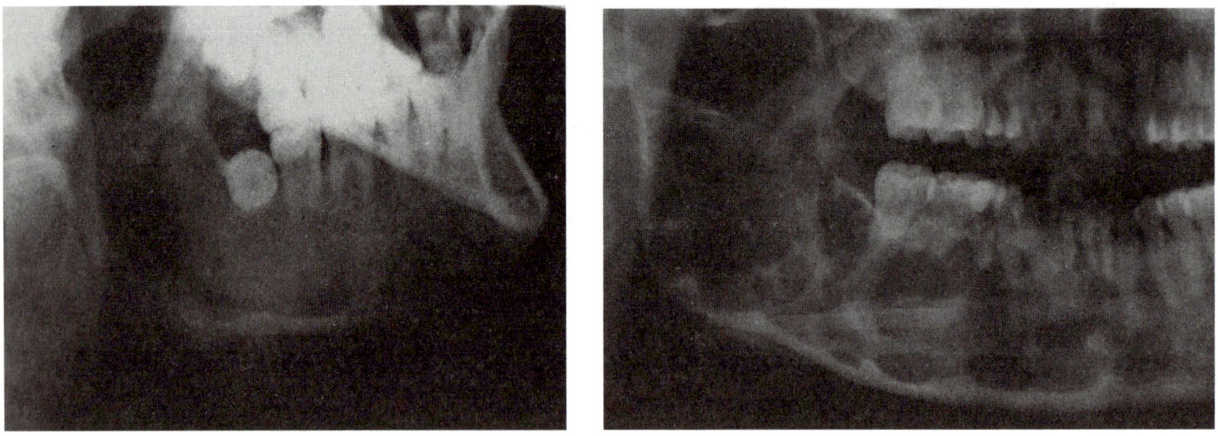

（a）　　（b）

图7-3-6 右下颌骨牙源性角化囊性瘤

（a）单囊型；（b）多囊型。

2. CT检查 平扫时，囊肿呈低密度，囊壁表现为等密度或稍高密度（图7-3-7、图7-3-8）。增强扫描时，囊壁可出现轻度强化，囊内容物无强化。可以清晰地看到颌骨的骨质破坏情况，如骨皮质的变薄、中断，以及病变对周围肌肉、神经等组织的推移情况。对于多发性囊肿，CT能够准确地显示各个囊肿的位置、大小及其相互关系。

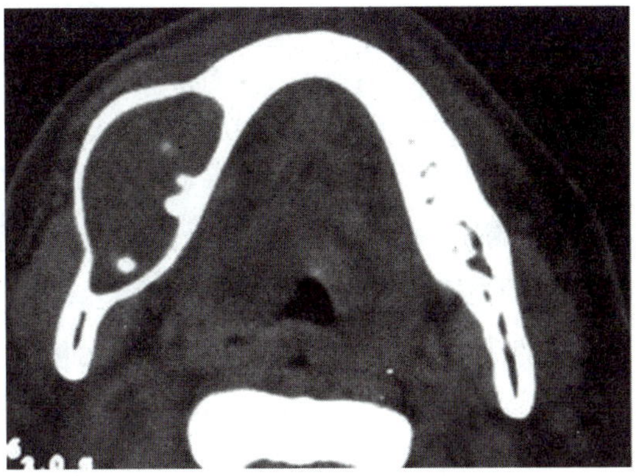

图 7-3-7　牙源性角化囊性瘤（单囊型）

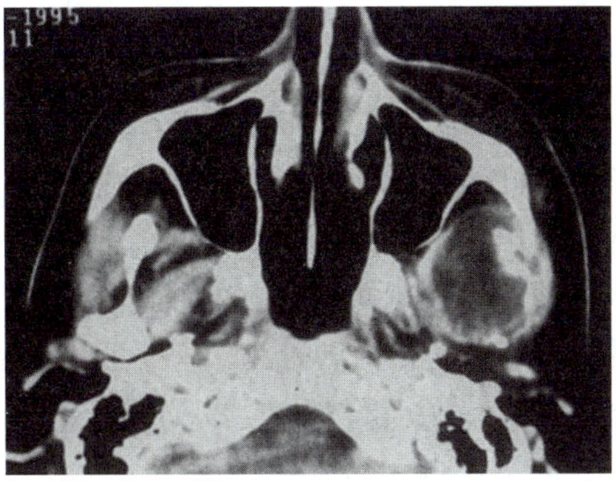

图 7-3-8　颌骨复发性牙源性角化囊性瘤

3. MRI 检查　在 T_1 加权成像上，囊液信号与肌肉相似，呈等信号或稍低信号。在 T_2 加权成像上，囊液呈高信号，囊壁为低信号。这有助于区分囊内容物与周围组织，尤其是在判断囊肿是否穿破骨皮质、侵犯周围软组织方面具有优势。对于鉴别囊肿与其他实性肿瘤，MRI 的多序列成像也有重要价值。当囊肿合并感染时，T_1 加权成像上信号可能会增高，T_2 加权成像上信号变得不均匀，同时周围组织可能会出现水肿的高信号。

（四）鉴别诊断

1. 成釉细胞瘤　成釉细胞瘤多发生于青壮年，以下颌磨牙区及下颌升支部多见。其生长方式呈局部浸润性生长，易复发。影像学上，成釉细胞瘤多呈多房性，分房大小不一，房隔粗细不均匀，边缘呈切迹状，典型表现为肥皂泡样改变。而多囊型牙源性角化囊性瘤虽然也呈多房性，但房隔相对较细，边缘较整齐。病理上，成釉细胞瘤的上皮呈岛状或条索状增生，周边细胞呈栅栏状排列，中央细胞呈星网状。

2. 含牙囊肿　含牙囊肿主要发生于牙冠或牙根形成之后，囊肿内含一颗牙齿，多为恒牙。影像学表现为单房性圆形或卵圆形低密度影，边界清晰，囊腔内可见牙冠。牙源性角化囊性瘤虽然也可单发，但不一定含有牙齿，且其囊壁病理特征与含牙囊肿不同。

3. 根尖周囊肿　根尖周囊肿的发生与根尖周炎密切相关，通常位于患牙的根尖部位。在 X 线影像中，它呈现为根尖部圆形或者卵圆形的低密度影，边界清晰，周围环绕着一薄层骨白线。与之不同的是，牙源性角化囊性瘤的位置并不局限于根尖区域，而且在病理特征和影像学表现上，均与根尖周囊肿存在差异。例如，牙源性角化囊性瘤的囊壁上皮有着特殊的栅栏状排列方式。肉眼观察，牙源性角化囊性瘤可为单囊结构，也可能是多囊，囊内大多含有黄白色、质地发亮的角化物，或是类似干酪样的物质。其囊壁衬里很薄，质地脆弱易碎，在实际观察中常常处于塌陷、折叠状态。从组织学层面剖析，牙源性角化囊性瘤具有较薄的纤维囊壁，囊壁内衬为无上皮钉突的角化复层鳞状上皮。其基底层界限清晰，细胞常呈栅栏状紧密排列，这些细胞多为柱状或立方状。特别需要指出的是，柱状基底细胞的细胞核通常远离基底膜分布，并且呈现较深的嗜碱性染色，这一特征是牙源性角化囊性瘤区别于其他发生角化的颌骨囊肿的关键要点。

三、牙源性钙化上皮瘤

（一）病因病理

牙源性钙化上皮瘤（calcifying epithelial odontogenic tumor）又称平堡（Pindborg）瘤，较少见。牙源性钙化上皮瘤的病因尚不明确。目前推测是牙源性上皮剩余在某些因素（如基因异常、局部刺激等）的作用下发生肿瘤性转化。它可能与牙胚发育过程中的异常分化有关，在胚胎发育期间，牙板或成釉器的上皮细胞残留，经过长期的增殖、分化异常而形成肿瘤。牙源性钙化上皮瘤是一种具有局部浸润性生长特点的良性牙源性上皮性肿瘤。巨检为实质性肿块，有不完整的包膜或无包膜。瘤体内常有一种淀粉样物质，并可发生钙化，钙化物质呈同心圆状沉积。

（二）临床表现

牙源性钙化上皮瘤通常有较为典型的临床表现。发病年龄多集中在 20 ～ 60 岁，部位多集中在颌骨内，常见于下颌骨磨牙区及升支部。患者初期大多无明显自觉症状，随着肿瘤逐渐生长，颌骨会出现膨胀，局部可触及硬性肿物，其边界相对清晰。部分肿物生长可能致使面部不对称，影响外观或伴有牙齿松动、移位甚至脱落现象。

（三）影像学表现

1. X 线检查 常表现为颌骨内不规则形低密度透射区，透射区内可呈点状、团块状或不规则形状钙化。肿瘤内常有未萌的埋伏牙，钙化物常位于未萌牙的牙冠附近。病变区和周围正常骨组织之间可有或没有清晰界限，边界清晰程度可能与肿瘤的浸润程度有关，浸润较轻时边界可能较清晰，而当肿瘤呈浸润性生长时，边界可能模糊不清（图 7-3-9）。

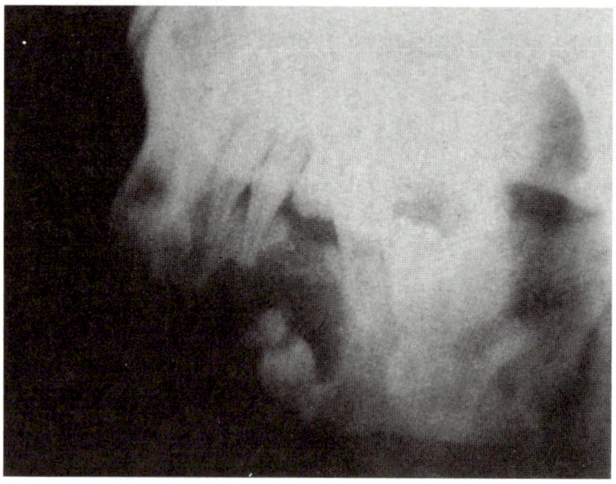

图 7-3-9　牙源性钙化上皮瘤

2. CT 检查 CT 检查能够更清晰地显示肿瘤的范围、内部结构，以及与周围组织的关系。在 CT 图像上，肿瘤呈低密度区，其中的钙化物表现为高密度影，可准确显示钙化物的位置、大小和形态。对于未萌牙的显示也更加清楚，能观察到未萌牙与肿瘤的位置关系。同时，CT 可以判断肿瘤是否侵犯周围的软组织，以及对骨质破坏的程度，如骨皮质的侵蚀情况等。

3. MRI 检查　在 T_1 加权成像上，肿瘤一般呈等信号或稍低信号，T_2 加权成像上呈高信号。肿瘤内的钙化物在 MRI 上表现为低信号区。MRI 对于判断肿瘤是否侵犯周围神经、血管等软组织有重要价值，当肿瘤侵犯周围组织时，相应区域的信号会发生改变，如周围软组织出现水肿时，T_2 加权成像上信号增高。

（四）鉴别诊断

1. 成釉细胞瘤　成釉细胞瘤也是颌骨常见的牙源性肿瘤。成釉细胞瘤的影像学表现多为多房性，分房大小不一，房隔粗细不均匀，边缘呈切迹状，典型表现为肥皂泡样改变。而牙源性钙化上皮瘤多为不规则形的单房低密度区，内部有钙化物，且常伴有未萌牙，牙冠附近钙化物较多。病理上，成釉细胞瘤的上皮呈岛状或条索状增生，周边细胞呈栅栏状排列，中央细胞呈星网状，与牙源性钙化上皮瘤的病理表现有明显差异。

2. 牙源性腺样瘤　牙源性腺样瘤常见于 20 岁左右女性，上颌尖牙区是其最好发部位。影像学上，牙源性腺样瘤一般在 X 线平片上表现为低密度单囊状病损，边缘光滑，瘤内有未萌出牙，以单尖牙最多见，肿瘤内可见数量不等粟粒状大小的钙化点。牙源性钙化上皮瘤的钙化形态多样，位置多在未萌牙冠附近，病变区形状不规则，发病年龄范围更广，下颌更为多见，且病理表现上也有不同，牙源性钙化上皮瘤有淀粉样物质沉积及钙化，细胞排列等特征与牙源性腺样瘤不同。

3. 牙骨质瘤　牙骨质瘤主要来源于牙骨质，多发生于下颌前牙区。X 线表现为高密度的团块状影像，边界清晰，周围有低密度的包膜。而牙源性钙化上皮瘤主要是低密度透射区伴有钙化物，形状不规则，且有未萌牙与之相关，在发病部位、影像学密度特征等方面与牙骨质瘤不同。

四、牙源性腺样瘤

（一）病因病理

牙源性腺样瘤（adenomatoid odontogenic tumor）以前被认为是成釉细胞瘤的一种类型，称为腺样成釉细胞瘤。因其临床和病理有独特表现，现被列为牙源性肿瘤中一个独立的病损。目前确切病因尚未完全明晰。一般认为是牙源性上皮组织在胚胎发育过程中，因受到某些局部微环境改变、基因调控异常等因素影响，发生了异常增殖与分化，进而形成牙源性腺样瘤。肿瘤上皮呈现出丰富多样的形态结构，涵盖腺管状、花瓣样、筛状等独特排列形式。腺管状结构由柱状或立方状上皮围绕而成，管腔内有时可见嗜酸性物质；花瓣样结构仿若花朵绽放般排列；筛状区域则布满诸多小孔。尤为关键的是，在这些复杂的上皮结构内，常常伴有小钙化灶存在，钙化灶多呈粟粒状散布，由上皮细胞分泌的基质经钙盐沉积逐渐演变而来。

（二）临床表现

好发于女性，发病年龄集中在 20 岁左右，此年龄段女性正值青春期后，身体激素水平波动较大，口腔颌面部组织对激素变化较为敏感，可能促使牙源性腺样瘤的发生。上颌多于下颌，尖牙区最为高发。这可能与尖牙萌出时间相对较晚、牙胚发育过程更为复杂，使得该区域牙源性上皮剩余留存及异常增殖的概率升高有关；另外，上颌骨与下颌骨相比，其骨质结构及血运特点可能更契合牙源性腺样瘤初期的生长环境。肿瘤生长极为缓慢，多数患者日常毫无察觉，仅偶尔自觉颌骨有轻微膨胀感。临床口腔检查时，常能发现未萌出的牙齿，这是因为肿瘤多围绕牙胚生长，干扰了牙齿正常萌出路径，致使牙齿埋伏于颌骨内无法萌出。鉴于其良性特质，手术完整摘除后，极少出现复发情况。

（三）影像学表现

1. X 线检查 典型特征为颌骨内呈现低密度单囊状病损影像，囊壁薄且均匀，致使边缘光滑、界限清晰（图 7-3-10）。低密度区提示肿瘤实质部分与正常骨质相比密度降低，多由肿瘤细胞成分、囊性变区域及疏松结缔组织共同影响所致。瘤内常见未萌出牙，其中单尖牙未萌最为常见，契合其尖牙区好发的临床特点；同时，肿瘤内部可观察到数量不定、粟粒状细小的钙化点，这些钙化点 X 线阻射性较强，呈高密度亮点散布于低密度病损区内。

2. CT 检查 CT 检查可全方位、多层次呈现肿瘤信息。平扫时，清晰显示低密度单囊或囊实混合结构，能准确勾勒出肿瘤轮廓、边界，以及与周围骨质的毗邻关系（图 7-3-11）；对于未萌牙的形态、位置、牙根发育程度能精准定位；钙化点在 CT 图像上表现为高密度结节，CT 图像还可用于判断钙化灶的三维分布状况。增强扫描后，肿瘤实性部分可有轻度强化，囊性部分无强化，借此进一步明确肿瘤内部结构特点。

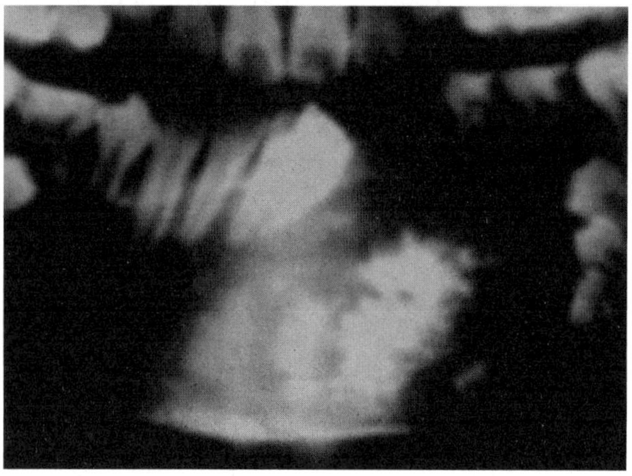

图 7-3-10　左下颌骨牙源性腺样瘤

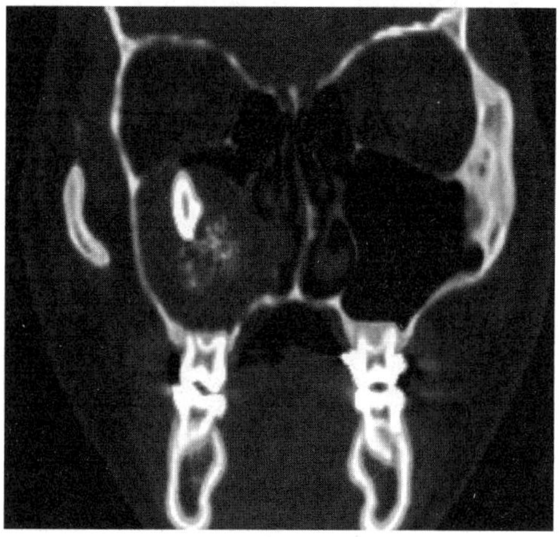

图 7-3-11　右上颌骨牙源性腺样瘤

3. MRI 检查 在 T_1 加权成像上，肿瘤多呈等信号或稍低信号，类似肌肉信号强度，反映了肿瘤内部细胞成分及结构特性；T_2 加权成像呈高信号，凸显囊性区域及含水量较高的组织成分，能清晰分辨囊腔范围。钙化点在 MRI 各序列均呈低信号，此为钙盐沉积的典型信号特征；未萌牙的牙髓、牙本质及牙骨质在不同序列呈现各自信号特点，有助于判断牙齿发育情况以及与肿瘤的关联。

（四）鉴别诊断

1. 成釉细胞瘤 成釉细胞瘤好发于下颌磨牙区及下颌升支部，多呈多房性改变，分房大小不均、房隔粗细各异，边缘呈切迹状，呈肥皂泡样改变；而牙源性腺样瘤以上颌尖牙区单囊状低密度影为主，边缘光滑规整，二者影像形态差异显著。成釉细胞瘤内钙化少见，即便有钙化，形态及分布也与牙源性腺样瘤的粟粒状钙化点截然不同。

2. 牙源性钙化上皮瘤　牙源性钙化上皮瘤在X线片多显示颌骨内不规则低密度透射区，内有各种形态钙化，常伴未萌牙，钙化形态不规则、体积较大，位置多靠近未萌牙冠；牙源性腺样瘤钙化呈粟粒状均匀散布，单囊状低密度影边缘光滑，二者易于区分。

3. 含牙囊肿　含牙囊肿为单房囊性病变，囊内仅含一颗未萌牙，牙冠朝向囊腔，囊壁薄且均匀，X线表现为边界清晰的圆形或卵圆形低密度影；牙源性腺样瘤除含未萌牙外，还有特征性粟粒状钙化点，低密度影不单是囊性表现，内部结构更复杂。

五、牙源性钙化囊性瘤

（一）病因病理

牙源性钙化囊性瘤（calcifying cystic odontogenic tumor）是一种囊性的牙源性良性肿瘤曾被称为牙源性钙化囊肿或Gorlin囊肿。病因目前尚不清楚，可能是在牙胚发育过程中，牙源性上皮剩余细胞受到多种因素的影响。牙源性钙化囊性瘤既可发生在骨内，又可发生在骨外。两种类型的囊壁都有薄层的成釉细胞瘤样上皮衬里，并有影细胞形成。影细胞可发生钙化。还可见牙源性上皮向邻近的结缔组织中增殖。也可见发育不良的牙本质。

（二）临床表现

牙源性钙化囊性瘤可发生于任何年龄。上、下颌发病率基本相同。病变大多发生在切牙－尖牙区。多无症状。发生在骨内的病变表现为颌骨的无痛性肿胀。从病变位置角度可简单分为骨内型和骨外型。骨内型主要是在颌骨内部形成病变，对颌骨的骨质结构产生影响；骨外型则是在颌骨外的组织中发生，主要引起颌骨表面的吸收等改变。

（三）影像学表现

X线检查可见骨外的牙源性钙化囊性瘤有颌骨的浅碟状吸收，有时伴有邻牙的移位（图7-3-12）。发生在骨内的病变一般表现为界限清楚的单房透射影。肿瘤内可含牙并可见大小不等的钙化点或团块。病变累及的牙根可有吸收，邻牙可有移位。

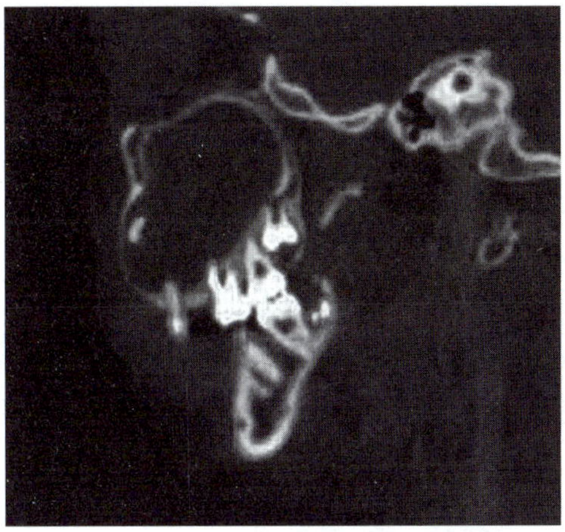

图7-3-12　右上颌骨牙源性钙化囊性瘤

（四）鉴别诊断

1. 成釉细胞瘤 成釉细胞瘤多为多房型病变，分房大小不一，房隔粗细不均匀，边缘呈切迹状，典型的呈肥皂泡样改变；而牙源性钙化囊性瘤以界限清楚的单房透射影为主，虽然内部也有钙化，但形态和分布与成釉细胞瘤不同。

2. 牙源性腺样瘤 牙源性腺样瘤在X线平片一般表现为低密度单囊状病损，边缘光滑，瘤内有未萌出牙，以单尖牙最多见，肿瘤内可见数量不等粟粒状大小的钙化点；牙源性钙化囊性瘤虽然也是单房透射影，但钙化点或团块大小不等，而且含牙情况与牙源性腺样瘤相比，较无特征性，其对颌骨的破坏主要是骨内界限清楚的单房改变或骨外浅碟状吸收。

3. 牙源性钙化上皮瘤 牙源性钙化上皮瘤常表现为颌骨内不规则形低密度透射区，内有各种不同形态的钙化物，肿瘤内常有未萌的埋伏牙，钙化物常位于未萌牙的牙冠附近；牙源性钙化囊性瘤主要是界限清楚的单房透射影，内部钙化点或团块的形态和分布与牙源性钙化上皮瘤不同，其骨外的浅碟状吸收也是一个鉴别要点。

六、牙瘤

（一）病因病理

牙瘤（odontoma）属于成牙组织发育畸形，而非真性肿瘤。牙瘤是在牙胚发育过程中形成的，遗传因素也可能在牙瘤的发生中起一定作用。主要是牙源性上皮和间充质组织的异常增殖和分化所导致。牙瘤内含有牙釉质、牙本质、牙骨质和牙髓。

（二）临床表现

牙瘤好发于儿童和青年，除颌骨膨胀外无其他自觉症状。病变生长有局限性，预后良好。手术切除后不复发。牙瘤主要分为以下两类。

1. 混合性牙瘤 混合性牙瘤主要是由牙釉质、牙本质、牙髓等牙体组织成分混合在一起，没有牙齿的解剖形态。这些组织成分相互交织、混杂，形成一个不规则的团块。

2. 组合性牙瘤 是由许多大小不等、形态类似于正常牙齿的小牙样结构组成。这些小牙的形态可以是完整的，具有牙冠、牙根的基本形态，但通常比正常牙齿小很多。小牙的数量从数个到数十个不等，它们彼此之间可能会有一些连接组织分隔。

（三）影像学表现

1. 混合性牙瘤 X线检查主要表现为颌骨内异常高密度团块状影像，病变边缘光滑，周缘多有一条清晰的低密度条带状纤维包膜围绕，颌骨可有膨胀（图7-3-13）。

2. 组合性牙瘤 X线检查主要表现为颌骨内有许多大小不等，形态各异的小牙堆积（图7-3-14）。瘤体大小变异很大，恒牙常为肿瘤阻挡而不能萌出。有时牙瘤可与囊肿同时存在，故有囊性牙瘤的诊断。

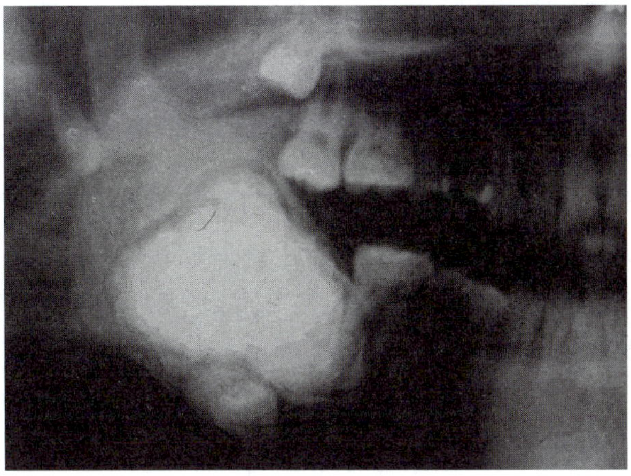

图 7-3-13　混合性牙瘤

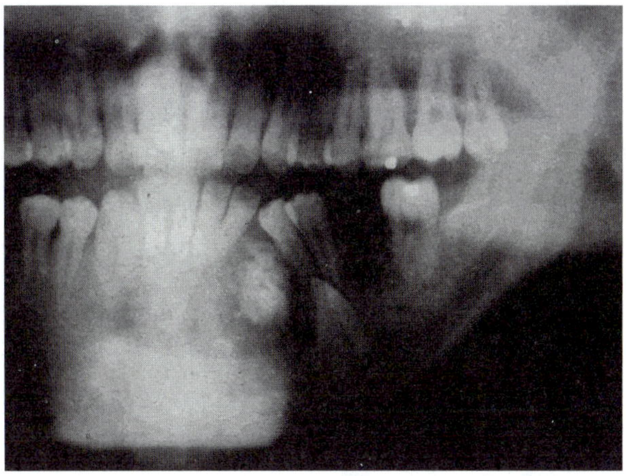

图 7-3-14　组合性牙瘤

（四）鉴别诊断

1. 成釉细胞瘤　成釉细胞瘤多为多房性改变，分房大小不一，房隔粗细不均匀，典型的影像学特征是呈肥皂泡样改变，病变边缘呈切迹状，可使颌骨发生膨胀性改变。而牙瘤主要表现为颌骨内的团块状高密度影，其密度不均匀，形状可规则（如混合性牙瘤常呈圆形或椭圆形）或不规则（如组合性牙瘤由多个牙样结构组成，形态较复杂）。成釉细胞瘤对邻牙的影响主要是牙根吸收和牙齿移位，牙瘤也可能导致邻牙移位，但牙根吸收相对不明显，并且牙瘤内可辨认出牙体组织样结构。

2. 牙源性钙化囊性瘤　牙源性钙化囊性瘤在 X 线检查时，骨内病变一般为界限清楚的单房透射影，肿瘤内可含牙并可见大小不等的钙化点或团块；骨外病变可见颌骨的浅碟状吸收。牙瘤的高密度影与牙源性钙化囊性瘤的单房透射影及钙化点分布不同，牙瘤是致密的团块状，可能包含类似牙齿的结构，而不是散在的钙化点。

3. 牙源性腺样瘤　牙源性腺样瘤 X 线检查时可见低密度单囊状病损，边缘光滑，瘤内有未萌出牙，以单尖牙最多见，肿瘤内可见数量不等粟粒状大小的钙化点。牙瘤的影像密度明显高于牙源性腺样瘤，并且牙瘤内的结构不是单囊状，而是包含牙体组织成分的团块状或多个牙样结构。

七、牙源性纤维瘤

（一）病因病理

牙源性纤维瘤（odontogenic fibroma）是一种良性牙源性间叶组织肿瘤，其发生与牙胚发育密切相关。牙源性纤维瘤由增生的纤维结缔组织组成，其间可见小团牙源性上皮组织和类似于牙骨质小体的钙化物存在。

（二）临床表现

牙源性纤维瘤患者的年龄分布广泛，无性别差异。下颌多于上颌，肿瘤生长缓慢，极少有症状。切除后不易复发。

1. 单纯型牙源性纤维瘤　此型主要由大量成熟的纤维结缔组织构成，其间均匀散布少量牙源性上皮条索或团块，钙化现象极为少见。影像学表现为多呈现单房低密度影，边界相对清晰，颌骨膨胀程度较轻，对邻牙影响较小，仅偶见牙根轻度吸收、牙齿轻微移位；手术切除时，瘤体包膜完整，易于完整剥离，预后良好，术后复发率极低。

2. 纤维-牙骨质型牙源性纤维 此型除丰富纤维结缔组织外，还富含类似牙骨质小体的钙化物，且含量较多、分布广泛，常呈散在或聚集状。影像学表现为密度欠均匀的多房性低密度区，房室多呈多边形，瘤内可见明显点片状高密度影，对应病理上的钙化区域；该型致使颌骨膨胀更为显著，牙根吸收、邻牙移位情况较为常见；手术切除难度稍高，因钙化灶增加了组织硬度，不过完整切除后复发可能性依然较低。

（三）影像学表现

牙源性纤维瘤X线检查时可表现为单房或多房骨密度减低区，多房者房室形态各异，以多边形为主（图7-3-15）。肿瘤内密度欠均匀，可见点片状高密度影。颌骨多有膨胀。可伴有牙根吸收，邻牙移位或缺失，瘤内可含牙。

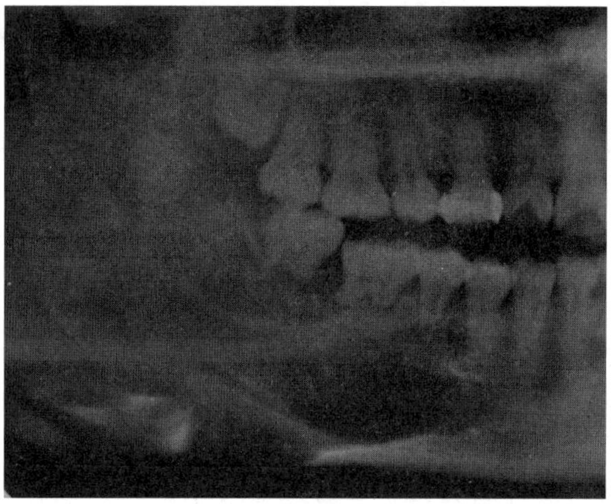

图7-3-15 右下颌骨牙源性纤维瘤

（四）鉴别诊断

1. 纤维瘤 纤维瘤多呈边界清晰、均匀的低密度影，形态规则，无颌骨膨胀、牙根吸收及邻牙移位等典型牙源性病变表现；病理层面，镜下只见大量成纤维细胞及胶原纤维，以此可精准区分二者。

2. 牙源性黏液瘤 牙源性黏液瘤同样是少见的牙源性肿瘤，由大量黏液样基质及少量星芒状细胞组成。影像学显示为界限不清、呈网格状或蜂巢样的低密度区，颌骨呈浸润性膨胀，牙根常呈锯齿状吸收，与牙源性纤维瘤的多房形态、相对清晰边界及牙根吸收特点迥异；病理检查时，牙源性黏液瘤无牙源性上皮结构及牙骨质小体，代之以大量黏液基质，是鉴别关键所在。

3. 成釉细胞瘤 成釉细胞瘤好发于下颌磨牙区及下颌升支部，是上皮性牙源性肿瘤。影像学典型表现为多房性肥皂泡样低密度影，房隔粗细不均、边缘呈切迹状；牙源性纤维瘤即便呈多房，房室形态、房隔特征也与之不同，且成釉细胞瘤内无牙源性纤维瘤的纤维结缔组织主导及牙骨质小体样钙化物。病理上，成釉细胞瘤以上皮岛、条索状增生为特征，周边细胞栅栏状排列，与牙源性纤维瘤病理结构大相径庭。

八、牙源性黏液瘤

（一）病因病理

牙源性黏液瘤（odontogenic myxoma）是一种少见但具有局部浸润的良性肿瘤。正常情况下，牙源性上皮在牙齿发育完成后会残留部分细胞，这些残余的牙源性上皮细胞可能会受到某些刺激，如局部炎症、物理化学因素等，发生异常增殖并诱导周围间充质细胞产生黏液样变，从而形成牙源性黏液瘤。黏液纤维瘤巨检见肿瘤边界不清，切面呈胶冻状，富有牵缕性的黏液，多无包膜。镜下见在梭形或星形瘤细胞之间有大量黏液样物，有时瘤内可见牙源性上皮。

（二）临床表现

牙源性黏液瘤可发生于不同年龄，多见于青壮年。性别无明显差异，下颌和上颌均可发生，以下颌磨牙区最多见。病变生长缓慢，可使邻牙移位，术后易复发。

（三）影像学表现

颌骨牙源性黏液瘤在 X 线检查时一般表现为多房密度减低区（图 7-3-16）。房隔细而不规则，分房形态各异，以网格状多见，有时可呈“火焰状”改变。肿瘤可穿破骨密质突入周围软组织，边缘欠光滑整齐。黏液瘤可伴有牙移位和牙根侵蚀吸收。CT 可以显示出纤细的骨隔，并可进行解剖学定位。

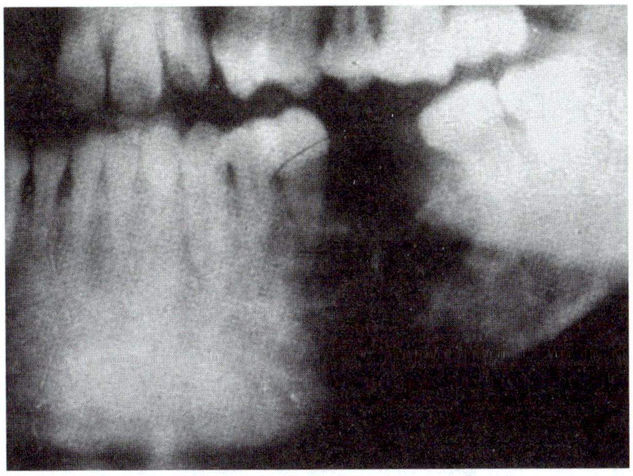

图 7-3-16 下颌骨牙源性黏液瘤

（四）鉴别诊断

1. 根尖周囊肿 多有明显的病原牙，如龋齿、死髓牙等。牙髓活力测试通常无反应。X 线表现为根尖部圆形或椭圆形的透光区，边界清晰，周围有一圈致密的骨白线。而牙源性黏液瘤的边界相对模糊，且多呈蜂窝状或肥皂泡样改变。

2. 含牙囊肿 囊肿内含有未萌出的牙齿，牙齿的冠部位于囊腔内。X 线表现为边界清晰的单房囊性透光区，囊壁围绕着牙冠，囊肿多附着于牙颈部。牙源性黏液瘤一般没有这种典型的围绕牙冠的表现。

3. 成釉细胞瘤 是最常见的牙源性上皮性肿瘤。多房型成釉细胞瘤的影像学表现与牙源性黏液瘤有些相似，但成釉细胞瘤的分房大小差异更明显，且分隔较厚、更清晰。成釉细胞瘤的细胞成分主要是上皮细胞，而牙源性黏液瘤含有大量黏液样基质，通过病理检查可以明确区分。

4. 牙源性纤维瘤 主要由纤维结缔组织构成，含有少量牙源性上皮。X线表现为边界清楚的透光区，一般没有牙源性黏液瘤的蜂窝状外观。在病理检查中，牙源性纤维瘤的细胞成分和基质成分与牙源性黏液瘤不同，其纤维成分较多，黏液样物质较少。

九、成牙骨质细胞瘤

（一）病因病理

成牙骨质细胞瘤（cementoblastoma）又称真性牙骨质瘤。其病因目前尚未完全明确。一般认为它可能来源于牙骨质母细胞，是牙骨质的一种异常增生。局部的刺激因素如炎症、创伤等可能在其发生发展过程中起到一定的诱发作用。肿瘤大部分为钙化组织，内含少量类似于牙骨质的细胞，其周缘有结缔组织包膜。

（二）临床表现

该病变常见于25岁以下的男性青年。大多数发病部位在下颌第一磨牙区。生长缓慢，一般无自觉症状，肿瘤增大时可引起颌骨膨胀和疼痛。

（三）影像学表现

成牙骨质细胞瘤X线检查时表现为团状密度增高区。肿瘤周边可见低密度结缔组织包膜。病变常附于牙根部，可伴有牙根吸收或牙根与肿瘤融合（图7-3-17）。

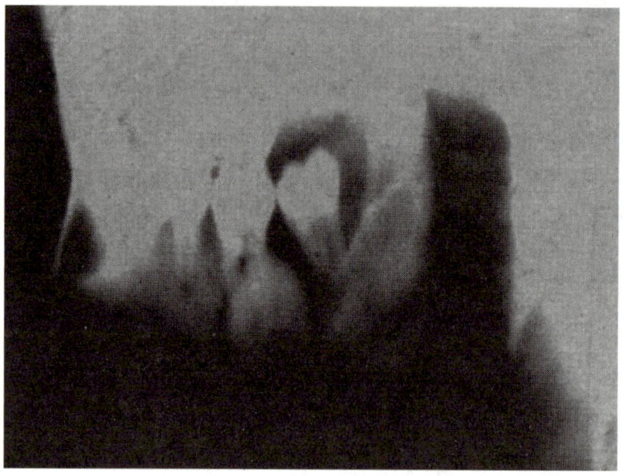

图7-3-17　成牙骨质细胞瘤

（四）鉴别诊断

1. 牙骨质增生 牙骨质增生通常是一种生理性的反应，多发生在牙齿的根尖部或牙根表面。其增生的牙骨质形态比较规则，一般呈均匀的增厚，与正常牙骨质相延续，没有明显的边界。而成牙骨质细胞瘤是一个独立的肿物，有较清晰的边界，在影像学上表现为团块状，内部密度可能不均匀。例如，牙骨质增生可能只是牙根尖部几毫米的均匀增厚，而成牙骨质细胞瘤的肿物可能达到数厘米大小，并且对周围组织有压迫性改变。

2. 成釉细胞瘤　成釉细胞瘤是牙源性上皮性肿瘤。在影像学上，多房型成釉细胞瘤呈典型的分房状改变，房隔较厚且清晰，肿瘤一般不与牙根紧密相连，而是对牙根产生压迫性吸收，使牙根呈锯齿状或截断状。成牙骨质细胞瘤主要与牙根相连，密度较高，通常没有成釉细胞瘤那样的分房表现。从病理角度看，成釉细胞瘤主要是上皮成分，而成牙骨质细胞瘤主要是牙骨质样组织的增生。

3. 骨化纤维瘤　骨化纤维瘤是一种由纤维组织和骨样组织构成的肿瘤。在影像学上，骨化纤维瘤的密度不均匀，有不同程度的钙化和骨化区域，其边界相对清晰，但形状多为圆形或椭圆形，与牙根一般没有紧密的联系。成牙骨质细胞瘤的密度相对较高，且与牙根关系密切，肿瘤内部结构相对均匀，主要是牙骨质样组织的堆积。

十、骨化纤维瘤

（一）病因病理

骨化纤维瘤（ossifying fibroma）的病因尚不明确。目前有多种假说，其中一种观点认为它可能与染色体异常有关。研究发现，部分骨化纤维瘤患者存在染色体基因水平的改变，这些异常可能影响细胞的增殖、分化和凋亡，导致纤维组织和骨组织的异常增生。另外，局部的外伤、炎症等刺激因素也可能在一定程度上诱发该病。骨化纤维瘤病变边界清楚，由富于细胞的纤维组织和表现多样的矿化组织构成。

（二）临床表现

本病可见于任何年龄，中青年人多见，女性患者略多。病变好发于下颌前磨牙和磨牙区，生长缓慢，增大时可使颌骨膨大变形，相关牙移位。

1. 牙骨质－骨化性纤维瘤（cementifying ossifying fibroma，COF）　是较为常见的类型。好发于儿童和青少年时期，主要发生在颌骨，如下颌骨多于上颌骨。病变进展相对缓慢，在早期可能没有明显症状。随着肿瘤的生长，会引起颌骨膨胀，导致面部不对称、牙齿移位、咬合关系紊乱等。在影像学检查（如 X 线检查、CT 检查）中，可见病变呈单房或多房性的密度减低区，内部有不同程度的钙化和骨化，表现为散在的高密度斑点或斑块，边界相对清晰。

2. 青少年小梁状骨化性纤维瘤（juvenile trabecular ossifying fibroma，JTOF）　主要发生于青少年，女性略多于男性。多发生在颌骨的前部，如鼻窦、眼眶周围等。其生长速度比传统型稍快。影像学表现为边界清楚的肿块，内部呈蜂窝状或小梁状的骨化结构，密度不均匀，可有囊性变区域。这种类型的肿瘤可能会侵犯周围的鼻窦、眼眶等结构，引起相应的功能障碍，如视力下降、鼻塞等。

3. 青少年沙瘤样骨化性纤维瘤（juvenile psammomatoid ossifying fibroma，JPOF）　主要发生于颅骨，尤其是眶周额骨和筛骨，也可发生于颌骨，累及眼眶或鼻窦可导致视觉症状和鼻阻塞。该病快速生长时最有可能伴发继发性动脉瘤样骨囊肿。

（三）影像学表现

1. X线检查 骨化纤维瘤X线检查时多以高低密度混合表现为主。部分病变以低密度变化为主，间有少量钙化或骨化。病变内部的异常高密度硬组织成分的形态变化多样，或为纤细和粗糙的线隔；或为点状或斑片状形态（图7-3-18）。

2. CT检查 颌骨的骨化纤维瘤CT表现为膨胀性、边界清楚的阻射与透射混合影（图7-3-19）。下颌骨骨化纤维瘤可引起邻牙或下牙槽神经管移位，有时可见牙根吸收和受累牙的骨硬板消失。下颌骨外层骨密质虽可变形移位，但其完整性尚存。上颌骨骨化纤维瘤可占据整个上颌窦，窦壁多有膨胀表现。

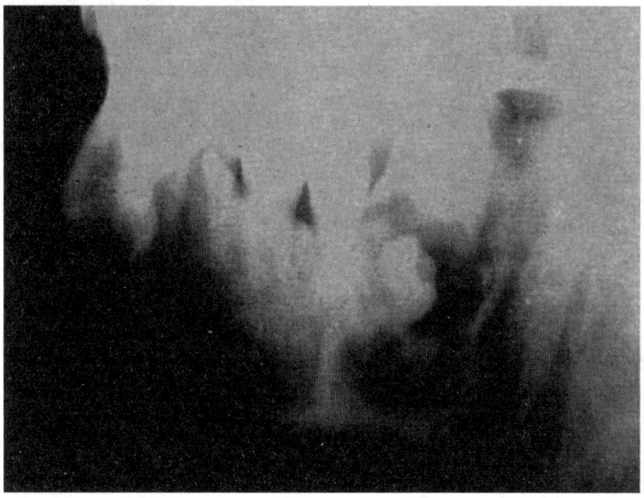

图7-3-18 骨化纤维瘤（X线表现）

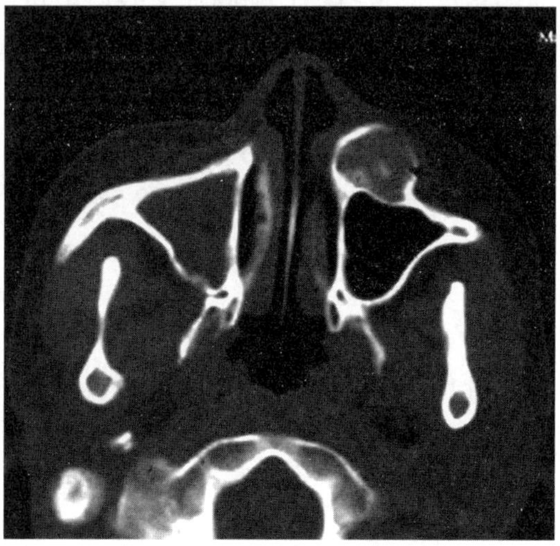

图7-3-19 骨化纤维瘤（CT表现）

（四）鉴别诊断

1. 骨纤维异常增殖症 骨纤维异常增殖症是一种先天性、非肿瘤性的骨病。其病变范围通常较广泛，可累及多个骨组织。在影像学上，骨纤维异常增殖症呈磨砂玻璃样改变，边界不清，与正常骨组织逐渐过渡。而骨化纤维瘤边界相对清晰，内部有明显的钙化和骨化区域，病变范围相对较局限。例如，骨纤维异常增殖症可能会累及一侧上颌骨的大部分区域，呈弥漫性的密度改变；而骨化纤维瘤多是一个独立的肿物，位于颌骨的某个局部区域。从病理角度看，骨纤维异常增殖症主要是纤维组织和不成熟的编织骨，骨化纤维瘤则是有规则的纤维组织和成熟的骨组织。

2. 牙源性钙化囊性瘤 牙源性钙化囊性瘤主要与牙齿发育有关，多发生在颌骨内牙齿的周围。在影像学上，牙源性钙化囊性瘤呈单房或多房的囊性透光区，内部有钙化点，但其钙化多呈粟粒状或团块状，与骨化纤维瘤的散在、不均匀的骨化表现不同。牙源性钙化囊性瘤的边界也比较清晰，但通常没有骨化纤维瘤那样明显的纤维组织成分的影像学特征。病理检查显示牙源性钙化囊性瘤含有囊性结构和牙源性上皮成分，这与骨化纤维瘤主要由纤维组织和骨组织构成不同。

3. 成釉细胞瘤 成釉细胞瘤是常见的牙源性上皮性肿瘤。在影像学上，成釉细胞瘤多呈典型的分房状改变，房隔较厚且清晰，肿瘤内部一般没有骨化纤维瘤的骨化和钙化表现。成釉细胞瘤主要对牙根产生压迫性吸收，使牙根呈锯齿状或截断状，而骨化纤维瘤与牙根的关系相对不那么密切。

从病理角度看，成釉细胞瘤主要是上皮成分，骨化纤维瘤主要是纤维组织和骨组织。

十一、中心性巨细胞病变

（一）病因病理

目前认为中心性巨细胞病变（central giant cell lesion）可能与局部创伤、体内激素水平有关。病变由梭形的成纤维细胞或肌成纤维细胞构成，散在分布于血管丰富的纤维组织或纤维黏液样组织中，有出血区域及含铁血黄素沉积，伴巨噬细胞、淋巴细胞、粒细胞浸润，偶见浆细胞。破骨细胞样巨细胞常见于出血区，呈均匀分布或聚集成小簇。甲状旁腺功能亢进患者所发生的棕色瘤在组织形态上不能与中心性巨细胞病变区分，需结合甲状旁腺素水平的检测加以鉴别。

（二）临床表现

本病好发于25岁以下的青年女性。下颌多于上颌，磨牙区及前磨牙区比下颌前部或升支更易受累。可有外伤史。大多数病例无症状，为偶然发现。也有些病例可有颌骨膨胀、压痛。手术刮除效果良好。

（三）影像学表现

1. X线检查　X线表现为单个卵圆形骨密度减低区（图7-3-20）。下颌病变的前后径往往大于内外径，边缘清晰，有时可见不规则改变。病变内可有不完整的分隔使之形成多房。颌骨膨胀使骨密质变薄，并可突出骨密质外，其上有薄层骨膜和骨膜下新骨形成。较大的病变尚可使牙移位、牙根吸收。

2. CT检查　CT表现为边界可清可糊，呈溶骨性骨质破坏，形态多样，破坏区内有粗细不等的骨小梁残留，呈分隔或网格状，多为软组织密度且密度常较均匀，也可因特殊情况而不均，增强扫描多不均匀强化，可致骨皮质变薄、膨胀甚至中断形成病理性骨折，病变较大时还会侵犯周围软组织形成边界清或糊的肿块（图7-3-21）。

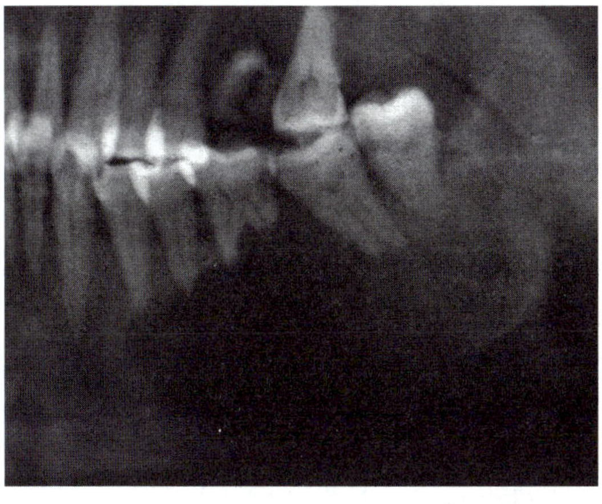

图7-3-20　左下颌骨中心性巨细胞肉芽肿

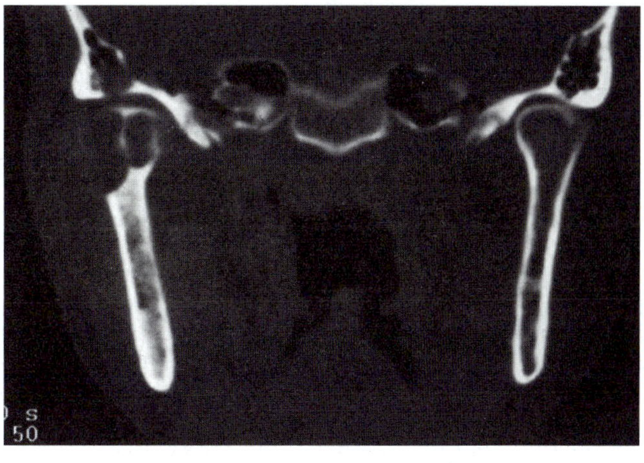

图7-3-21　巨细胞肉芽肿

（四）鉴别诊断

1. 巨细胞瘤 巨细胞瘤在 X 线或 CT 上多表现为偏心性、膨胀性骨质破坏，呈肥皂泡样改变。中心性巨细胞病变以中心性骨质破坏为主，颌骨病变时可见牙齿的移位等情况。

2. 棕色瘤 棕色瘤为甲状旁腺功能亢进引起的骨病变在骨骼上可呈多发性、囊性骨质破坏，全身骨骼均可受累。中心性巨细胞病变多为单发性，局限于局部骨组织，如颌骨等。

3. 动脉瘤样骨囊肿 动脉瘤样骨囊肿表现为膨胀性、多房性的骨质破坏，有液－液平面是其特征性表现。中心性巨细胞病变一般没有液－液平面。

十二、单纯性骨囊肿

（一）病因病理

单纯性骨囊肿（simple bone cyst）又称孤立性骨囊肿、血外渗性骨囊肿或创伤性骨囊肿。确切病因尚不完全清楚。目前有多种假说，有认为是局部静脉回流受阻导致的。在骨骼的生长发育过程中，骨髓腔内的静脉血流出障碍，使得局部压力升高，进而引起骨质吸收，形成囊肿。也有观点认为可能与创伤有关，创伤导致局部骨质内的小血管破裂出血，血液积聚后形成囊肿。单纯性骨囊肿是一种骨内的假性囊腔，无上皮衬里，腔内可以是空的，也可以充满浆液和血性液。较少见。

（二）临床表现

单纯性骨囊肿好发于儿童和青少年，多数患者年龄在 10～20 岁。男性多于女性。最常见的发病部位是肱骨近端和股骨近端，大约占所有病例的 70%。患者通常无明显症状，很多是在发生病理性骨折后才被发现。部分患者可能会出现局部的隐痛、酸痛，疼痛程度一般较轻，活动后可能会稍有加重。如果囊肿位于浅表部位，可出现局部的轻度肿胀。根据囊肿是否合并骨折可分为如下两类。

1. 非骨折型单纯性骨囊肿 囊肿完整，未发生骨折。此型在影像学检查时可以看到完整的囊肿形态，骨质破坏较轻，囊壁相对较薄。

2. 骨折型单纯性骨囊肿 由外力等因素导致囊肿所在部位的骨质发生骨折。骨折后，囊肿内的液体可能会流出到周围组织，引起局部的炎症反应。在影像学上可以看到骨折线，并且囊肿的形态可能会因为骨折而发生改变，如囊壁出现破裂、局部骨质移位等情况。

（三）影像学表现

单纯性骨囊肿 X 线表现为干骺端中心性、边界清晰的溶骨性病变（图 7-3-22）。囊肿呈圆形或椭圆形，长轴与骨干方向一致。囊壁光滑，有硬化边，这是囊肿周围骨质对病变的反应性增生所致。囊肿内部呈均匀的低密度影，代表囊内的液体成分。如果发生骨折，可见骨折线贯穿囊肿。

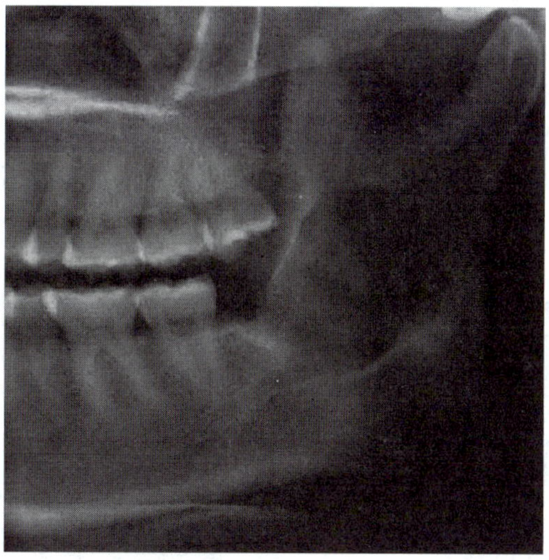

图 7-3-22　左下颌骨单纯性骨囊肿

（四）鉴别诊断

1. 动脉瘤样骨囊肿　动脉瘤样骨囊肿呈膨胀性多房性改变，有液 - 液平面是其典型特征，在 CT 或 MRI 上较易观察到。单纯性骨囊肿一般为单房，囊内液体均匀，无液 - 液平面。

2. 骨巨细胞瘤　骨巨细胞瘤在 X 线检查和 CT 检查时多表现为偏心性、膨胀性骨质破坏，呈肥皂泡样改变。单纯性骨囊肿是中心性溶骨病变，边界更清晰，有硬化边。

3. 骨纤维结构不良　骨纤维结构不良在影像学上表现为骨质呈磨砂玻璃样改变，密度不均匀，有不同程度的骨质增生和破坏。单纯性骨囊肿的密度均匀，为典型的溶骨病变，边界清楚。

十三、骨瘤

（一）病因病理

骨瘤（osteoma）可能是基因异常、多次反复的轻微损伤、长期暴露于放射性物质环境、慢性骨髓炎等长期的炎症状态等引起。骨瘤可分为松质型和密质型。松质型骨瘤主要由粗大骨小梁和位于其间的脂肪或纤维骨髓组成；密质型骨瘤主要由致密板层骨组成，其间少有骨髓间隙。

（二）临床表现

骨瘤可发生于任何年龄，常见于 40 岁以上患者，松质型骨瘤罕见于前牙区，密质型骨瘤常见于下颌角的外侧和上颌结节区。病变生长缓慢，常突出于骨表面，质地坚硬。

（三）影像学表现

1. 密致型骨瘤

（1）X 线检查：通常表现为圆形或椭圆形的高密度影，边界清晰，与正常骨组织之间有明显的分界线。其密度均匀，如同象牙质，故又称为象牙质骨瘤。瘤体大小不一，可从数毫米至数厘米不等。多发生于颅骨外板、鼻窦等部位，在颅骨上可表现为局限性的骨质增厚，向外突出。

（2）CT 检查：能更清晰地显示骨瘤的形态、范围及与周围结构的关系。在 CT 图像上，密致型骨瘤呈均匀的高密度影，CT 值与正常骨皮质相似，增强扫描一般无明显强化（图 7-3-23）。

（3）MRI 检查：在 T_1WI 和 T_2WI 上均呈低信号，与正常骨皮质信号相似，周围软组织信号正常，无明显水肿或受压移位（图 7-3-24）。

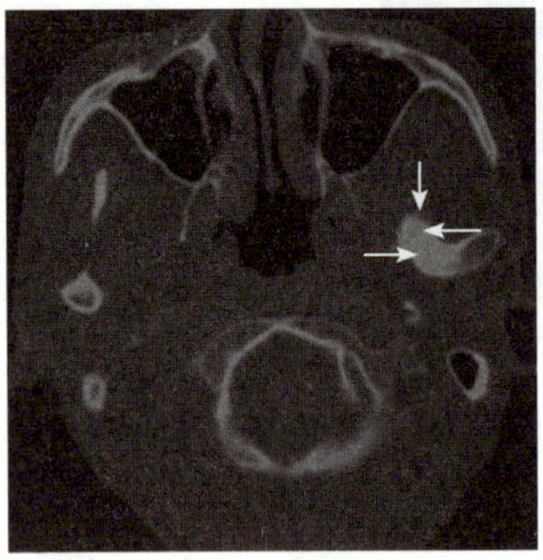

图 7-3-23　左髁突骨瘤

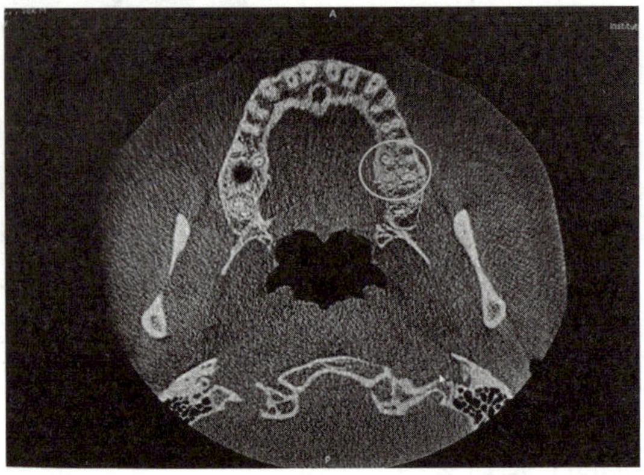

图 7-3-24　左下颌后下区密致型骨瘤

2. 松质型骨瘤

（1）X 线检查：表现为边界清楚的低密度区，其中可见骨小梁结构，其密度与骨松质相似，故称为松质型骨瘤。瘤体形态多不规则，可呈分叶状，大小不一。好发于长骨的干骺端，如股骨远端、胫骨近端等［图 7-3-25（a）］。

（2）CT 检查：可见瘤体内有粗细不等的骨小梁结构，呈低密度，CT 值与骨松质相近，周围有薄层骨皮质包绕。增强扫描时，瘤体可有轻度强化［图 7-3-25（b）］。

（3）MRI 检查：在 T_1WI 上呈等信号或稍高信号，与正常骨松质信号相似；在 T_2WI 上呈高信号或等信号，信号强度不均匀。

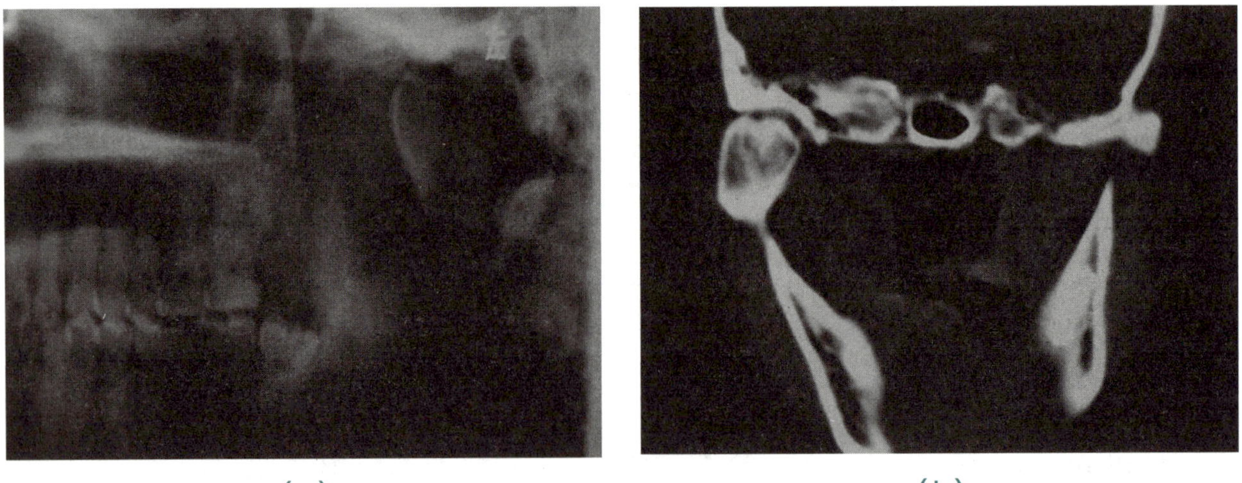

（a）　　（b）

图 7-3-25　左侧颞下颌关节骨瘤

（a）X 线表现；（b）CT 表现。

（四）鉴别诊断

1. 骨结核　骨结核一般有低热、盗汗、乏力等全身结核中毒症状。在病变部位，骨质破坏多为边缘模糊的溶骨性破坏，常累及关节，表现为关节间隙狭窄、关节面破坏等。而骨瘤一般没有这些全身症状，骨结核的骨质破坏与骨瘤的骨质改变（如骨软骨瘤的外生性突起、骨肉瘤的骨质破坏伴瘤骨形成等）在影像学表现上有明显差异。

2. 骨囊肿　骨囊肿是一种常见的良性骨病变，多发生于儿童和青少年时期。骨囊肿通常表现为边界清楚的溶骨性病变，在X线和CT检查中呈圆形或椭圆形的低密度区，周围骨质一般没有明显的硬化带。而骨瘤的影像学表现因类型而异，如骨样骨瘤有瘤巢和周围硬化骨，骨软骨瘤有典型的外生性骨结构。骨囊肿一般没有骨瘤的那种骨质增生或瘤骨形成的表现，并且通常临床症状相对较轻，可能只是在发生病理性骨折后才被发现。

3. 骨巨细胞瘤　骨巨细胞瘤是一种交界性骨肿瘤，好发于长骨骨端，如股骨下端、胫骨上端等。其典型的影像学表现为偏心性、溶骨性破坏，呈肥皂泡样改变。骨巨细胞瘤在组织学上主要由多核巨细胞和单核基质细胞组成。与骨瘤相比，骨巨细胞瘤的骨质破坏方式和组织学特点都有很大不同。

十四、骨巨细胞瘤

（一）病因病理

骨巨细胞瘤（giant cell tumor of the bone）是具有局部侵袭性的良性肿瘤，又称破骨细胞瘤。有关其组织发生，目前尚无定论，可能与未分化的间充质细胞有关。巨检见受累骨局部膨大，骨密质变薄，骨松质消失。病变剖面常呈灰黄或暗红色，肿瘤可穿破骨密质侵及周围软组织。镜下见骨巨细胞瘤主要由多核巨细胞和间质细胞组成，根据其细胞的异性程度，该肿瘤可分为三级：Ⅰ级属良性，Ⅱ级介于良恶性之间，Ⅲ级为恶性。骨巨细胞瘤与中心性巨细胞病变在病理上极易混淆。

（二）临床表现

颌骨骨巨细胞瘤较少见，多见于20～40岁的成年人，儿童罕见。性别无差异。病变一般生长缓慢，颌骨呈膨胀性改变，可伴间歇性隐痛。晚期可有病理性骨折。

（三）影像学表现

颌骨骨巨细胞瘤X线检查时表现多呈蜂窝或皂泡状低密度骨破坏，瘤内骨隔粗细不一，骨密质可膨胀变薄，并可穿破骨密质突入软组织。CT和MRI能清晰显示其范围、程度和对邻近血管的影响（图7-3-26）。

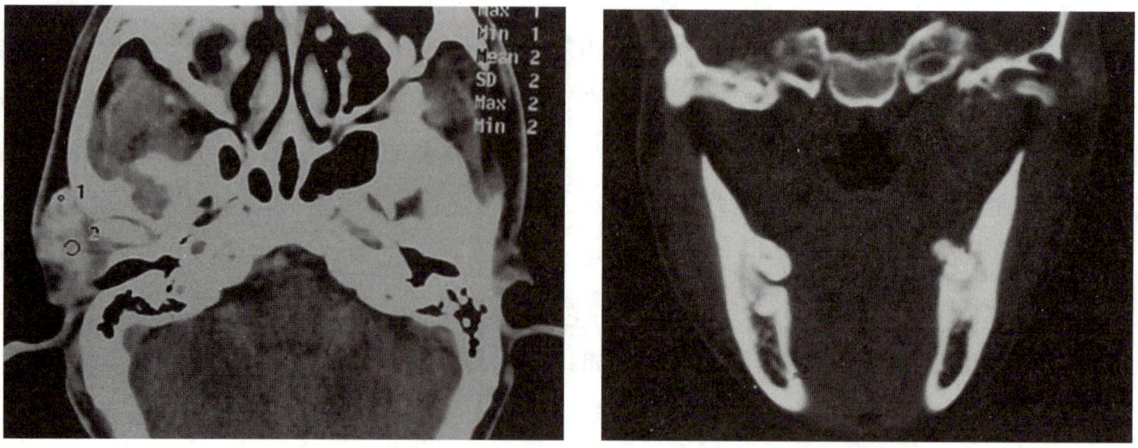

（a） （b）

图 7-3-26 骨巨细胞瘤

（a）横断面；（b）冠状面。

（四）鉴别诊断

1. 骨囊肿 骨囊肿在 X 线检查和 CT 检查时多表现为位于干骺端的圆形或椭圆形边界清晰的溶骨性病变，周围有硬化边，内部密度均匀。

2. 骨肉瘤 骨肉瘤在影像学上有明显的骨质破坏、骨膜反应（如 Codman 三角、日光放射状骨膜反应）和瘤骨形成等特征。骨巨细胞瘤主要是溶骨破坏，一般没有瘤骨形成和典型的骨膜反应，而是表现为偏心性、肥皂泡样改变。

3. 骨纤维异常增殖症 骨纤维异常增殖症的骨质改变多样，可呈磨玻璃样、囊性或丝瓜瓤样改变，病变范围较广，可累及单骨或多骨的大部分区域。

十五、颌骨中心性血管瘤

（一）病因病理

颌骨中心性血管瘤（central hemangioma of jaw）的病因尚不明确。可能与先天性的血管发育异常有关，在胚胎时期血管生成过程出现紊乱，导致颌骨内血管的异常增生和扩张。有研究也认为，外伤、局部炎症刺激等后天因素可能在一定程度上诱发该病。颌骨的溶骨改变是颌骨中心性血管瘤的主要变化。

（二）临床表现

下颌多于上颌。表现为颌骨渐进性的膨隆、伴牙齿松动移位，有出血倾向。该病发病率较低，但其重要性在于若对其无认识，贸然做活检或拔除病区牙，可导致致命的出血。

1. 毛细血管型 主要由大量的毛细血管组成。在组织学检查中可以看到密集排列的毛细血管，管径较细，内皮细胞呈扁平状。此型生长相对缓慢，出血症状可能相对较轻。

2. 海绵状血管型　以海绵状血窦为主要结构。血窦腔隙较大，相互交通，腔内充满血液。此型血管壁也较薄，容易破裂出血。海绵状血管型在颌骨内可占据较大的空间，导致颌骨膨隆等症状较为明显。

3. 混合型　兼具毛细血管型和海绵状血管型的特点，既有毛细血管的成分，又有海绵状血窦，临床表现和出血风险也介于两者之间。

（三）影像学表现

颌骨中心性血管瘤X线检查时表现为不规则的单房或多房低密度区（图7-3-27）。多房的内部骨隔纤细，可排列成网状、蜂窝状和皂泡状；有时粗细不均的条隔可由颌骨中央向外扩散，呈长短不一的放射状骨针。邻牙可被推移位，牙根可有吸收。若发生在下颌骨，可见下颌孔明显扩大呈喇叭口状，下颌神经管亦见明显扩大。由于颌骨中心性血管瘤在X线片上呈多样性表现，当临床上怀疑该病时，应尽早实施颈动脉血管造影以明确诊断。在颈动脉血管造影上，颌骨中心性血管瘤表现为颌骨内的异常血管团，供应动脉增粗，回流静脉提前显示等。

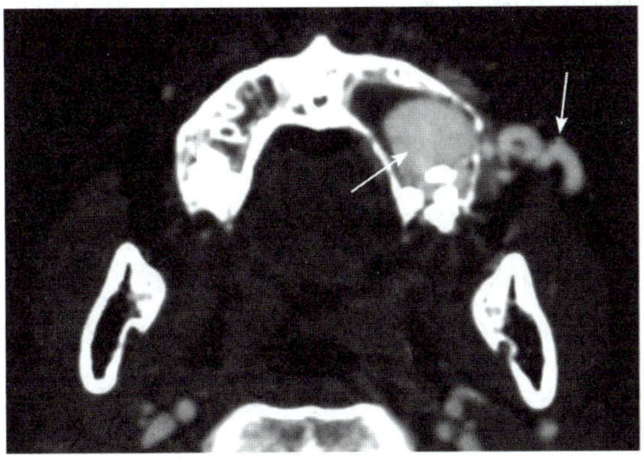

图7-3-27　左上颌骨中心性血管瘤

（四）鉴别诊断

1. 颌骨囊肿　颌骨囊肿在X线检查和CT检查时表现为边界清晰的圆形或椭圆形低密度区，囊壁较薄，周围骨质可有硬化带。颌骨中心性血管瘤边界多不清楚，呈蜂窝状或皂泡样改变，增强扫描有强化，且无硬化带。

2. 成釉细胞瘤　成釉细胞瘤在X线检查和CT检查时多表现为多房性囊性阴影，分房大小不等，边缘呈切迹状。颌骨中心性血管瘤的影像学特征如上所述，主要是血管性低密度影、蜂窝状或皂泡样改变等，通过增强扫描和观察有无血管流空现象可进一步鉴别。

3. 骨肉瘤　骨肉瘤在影像学上有骨质破坏、骨膜反应（如Codman三角、日光放射状骨膜反应）和瘤骨形成等特征。颌骨中心性血管瘤主要是血管性改变，无瘤骨形成和典型的骨膜反应。

第四节　颌骨恶性肿瘤

颌骨的恶性肿瘤依据组织来源可明确划分为上皮组织癌及间叶组织肉瘤两大类别。上皮组织癌较为罕见，间叶组织肉瘤在颌骨恶性肿瘤中更为常见，涵盖了多种类型。

一、原发性骨内鳞状细胞癌

（一）病因病理

原发性骨内鳞状细胞癌（primary intraosseous squamous cell carcinoma）是来源于牙源性上皮剩余的颌骨中央性癌。镜下表现为肿瘤性鳞状上皮岛，是鳞状细胞癌的特征表现。鳞状细胞常为中度分化，没有显著的角化。

（二）临床表现

原发性骨内鳞状细胞癌主要发生于下颌骨后磨牙区。成年男性多见。早期出现侵犯神经的症状，表现为下唇麻木和神经疼痛。患区的颌骨表现为轻度膨大，累及牙时也可有酸痛感。

1. 中心型（髓质型） 肿瘤起源于颌骨中央的骨松质，在骨内呈浸润性生长。早期症状不明显，随着肿瘤的发展，逐渐出现颌骨膨隆、疼痛、牙齿松动等症状。这种类型在颌骨内的病变范围较广，对骨质的破坏较为严重。

2. 周围型（皮质旁型） 肿瘤起源于颌骨表面的骨膜或牙周膜等部位，然后向颌骨内侵犯。相对中心型而言，周围型早期更容易出现口腔黏膜的改变，如黏膜肿物、溃疡等，对颌骨的破坏程度在早期可能较轻，但随着病情进展也会导致骨质破坏。

（三）影像学表现

原发性骨内鳞状细胞癌X线检查时表现为低密度溶骨状破坏，边缘凹凸不平呈虫蚀状（图7-4-1）。病变一般局限于颌骨内，进一步发展后可侵犯颌骨骨密质和周围软组织，并可引起病理性骨折。若病变已侵犯至颌骨外软组织，则很难仅根据X线检查判断其原发部位。

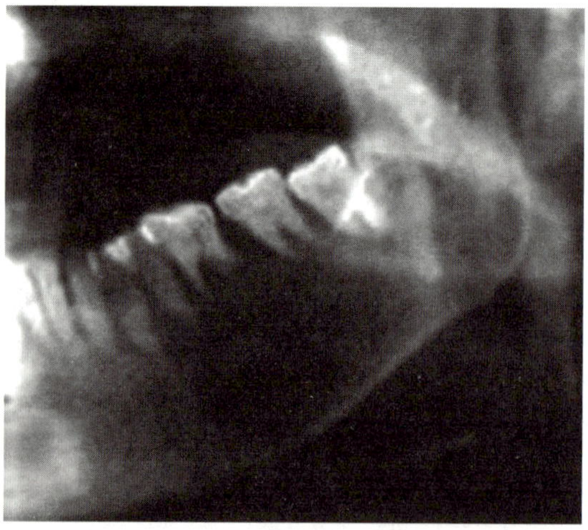

图7-4-1　左下颌骨原发性骨内鳞状细胞癌

（四）鉴别诊断

1. 牙源性化脓性颌骨骨髓炎 病程长，有病原牙可寻，病变破坏颌骨多以病原牙为中心，可有不同程度骨增生表现，并可见死骨形成；原发性骨内鳞状细胞癌的内部和边缘一般无新骨反应性增生和死骨形成。

2. 颌骨囊肿　颌骨囊肿在X线和CT上表现为边界较清晰的圆形或椭圆形低密度区，有完整的骨白线。原发性骨内鳞状细胞癌的骨质破坏区边界不清，无骨白线，且CT增强扫描有强化，与囊肿不同。

3. 成釉细胞瘤　成釉细胞瘤在影像学上多为多房性囊性阴影，分房大小不等，边缘呈切迹状。原发性骨内鳞状细胞癌是不规则的骨质破坏区，无成釉细胞瘤的典型影像学特征。

4. 颌骨骨肉瘤　骨肉瘤在影像学上有骨质破坏、骨膜反应（如Codman三角、日光放射状骨膜反应）和瘤骨形成等特征。原发性骨内鳞状细胞癌主要是骨质破坏和软组织肿块，无典型的骨肉瘤骨膜反应和瘤骨形成。

二、骨肉瘤

（一）病因病理

骨肉瘤（osteosarcoma）作为发生于颌骨内较为常见的恶性肿瘤，其发病原因具有多面性。部分患者体内存在染色体异常。长期处于放射性物质的辐射环境下、某些化学物质，以及病毒感染也可能参与其中。骨肉瘤以瘤细胞能够直接形成骨样组织为鲜明特征。肿瘤的主要成分涵盖肿瘤性骨、肿瘤性成骨细胞及骨样基质，整体病变区域与周边界限模糊不清。肿瘤的外观形态取决于瘤骨的多少及继发性变化状况，即使在同一肿瘤的不同部位，其分化程度也存在差异。当肿瘤性骨含量较多时，呈现黄白或淡黄色，质地颇为坚硬；反之，肿瘤性骨稀少时，则呈灰白或灰红鱼肉状，质地松软。并且，瘤体内常常出现出血、坏死、液化，以及囊性变等复杂情况。

（二）临床表现

颌骨骨肉瘤常见于10～30岁男性。下颌骨发病相对更为常见。在疾病早期，患者通常会察觉到病变区域存在间歇性疼痛，随着病情进展这种疼痛迅速转变为持续性剧痛。肿瘤的生长迅速，能够在短时间内对颌骨造成广泛破坏，甚至引发病理性骨折，严重影响颌骨的正常结构与功能。患病区域常常伴有牙齿松动、移位现象，面部也会因之出现肿胀。皮肤表面有时可见充血迹象，皮温随之升高，呈现出一定的炎性表现。倘若神经遭到侵犯，还会导致相应区域出现麻木感，进一步加重患者的不适。骨肉瘤一般通过血液循环进行转移，常见的转移部位是肺和肝，偶尔也会出现淋巴转移的情况。

1. 成骨细胞型骨肉瘤　这是最常见的类型，肿瘤细胞能直接产生骨样组织。在病理切片中可以看到大量的肿瘤性成骨细胞，这些细胞形态不规则，核仁明显，并且有丰富的嗜酸性胞质。它们周围有较多的骨样基质，呈现为淡红色、均质状的物质，在苏木精－伊红（HE）染色下比较容易辨认。

2. 成软骨细胞型骨肉瘤　肿瘤细胞具有软骨细胞的特征，能够形成软骨样基质。在显微镜下，可见细胞呈圆形或多边形，位于软骨陷窝内，类似正常软骨细胞。其软骨样基质呈淡蓝色，有一定的透明感。这种类型的骨肉瘤在影像学检查中，有时可以看到类似于软骨肉瘤的钙化表现，但同时又具有骨肉瘤的侵袭性特点。

3. 成纤维细胞型骨肉瘤 肿瘤细胞主要表现为成纤维细胞样形态，细胞呈梭形，排列成束状或编织状。细胞间有少量的胶原纤维产生。其侵袭性较强，在影像学上与纤维肉瘤有一定的相似性，但可以通过病理检查发现肿瘤细胞产生的少量骨样组织来与纤维肉瘤进行鉴别。

4. 毛细血管扩张型骨肉瘤 这是一种比较特殊的骨肉瘤类型。病理表现为肿瘤组织内有大量的血腔，这些血腔大小不一，形状不规则。血腔壁由恶性肿瘤细胞构成，细胞间可见少量的骨样组织或瘤骨。在影像学检查如 X 线或 MRI 中，可以看到病变区域呈多囊状的低密度或信号改变，类似血管病变，但仔细观察会发现周围有骨质破坏和软组织肿块的迹象，这是与单纯血管病变鉴别的要点。

5. 小细胞骨肉瘤 小细胞骨肉瘤的肿瘤细胞体积较小，形态类似于尤因肉瘤的细胞，但与尤因肉瘤不同的是，小细胞骨肉瘤可以产生骨样组织。在病理检查中，细胞呈圆形或卵圆形，核深染，胞质较少。免疫组化检查有助于鉴别诊断，小细胞骨肉瘤可以表达骨相关蛋白，如骨钙素等，而尤因肉瘤通常不表达这些蛋白。

6. 低级别中心型骨肉瘤 这是一种相对少见的骨肉瘤类型，其恶性程度较低。在组织学上，肿瘤细胞的异型性较小，核分裂象少见。肿瘤主要由梭形细胞构成，能够产生较多的骨样组织。在影像学上，表现为骨髓腔内的骨质破坏，边界相对较清楚，与高度恶性骨肉瘤的侵袭性强、边界不清的影像学表现有所不同。其生长速度相对缓慢，但如果不及时治疗，也可能会发生恶变，转变为高级别骨肉瘤。

（三）影像学表现

1. X 线检查 在 X 线检查时，骨肉瘤具有典型的影像学特征（图 7-4-2）。可见干骺端的骨质呈现不规则的破坏，早期为筛孔样或虫蚀样改变，随着病情发展，破坏区不断扩大、融合，边界模糊不清。肿瘤骨形成是其重要标志，表现为云絮状、斑块状或针状的高密度影，与周围正常骨组织相互混杂。骨膜反应明显，早期为单层或多层的骨膜新生骨，与骨皮质表面平行，随后骨膜被肿瘤穿破，形成特征性的骨膜三角（Codman 三角）。此外，肿瘤常突破骨皮质形成软组织肿块，肿块内可见瘤骨或钙化影，与周围软组织界限不清。

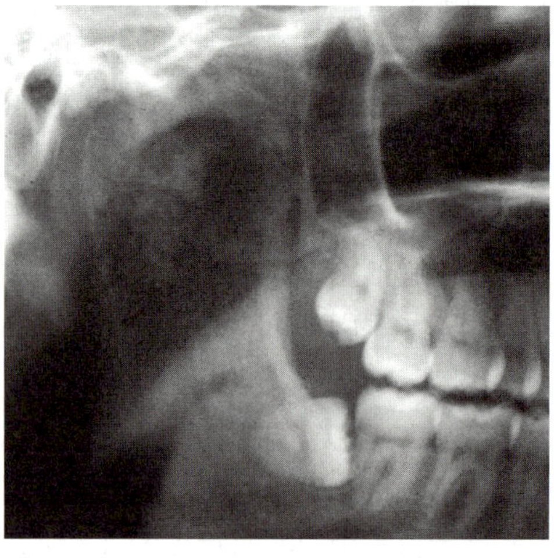

图 7-4-2 髁突骨肉瘤

2. CT 检查 CT 检查能清晰地呈现骨质破坏的具体情况，包括骨皮质的微小破坏、骨小梁的受累范围等，对于肿瘤骨的形态、分布及密度也能更精准地显示，如能发现 X 线片上难以察觉的小的肿瘤骨灶。骨膜反应及软组织肿块在 CT 图像上显示清晰，骨膜三角的形态及隆起情况一目了然，软组织肿块的大小、范围及其内的瘤骨或钙化情况都能清楚展现，增强扫描时软组织肿块可见不均匀强化，有助于了解肿瘤的血供情况及与周围血管的关系（图 7-4-3）。

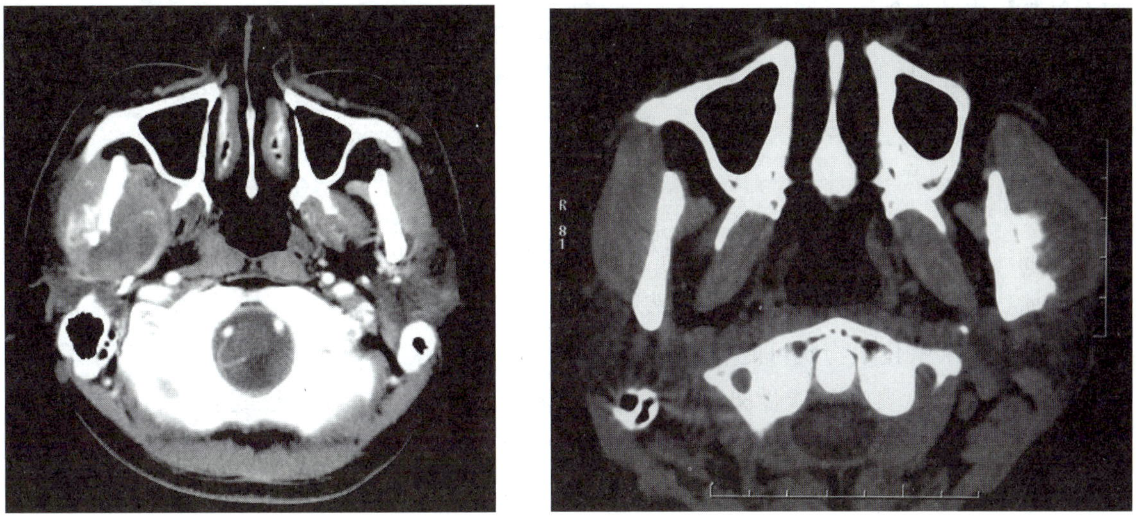

（a） （b）

图 7-4-3 骨肉瘤

（a）右下颌骨骨肉瘤；（b）左髁突骨肉瘤。

3. MRI 检查 在 T_1WI 序列上，肿瘤组织通常表现为低信号，与正常高信号的骨髓脂肪形成鲜明对比，可明确肿瘤在骨髓腔内的浸润范围及边界。T_2WI 序列上，肿瘤组织呈高信号，信号强度不均匀，反映了肿瘤内部的复杂结构和成分。同时，MRI 还能清晰显示肿瘤周围的软组织水肿情况，表现为 T_2WI 上高信号区域。此外，对于肿瘤是否侵犯关节，以及关节软骨、滑膜和周围韧带等结构的受累情况，MRI 也能提供清晰准确的信息，为临床治疗方案的制订提供重要依据。

（四）鉴别诊断

1. 骨软骨瘤 是一种良性骨肿瘤，是最常见的骨肿瘤之一。它通常表现为骨表面的骨性突起，有一个带蒂或广基的骨性结构，其顶端有一层软骨帽。在影像学上，X 线检查表现为与宿主骨相连的骨性突出，边界清晰，软骨帽在 X 线片上一般不显影，但在 MRI 检查时可以看到软骨帽的信号。而骨肉瘤主要是骨内病变，表现为骨质破坏、骨膜反应和软组织肿块。骨肉瘤的骨质破坏是浸润性的，边界不清，与骨软骨瘤的良性骨质改变有明显区别。

2. 软骨肉瘤 也是一种骨恶性肿瘤，它主要起源于软骨组织。在病理上，软骨肉瘤的肿瘤细胞主要是软骨细胞，细胞位于软骨陷窝内，能产生大量的软骨基质。软骨肉瘤的骨破坏多从骨髓腔开始，呈膨胀性生长，内部常有钙化，钙化呈环状、半环状或絮状。而骨肉瘤（特别是成骨细胞型骨肉瘤）虽然也可能有钙化，但同时会有骨样组织产生，并且骨肉瘤的侵袭性更强，除骨破坏外，还会有明显的软组织肿块和骨膜反应，如出现 Codman 三角（骨肉瘤引起骨膜掀起，在骨膜新生骨与骨皮质之间形成的三角形隆起）等特征性表现，这在软骨肉瘤中通常不明显。

3. 尤因肉瘤 是一种小圆细胞恶性肿瘤。它主要发生在儿童和青少年的长骨骨干等部位。在病理上，尤因肉瘤细胞呈小圆形，胞质少，核圆形，排列紧密。免疫组化检查中，尤因肉瘤通常表达CD99等标志物。而小细胞骨肉瘤虽然细胞形态与尤因肉瘤相似，但小细胞骨肉瘤可以产生骨样组织，并且在免疫组化上有骨相关蛋白的表达，如骨钙素等，这是两者的重要鉴别点。另外，尤因肉瘤的影像学表现一般是骨干的溶骨性破坏，骨膜反应呈葱皮样改变，而骨肉瘤除骨破坏和骨膜反应外，还会有软组织肿块和瘤骨形成。

三、软骨肉瘤

（一）病因病理

软骨肉瘤（chondrosarcoma）可能存在遗传易感性。在骨的生长发育过程中，如果出现局部软骨内骨化异常，也可能会促使软骨肉瘤的发生。长期暴露于电离辐射是软骨肉瘤的一个危险因素。虽然相对少见，但某些化学物质可能与软骨肉瘤的发生有关。

从病理特征来看，典型的软骨肉瘤以肿瘤细胞在软骨组织内呈现双核或多核细胞为显著标志。肉眼直视下，瘤体通常呈现结节状或分叶状，质地柔软，与周围组织的边界模糊不清。切开瘤体剖面，可见其颜色呈灰白或灰蓝色，外观为半透明或胶冻黏液状，瘤体内常常存在钙化区域，若发生出血、坏死现象，则局部会呈现暗红色。

（二）临床表现

在原发恶性骨肿瘤范畴内，软骨肉瘤的发病率仅次于骨肉瘤，是较为常见的一种恶性骨肿瘤。根据肿瘤的生长历程，软骨肉瘤可细分为原发性和继发性两类。原发性软骨肉瘤的发病年龄大多在30岁以下，而继发性软骨肉瘤的发病年龄多集中在30～50岁。在性别方面，发病差异并不显著。上下颌骨均有发病的可能，上颌骨发病时主要见于前部区域；下颌骨发病时，则主要出现在喙突、髁突，以及下颌体部位。软骨肉瘤最为突出的特点是颌骨局部出现膨大，且伴有疼痛感，而周围皮肤并无红热等炎性表现。有时，还能观察到牙齿出现脱落或移位的现象。

（三）影像学表现

1. X线检查 软骨肉瘤在X线检查时通常表现出一定的特征性。肿瘤多位于长骨的干骺端或扁骨，常可见骨质破坏，其破坏形式多样，可呈地图样、虫蚀样或溶骨样改变，边界多较模糊，有时可见硬化边。肿瘤内常伴有不同程度的钙化，呈斑点状、环形或半环形，这是软骨肉瘤的重要影像学特征之一，钙化的密度可高可低且分布不均。部分病例可见骨膜反应，骨膜新生骨可呈层状或针状，但骨膜三角相对少见。软组织肿块也较为常见，肿块边界通常不清，有时可在肿块内见到与骨内相似的钙化影。

2. CT检查 CT检查能更准确地显示骨质破坏的范围和程度，明确肿瘤对骨皮质的侵蚀情况，如骨皮质的变薄、中断或破坏等。对于肿瘤内的钙化，CT能够清晰地呈现其形态、大小和分布，尤其是对微小钙化的显示明显优于X线检查，有助于提高诊断的准确性。在软组织肿块方面，CT可清楚显示肿块的范围、与周围组织的关系以及肿块内的密度变化，增强扫描时，肿块可呈不均匀强化，有助于了解肿瘤的血供情况和内部结构，为鉴别诊断提供依据。

3. MRI 检查　在 T_1WI 上，肿瘤组织多呈低至中等信号，与周围正常骨髓及软组织有一定的信号差异，可初步判断肿瘤的范围。在 T_2WI 上，肿瘤通常表现为高信号，信号强度不均匀，这与肿瘤内的软骨基质、黏液样变及坏死等成分有关。MRI 能够清晰显示肿瘤对骨髓腔的侵犯范围，以及肿瘤与周围神经、血管等重要结构的关系，对判断肿瘤的侵袭性和可切除性具有重要意义。此外，增强扫描时肿瘤呈不均匀强化，强化模式有助于进一步分析肿瘤的内部结构和血供特点，同时还能更好地显示肿瘤周围的水肿情况，为临床治疗方案的制订提供更全面的信息（图 7-4-4）。

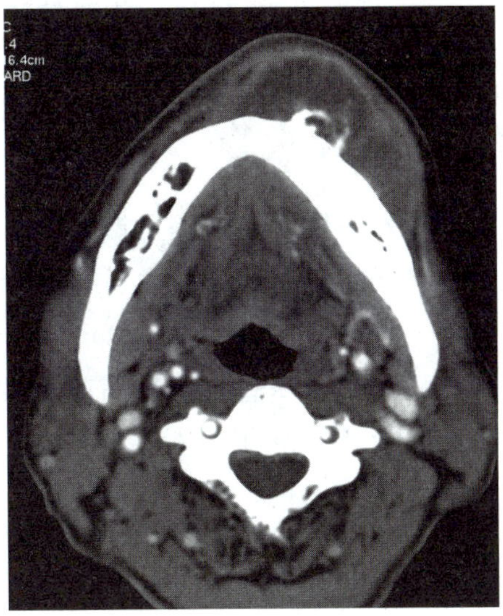

图 7-4-4　左下颌骨软骨肉瘤

（四）鉴别诊断

1. 骨软骨瘤　这是一种良性骨肿瘤，主要表现为骨表面的骨性突起，顶端有一层软骨帽。在 X 线检查时，可见骨软骨瘤与宿主骨相连，边界清晰，其软骨帽在 X 线片上一般不显影；在 MRI 检查时，可以看到软骨帽的信号。而软骨肉瘤（特别是周围型软骨肉瘤）虽然也可发生在骨表面，但肿瘤边界相对不清，有软组织肿块，并且内部的软骨成分可能存在异型性，如软骨细胞的形态不规则、核增大等，这与良性的骨软骨瘤的软骨帽有明显区别。

2. 骨肉瘤　是一种起源于骨组织的恶性肿瘤，能产生骨样组织。在病理上，骨肉瘤（尤其是成骨细胞型骨肉瘤）有大量的肿瘤性成骨细胞和骨样基质。在影像学上，骨肉瘤表现为骨质破坏、骨膜反应（如 Codman 三角）和软组织肿块。而软骨肉瘤主要是软骨细胞起源，其骨质破坏多呈膨胀性，内部钙化呈环状、半环状或絮状，骨膜反应相对不明显，主要是通过软骨基质的形成和软骨细胞的异型性来诊断，这与骨肉瘤有明显的不同。

3. 骨巨细胞瘤　是一种交界性骨肿瘤，好发于长骨骨端。在病理上，骨巨细胞瘤主要由多核巨细胞和单核基质细胞组成。其影像学特征是骨端的溶骨性破坏，呈肥皂泡样改变。而软骨肉瘤（如普通型软骨肉瘤）主要起源于骨髓腔或骨表面的软骨组织，细胞形态为软骨细胞，有软骨基质产生，在影像学上的溶骨表现与骨巨细胞瘤不同，且没有骨巨细胞瘤那种典型的肥皂泡样改变。软骨肉瘤的钙化特点也有助于鉴别。

四、纤维肉瘤和恶性纤维组织细胞瘤

（一）病因病理

纤维肉瘤（fibrosarcoma）与恶性纤维组织细胞瘤（malignant fibrous histiocytoma）的发病存在一定的遗传易感性因素，长期经受局部创伤或者患有慢性炎症，极有可能诱发这两种疾病。具体而言，骨纤维肉瘤的组织成分主体是成纤维细胞，而恶性纤维组织细胞瘤则起源于多潜能间充质细胞，主要由成纤维细胞、组织细胞及畸形的瘤巨细胞共同组合而成。从大体检查来看，这两种肿瘤均可呈现为结节状，与周边组织的边界模糊不清。它们的质地相对较软，外观如同鱼肉一般，瘤体内有可能出现出血及坏死灶，但不会形成肿瘤性骨。

（二）临床表现

发生于颌骨内的纤维肉瘤在下颌骨发病较为常见，主要累及儿童及青年人，在性别方面并无明显差异。恶性纤维组织细胞瘤则能够在任何年龄段出现，不过以中年以上人群更为多见，并且男性患者数量多于女性。在临床症状上，这两种疾病均会呈现疼痛症状，以及出现伴有硬性压痛的肿块。有 1/3 的颌骨纤维肉瘤患者会出现患病区域麻木感，一旦病变穿破骨膜，还有可能致使面部肿大。纤维肉瘤主要以血液循环转移作为扩散途径，相对而言，恶性纤维组织细胞瘤的预后情况更差，淋巴转移率较高，而且极易复发。

（三）影像学表现

纤维肉瘤和恶性纤维组织细胞瘤的影像学表现相似。

1. X 线检查 在 X 线检查时，纤维肉瘤多呈现溶骨性骨质破坏，破坏区形态不规则，边缘模糊且无明显硬化边（图 7-4-5）。病变可发生于长骨骨干或干骺端，常呈偏心性生长，骨皮质变薄、膨胀，严重时可出现骨皮质连续性中断，并向周围软组织形成肿块，肿块内一般无钙化或骨化影，少数情况下可见少许斑点状低密度影。恶性纤维组织细胞瘤表现为长骨的干骺端溶骨性病变，不伴有骨膜反应或矿化。常伴有骨皮质的破坏，并且可能向周围的软组织延伸。在软组织中，肿瘤可能会形成肿块，在 X 线上表现为周围软组织的肿胀或肿块影。病变的边缘通常不规则且边界不清（图 7-4-6）。

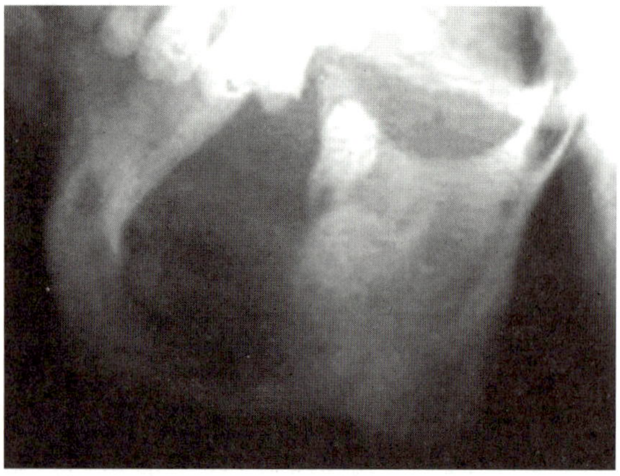

图 7-4-5　纤维肉瘤

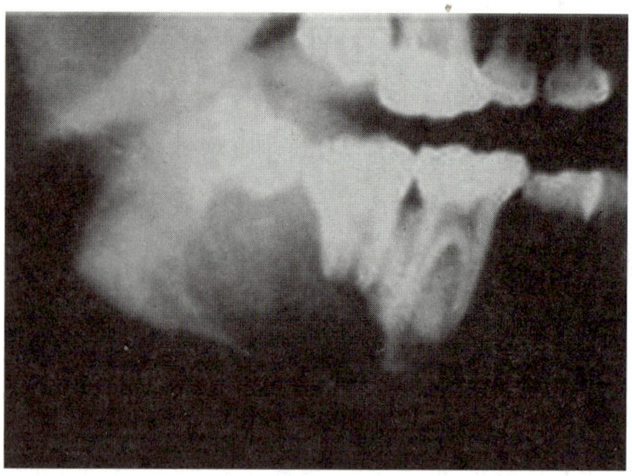

图 7-4-6　恶性纤维组织细胞瘤

2. CT检查 纤维肉瘤多表现为溶骨性骨质破坏，破坏区形态不规则，呈虫蚀样或渗透样改变，边缘模糊且无硬化边。病变可位于长骨骨干或干骺端，常呈偏心性生长，骨皮质呈筛孔样变薄、膨胀，严重时可出现连续性中断，并向周围软组织内形成分叶状或类圆形肿块；肿块密度与肌肉相似或略低，内部常见大片低密度坏死区，一般无钙化或骨化影，少数情况下可见斑点状低密度影。增强扫描呈轻至中度渐进性强化，坏死区无强化。

恶性纤维组织细胞瘤CT表现为长骨干骺端溶骨性病变，呈地图样或碎裂状破坏，不伴有骨膜反应或矿化。常伴有骨皮质大片缺损，并可能向周围软组织延伸，形成不规则、边界模糊的软组织肿块；肿块密度极不均匀，内部可见坏死、囊变及斑片状出血高密度影，钙化发生率高于纤维肉瘤。增强扫描呈明显周边及分隔样强化，中央坏死区无强化，呈现“环状或蜂窝状强化”，并可见紊乱肿瘤血管影及延迟持续强化。

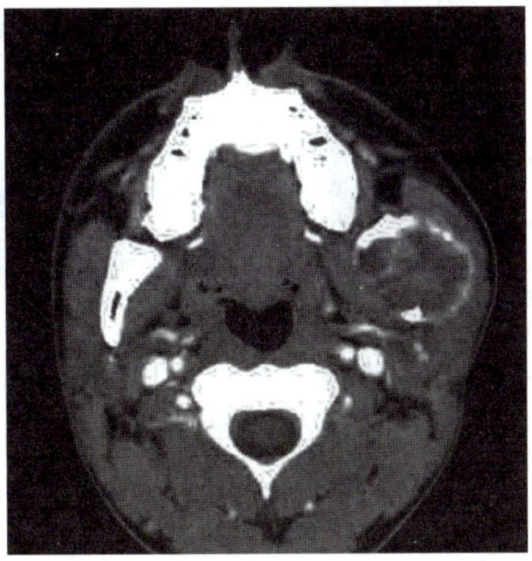

图7-4-7 左下颌骨恶性纤维组织细胞瘤

3. MRI检查 T_1WI上纤维肉瘤表现为低信号或等低信号混杂，与周围正常骨髓及软组织信号有明显差异，能清晰地勾勒出肿瘤在骨髓腔内的浸润范围。T_2WI则呈现高信号，信号强度不均匀。增强扫描后肿瘤呈不均匀强化。

五、尤因肉瘤

（一）病因病理

尤因肉瘤（Ewing sarcoma）起源于骨髓中尚未成熟的网状细胞，在临床上相对少见。从大体检查来看，肿瘤质地较为柔软，呈现结节状外观。切开肿瘤剖面，常常能够观察到暗红色或棕色的坏死及出血区域。当肿瘤对骨密质造成破坏之后，往往会侵入周围的软组织，在颌骨边缘还可能出现多层状的骨膜增生现象。通过显微镜观察可以发现，肿瘤内部细胞数量丰富，呈片状排列，瘤细胞大多呈圆形，细胞核同样为圆形或卵圆形，并且大小比较一致，肿瘤间质相对较少。

（二）临床表现

本病通常出现在30岁以下的男性群体当中，下颌发病的情况多于上颌。患病区域会出现疼痛、压痛，以及局部湿热的感觉。如果是下颌患病，患者大多会伴有下唇和颏部的麻木感；若是上颌出现病变，则有可能侵入上颌窦，而且本病常常会发生血行转移，给患者的后续治疗及预后带来极大挑战，需要医护人员高度重视，尽早诊断并采取有效的干预措施。

（三）影像学表现

1. X线检查 颌骨呈溶骨性破坏，边界不清，病变区骨质密度减低，可伴有骨膜反应，典型的骨膜反应呈葱皮样改变，这是尤因肉瘤的特征性表现之一（图 7-4-8）。有时可见软组织肿块，肿块内无钙化或骨化影。

2. CT检查 肿瘤呈低密度软组织肿块，增强扫描可见不均匀强化（图 7-4-9）。

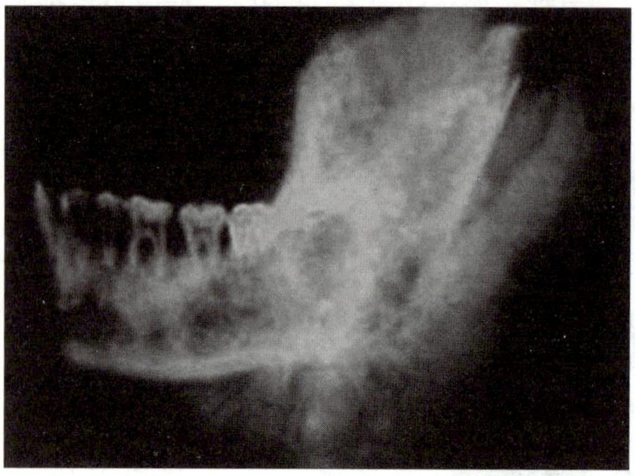

图 7-4-8 右下颌骨尤因肉瘤（X 线表现）

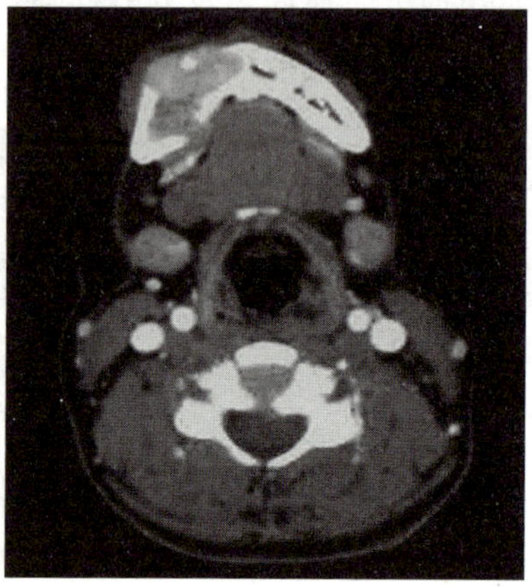

图 7-4-9 右下颌骨尤因肉瘤（CT 表现）

3. MRI检查 在 T_1WI 上呈等信号或低信号，T_2WI 上呈高信号，信号不均匀。

六、浆细胞瘤

（一）病因病理

浆细胞瘤（plasmacytoma）又称骨髓瘤。病因尚不明确，可能与遗传、病毒感染、慢性抗原刺激、免疫功能紊乱等因素有关。长期接触某些化学物质如石油、橡胶、塑料等，也可能增加患病风险。巨检见肿瘤切面多呈深红色，质软，血管丰富，骨质破坏呈疏松状。肿瘤细胞通常呈圆形或椭圆形，核大且偏位，染色质丰富，核仁明显，胞质丰富，呈嗜碱性。肿瘤细胞可分泌单克隆免疫球蛋白或轻链，导致血清中出现大量异常蛋白，即M蛋白。

（二）临床表现

本病存在单发和多发两种情况。单发的情形极为罕见，被称为浆细胞肉瘤；而多发的则被称为多发性骨髓瘤。该肿瘤通常在40岁以上人群中出现，男性患者数量多于女性，二者比例约为2.6 : 1。其病变具有显著的多发特性，常常累及成年期存有红骨髓的部位，如躯干部位的海绵状骨、颅骨，以及长骨的干骺端等，随着病情发展，最终会波及全身的绝大多数骨骼，颌骨也难以幸免，其中下颌受侵的概率高于上颌。

本病的主要症状为局部出现极为剧烈的疼痛，起初呈间歇性发作，而后转变为持续性疼痛，患者休息时疼痛可稍有缓解，劳作后却会加剧。进入进展期，可能引发浅表骨的肿胀，如肋骨、胸骨、锁骨等部位；还会伴有进行性体重下降、贫血、发热、高氮血症、出血倾向、高钙血症和高尿酸血症等。因骨外肿瘤和淀粉样变性，部分患者甚至会出现巨舌，少数病例还存在肾功能不全的问题，病情严重者可能会发展为尿毒症，对患者的生命健康造成极大威胁。

（三）影像学表现

1. X 线检查　病变部位骨质破坏，表现为溶骨性改变，呈多发性穿凿样或鼠咬状骨质缺损，边界清楚，无硬化边，周围无骨膜反应（图 7-4-10）。常见于颅骨、脊柱、肋骨、骨盆等富含红骨髓的部位。

2. CT 检查　对骨质破坏的显示更清晰，可明确病变的范围及周围组织的受累情况。可见骨皮质变薄、中断，骨小梁稀疏、消失，肿瘤组织呈软组织密度影，增强扫描可见轻度至中度强化（图 7-4-11）。

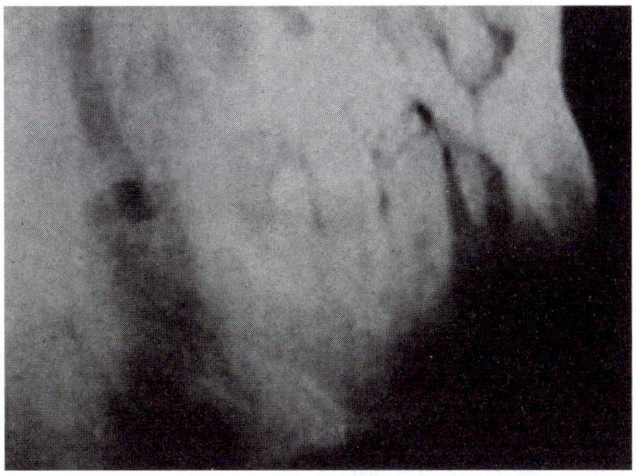

图 7-4-10　颌骨浆细胞瘤（X 线表现）

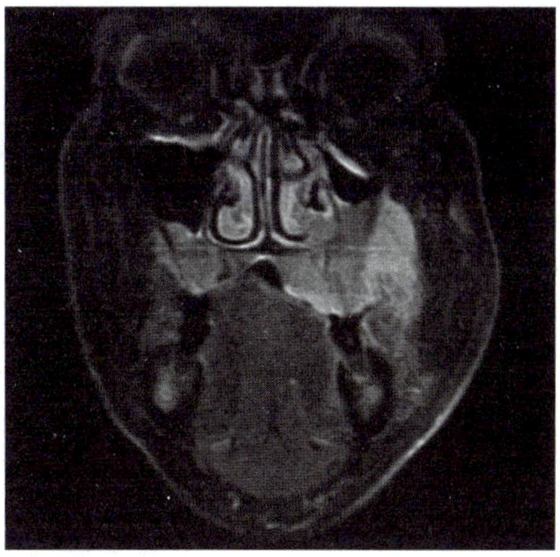

图 7-4-11　颌骨浆细胞瘤（CT 表现）

3. MRI 检查　在 T_1WI 上呈低信号，T_2WI 上呈高信号，脂肪抑制序列呈高信号，增强扫描可见不均匀强化。MRI 对骨髓浸润的范围及程度的评估更敏感，有助于发现早期病变及判断预后。

4. PET-CT 检查　可全面显示全身骨骼及软组织的病变情况，对于判断肿瘤的分期及治疗后随访有重要价值。肿瘤部位表现为高代谢病灶，标准摄取值（SUV）增高。

（四）鉴别诊断

1. 骨转移瘤　多有原发肿瘤病史，影像学上骨质破坏形态多样，可伴有成骨改变，血清中一般无 M 蛋白，可通过病史、影像学检查及实验室检查等进行鉴别。

2. 骨质疏松　多见于老年人，尤其是绝经后女性，主要表现为全身骨量减少，骨密度降低，无骨质破坏及软组织肿块，血清中无 M 蛋白，疼痛一般较轻，无贫血、肾功能损害等全身症状。

3. 骨巨细胞瘤　好发于 20～40 岁青壮年，多位于长骨骨端，影像学表现为偏心性、膨胀性骨质破坏，边界清楚，无硬化边，骨皮质变薄，呈肥皂泡样改变，肿瘤组织内可见骨嵴，无 M 蛋白，病理检查可明确诊断。

4. 慢性骨髓炎　常有急性骨髓炎病史，局部可有红肿、疼痛、发热等症状，影像学上可见骨质破坏、增生及死骨形成，骨膜反应明显，实验室检查白细胞及中性粒细胞增高，抗感染治疗有效。

七、颌骨转移性肿瘤

（一）病因病理

颌骨转移性肿瘤（metastatic tumor of jaw）多由原发于乳腺、肺、前列腺、肾、甲状腺等部位的恶性肿瘤经血行转移至颌骨。这些原发肿瘤细胞具有较强的侵袭性，可通过血液循环或淋巴系统进入颌骨并生长繁殖。转移瘤的病理类型与其原发肿瘤相似。镜下可见肿瘤细胞形态多样，如腺癌呈腺样结构，鳞癌可见鳞状上皮分化及角化珠形成，癌细胞排列紊乱，核大深染，有异型性，常伴有坏死和出血。

（二）影像学表现

1. 溶骨型颌骨转移性肿瘤 X线表现为颌骨内低密度骨质破坏区，形态不规则，边界模糊，可呈虫蚀状或大片状溶骨性改变，骨小梁消失，严重时可导致颌骨的大部分或全部破坏（图 7-4-12）。

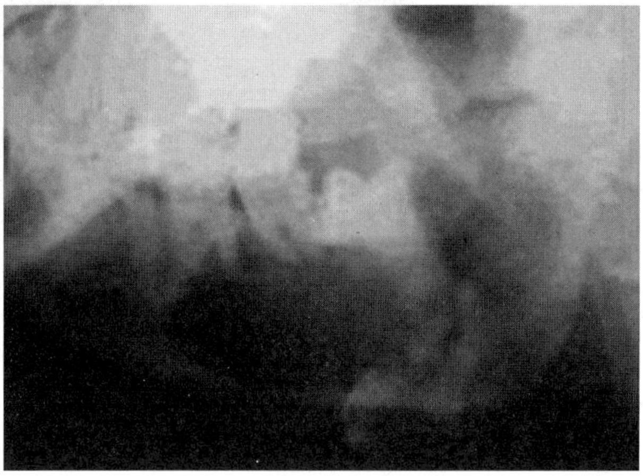

图 7-4-12　溶骨型颌骨转移性肿瘤

2. 成骨型颌骨转移性肿瘤 X线表现为颌骨内高密度致密影，呈斑片状、结节状或弥漫性分布，骨小梁增粗、紊乱，密度增高，有时可见骨膜反应（图 7-4-13）。

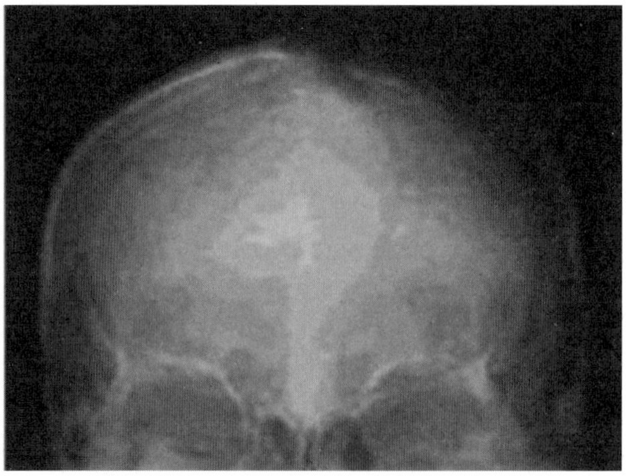

图 7-4-13　成骨型颌骨转移性肿瘤

3. 混合型颌骨转移性肿瘤　X 线表现既有低密度的溶骨破坏区，又有高密度的成骨区，二者相互混杂。

第五节　颌面部软组织良性肿瘤

颌面部软组织良性肿瘤涵盖多种类型，其中脉管瘤、神经源性肿瘤（如神经纤维瘤、神经鞘瘤、颈动脉体瘤）、脂肪瘤及纤维瘤等较为常见。在针对这些肿瘤进行诊断时，影像学检查发挥着关键作用，多以 B 超检查（适用于浅表部位）、CT 检查和 MRI 检查作为主要手段。这些检查方式具备一项极为突出的优势，即能够直观地呈现病变的内部精细结构，精准勾勒出病变向外延伸的范围。

一、脉管瘤

（一）病因病理

脉管瘤（vascular tumor）的病因目前尚未完全明确，多认为是胚胎发育过程中血管或淋巴管的异常分化和增殖所致。在胚胎早期，原始血管和淋巴管的形成及发育出现异常，导致其结构和功能紊乱，进而形成脉管瘤。从病理角度看，血管瘤主要是由大量增生的血管内皮细胞和扩张的血管腔构成，可分为毛细血管瘤、海绵状血管瘤、蔓状血管瘤等不同类型，其血管腔大小和形态各异。淋巴管瘤则由扩张的淋巴管组成，内衬淋巴管内皮细胞，根据淋巴管的形态又可细分为毛细淋巴管瘤、海绵状淋巴管瘤和囊状淋巴管瘤等，周围伴有少量纤维结缔组织和平滑肌细胞。

（二）临床表现

脉管瘤的临床表现多样，通常在皮肤或黏膜表面出现异常改变。血管瘤常表现为红色或紫红色的斑块、丘疹或肿块，边界不清，按压时可褪色或不完全褪色；淋巴管瘤多为柔软的囊性肿块，表面皮肤正常或呈淡黄色，边界不清且可压缩。

其症状还与发生部位有关，头颈部的脉管瘤可能导致面部畸形、视力或听力障碍；四肢的脉管瘤会引起肢体肿胀、疼痛和活动受限；躯干的脉管瘤可能压迫周围神经、血管或脏器，产生相应症状。此外，还可能出现破裂出血、感染等并发症，严重时可影响周围组织和器官的正常功能。

1. 血管瘤

（1）毛细血管瘤：多在出生时或出生后不久出现，好发于头面部和颈部，呈圆形或椭圆形，边界清楚，色泽鲜红或暗红。

（2）海绵状血管瘤：可发生于任何年龄，多见于头颈部、四肢和躯干部位，质地柔软有弹性，可压缩，边界不清。

（3）蔓状血管瘤：多见于成年人四肢，呈迂曲条索状或团块状，表面皮肤温度高，可触及搏动及闻及血管杂音。

2. 淋巴管瘤

（1）毛细淋巴管瘤：好发于皮肤或黏膜表面，为小的水疱样或疣状肿物。

（2）海绵状淋巴管瘤：多在头颈部、腋窝、腹股沟等部位，为柔软囊性肿块。

（3）囊状淋巴管瘤：常见于婴幼儿颈部，表现为巨大囊性肿块，边界清楚，可压缩且透光试验阳性。

（三）影像学表现

1. 超声检查 血管瘤表现为边界不清的不均匀回声区，内可见丰富的血流信号，血流频谱呈高速低阻型。彩色多普勒超声可直观显示血管瘤内的血流情况，有助于诊断和鉴别诊断。淋巴管瘤多表现为边界清楚的无回声区，内可见分隔，有时可见点状或条索状回声，彩色多普勒超声显示无明显血流信号或仅有少量点状血流信号。

2. CT 检查 血管瘤 CT 平扫时表现为软组织密度肿块，边界不清，密度不均匀；增强扫描可见明显强化，强化程度与血管瘤内的血管成分及血流速度有关，可呈渐进性强化或快进快出强化。淋巴管瘤 CT 平扫呈低密度囊性肿块，边界清楚，密度均匀，有时可见分隔；增强扫描囊壁及分隔可轻度强化，囊内容物无强化。

3. MRI 检查 血管瘤 T_1WI 上多呈等信号或稍低信号，T_2WI 上呈高信号，信号强度不均匀，增强扫描可见明显强化，强化方式多样。MRI 可清晰显示血管瘤与周围组织的关系，对于判断病变范围及制订治疗方案有重要意义。淋巴管瘤 T_1WI 上呈低信号，T_2WI 上呈高信号，信号均匀，边界清楚，增强扫描囊壁及分隔强化，囊内容物不强化，呈典型的多囊状改变，有助于诊断。

二、神经纤维瘤

（一）病因病理

神经纤维瘤（neurofibroma）病因尚未完全明确，可能与基因突变有关。肿瘤通常无包膜，边界不清，由神经鞘细胞、成纤维细胞等组成，瘤细胞排列疏松，常伴有黏液样变性和胶原纤维增生。根据肿瘤细胞的形态和排列方式，可分为束状型、网状型和混合型。

（二）临床表现

神经纤维瘤好发于青年人，无性别差异。皮肤牛奶咖啡斑是最常见的表现，多在出生时或幼儿期出现，呈淡棕色至深棕色，大小不一，形状不规则，边界清楚，不高出皮肤表面。数目常较多，多分布于躯干部。在口腔颌面部，神经纤维瘤主要沿三叉神经和面神经分布，常位于颜面、舌、腭、颈部和眼等区域，极少数可发生于下颌神经管内。面部可有畸形。

（三）影像学表现

1. B 超检查 病变常为中等或暗淡光点，弥漫性病变多境界不清。

2. X 线检查 可显示骨骼的改变，如脊柱侧凸、椎体骨质破坏、肋骨畸形等。对于较大的肿瘤，可见软组织肿块影，边界不清（图 7-5-1）。

3. CT 检查 平扫时肿瘤呈等密度或低密度影，边界不清，增强扫描后可有不同程度的强化（图 7-5-2）。

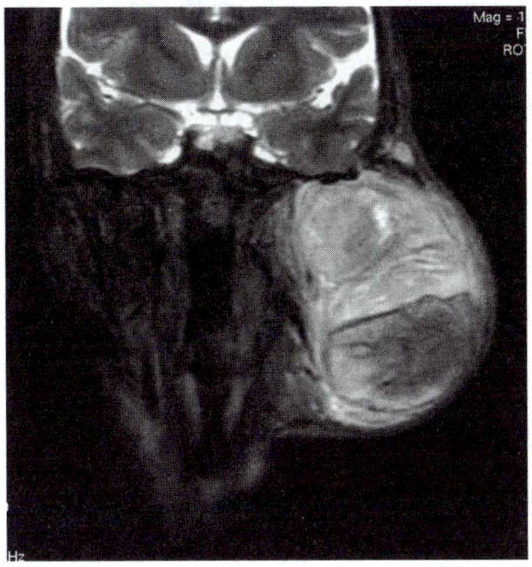

图 7-5-1 左颌面部神经纤维瘤

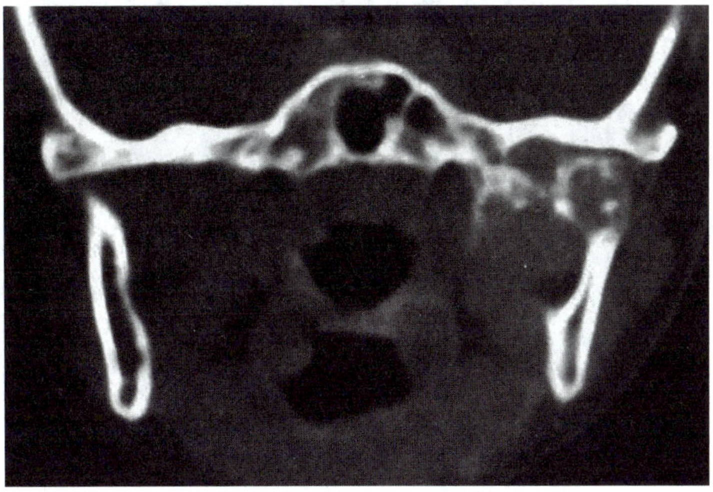

图 7-5-2 神经纤维瘤

4. MRI 检查 是诊断神经纤维瘤的重要影像学方法，T_1WI 上肿瘤多呈等信号或低信号，T_2WI 上呈高信号，增强扫描后肿瘤明显强化。MRI 能清楚显示肿瘤与神经的关系，对于判断肿瘤的范围和性质具有重要价值。

三、神经鞘瘤

（一）病因病理

神经鞘瘤，又称施万瘤（Schwannoma），起源于神经鞘膜的施万细胞。其确切病因尚未明晰，推测与基因突变、长时间接触有害化学物质，以及神经损伤等因素有关。从病理特征来看，神经鞘瘤大多表现为实质性的肿块形态，包膜完整。镜下可见肿瘤是由细胞及疏松的黏液样成分共同组合而成。

（二）临床表现

此肿瘤在中年人当中较为常见，不存在明显的性别差异。发生于颌面部的神经鞘瘤数量通常多于神经纤维瘤，其主要起源于脑神经，如三叉神经、面神经、迷走神经及舌下神经等，其次才是周围神经和交感神经。病变部位初始一般体积较小，呈圆形或梭形，随着病情发展肿瘤长大之后，可能会演变成分叶状。肿瘤质地总体较为软韧，近似囊肿的触感，若是感觉神经来源的神经鞘瘤，患者常常会感觉到压痛，穿刺时能够抽出不凝结的血性液体。一般来讲，源自颈鞘内迷走神经和交感神经的神经鞘瘤最为多见。

（三）影像学表现

1. 超声检查 颈上部神经鞘瘤多数情况下表现为实性的低回声或中等回声的占位性病变，边界清晰可辨，包膜反射光带完整（图 7-5-3）。其内部回声既可以是实质均质型，也可以是实质不均质型。

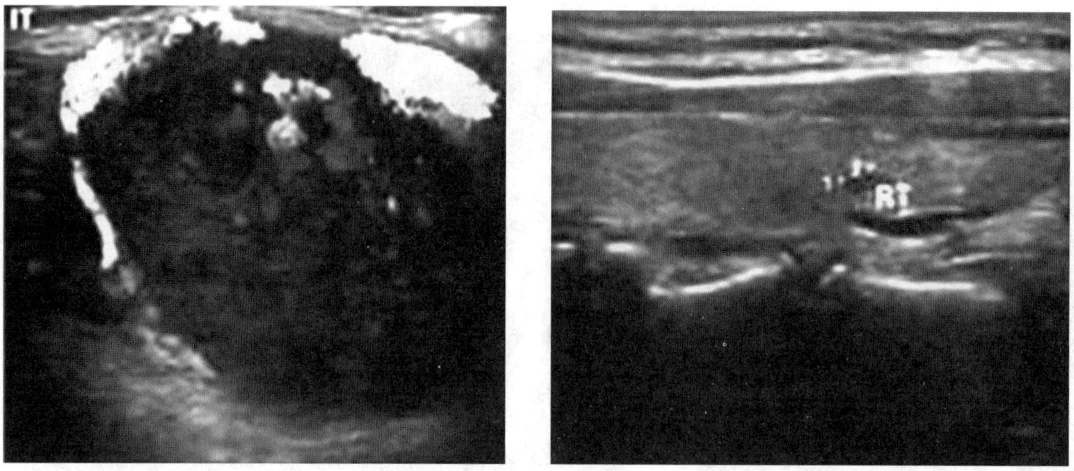

（a）　　（b）

图 7-5-3　颈上部神经鞘瘤

（a）彩色多普勒表现;（b）超声表现。

2. CT 检查和 MRI 检查　该肿瘤大多呈现为圆形或梭形的肿块，边缘界限清晰。在 CT 平扫时，肿瘤呈现为密度均匀的软组织影像，倘若病灶体积较大，还能在病灶中观察到囊变和坏死区域。在造影增强之后，除囊变和坏死区域之外，肿瘤的实质部分大多会出现不同程度的强化现象。MRI 检查时，神经鞘瘤的信号分布大多较为均匀，在 T_1WI 上呈现为等信号，在 T_2 加权成像上呈现为高信号。当注入钆 - 二乙烯三胺五乙酸（Gd-DTPA）之后，病变的实质区域能够呈现强化表现。发生在颈鞘附近的神经鞘瘤还能够使颈部血管和咽旁间隙向前移位（图 7-5-4）。

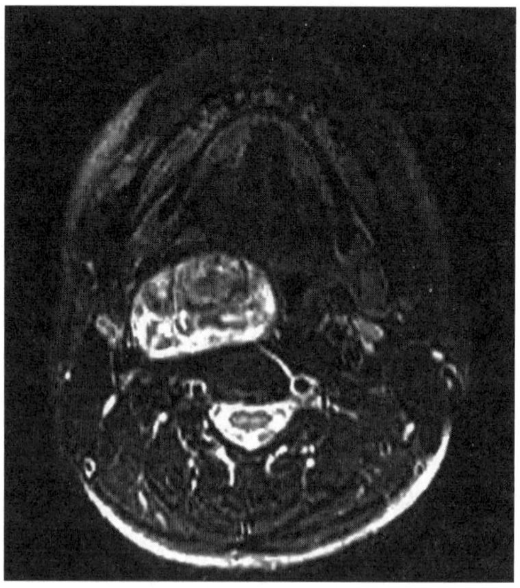

图 7-5-4　右咽旁间隙神经鞘瘤

四、颈动脉体瘤

（一）病因病理

颈动脉体瘤（carotid body tumor）的发病根源或许与胚胎发育阶段颈动脉体的细胞残留及异常分化现象紧密相连。值得注意的是，部分颈动脉体瘤呈现出家族遗传特性，在患者群体中，5%～10% 的人存在家族患病史，其遗传模式大概率为常染色体显性遗传。从病理角度剖析，颈动脉体瘤一般归类为副神经节瘤，肿瘤细胞呈现有序的巢状或腺泡状排列格局，并且周边环绕着极为丰富的血管网。

（二）临床表现

此病变在中年人中较为常见，肿瘤生长节奏缓慢，质地相对偏硬，无法顺着神经的长轴方向产生活动。倘若肿瘤位置靠近颈动脉，那么便可察觉到传递性搏动。一旦交感神经遭受损害，患者便会出现霍纳（Horner）综合征。依据副神经节瘤在头颈部生长部位的差异，能够将其细分为四大类别：鼓室球瘤、颈静脉球瘤、颈动脉体瘤（最为普遍）、迷走神经节瘤。

（三）影像学表现

1. B 超检查　颈动脉体瘤在超声图像中呈现为低回声的实性肿块，边界清晰可辨，有可能呈现出包膜反射光带，其内部充斥着较强的中等回声光点，与此同时，还能够观测到颈动脉窦及其分支呈现为管状液性暗区。

2. CT 检查　CT 检查可见颈动脉分叉处的软组织实质性肿块，边缘整齐光滑。鉴于肿瘤内部血管十分丰富，所以在实施增强 CT 检查时，病灶部位强化效果显著，颈内、外动脉之间的间距明显拓宽（图 7-5-5）。

3. MRI 检查　病变区域一般在 T_1 加权成像上显示为等信号，而在 T_2 加权成像上则表现为高信号，并且具备极具辨识度的“椒盐”征，该特征主要是病变内部丰富的血管流空现象所引发。

4. 数字减影血管造影（DSA）检查　运用 DSA 检查手段时，病变部位呈现颈总动脉分叉处的异常血管团，该异常血管团能够推动颈内、外动脉，促使二者间距增大。

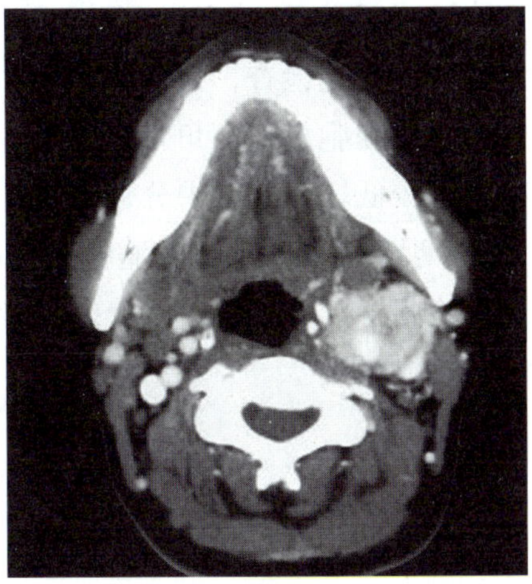

图 7-5-5　左颈动脉体副神经节瘤

第六节　颌面部软组织恶性肿瘤

发生在口腔颌面部软组织的恶性肿瘤主要是上皮组织癌和恶性淋巴瘤，其他间叶组织肉瘤少见。影像检查手段主要为CT、MRI和超声检查。

一、鳞状细胞癌

（一）病因病理

口腔鳞状细胞癌（squamous cell carcinoma）的病因是多因素综合作用的结果。长期吸烟、饮酒是主要的危险因素，烟草中的尼古丁、焦油等有害物质，以及酒精的刺激，可导致口腔黏膜上皮细胞发生基因突变。咀嚼槟榔也是重要诱因之一，槟榔中的生物碱等成分会造成口腔黏膜的慢性损伤和炎症，增加癌变风险。此外，口腔卫生不良、长期佩戴不合适的假牙导致的局部刺激，以及人乳头状瘤病毒感染等，也与口腔鳞状细胞癌的发生密切相关。在病理上，肿瘤起源于口腔黏膜的鳞状上皮细胞，癌细胞呈巢状排列，细胞间可见细胞间桥，癌巢中心可见角化珠，肿瘤细胞具有不同程度的异型性，可向周围组织浸润性生长。

（二）临床表现

鳞状细胞癌多发生于40～60岁成年人，男性多于女性。好发部位为舌、牙龈、颊、唇、口底和上颌窦等。早期通常表现为口腔黏膜的白斑或红斑，表面粗糙，可伴有溃疡，溃疡边缘不规则，底部有硬结，疼痛不明显或仅有轻微疼痛。随着病情进展，肿瘤可呈外生性生长，形成菜花样肿块，质地较硬，触之易出血，疼痛逐渐加重，可伴有口臭。当肿瘤侵犯周围组织时，会出现相应症状，如侵犯牙龈可导致牙齿松动、移位；侵犯神经可导致面部麻木、疼痛；侵犯颌骨可导致骨质破坏，出现张口受限等症状。

口腔鳞状细胞癌诊断的确立主要依据病理检查，根据癌细胞的分化程度可分为三级：Ⅰ级为高分化鳞状细胞癌，癌细胞形态与正常鳞状细胞相似，角化珠丰富，细胞间桥清晰可见，核分裂象少见，肿瘤细胞排列有序，恶性程度相对较低。Ⅱ级为中分化鳞状细胞癌，癌细胞有一定异型性，角化珠数量减少，细胞间桥不明显，核分裂象增多，肿瘤细胞排列较紊乱。Ⅲ级为低分化鳞状细胞癌，癌细胞异型性明显，角化珠罕见，细胞间桥几乎不见，核分裂象显著增多，肿瘤细胞排列紊乱，侵袭性强，预后较差。

（三）影像学表现

口腔鳞状细胞癌早期CT和MRI多无阳性表现。晚期口腔曲面体层X线片可显示颌骨的骨质破坏情况，表现为不规则的溶骨性破坏，边界不清，有时可见骨膜反应。CT检查能更清晰地显示肿瘤的位置、大小、形态，以及与周围组织的关系，如肿瘤对颌骨、肌肉、神经等的侵犯情况，增强扫描时肿瘤可呈不均匀强化。MRI 对软组织的分辨力较高，可用于评估肿瘤在口腔软组织中的范围及与周围重要结构的关系，T_1 加权成像上肿瘤多呈等信号或稍低信号，T_2 加权成像上呈高信号。不同部位的鳞癌，其影像学表现稍有不同（图 7-6-1、图 7-6-2）。

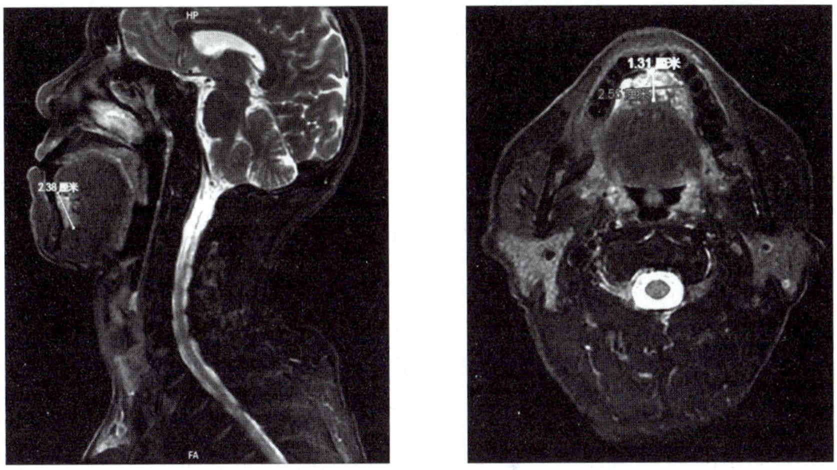

（a）　　（b）

图 7-6-1　口底鳞癌

（a）矢状面;（b）横断面。

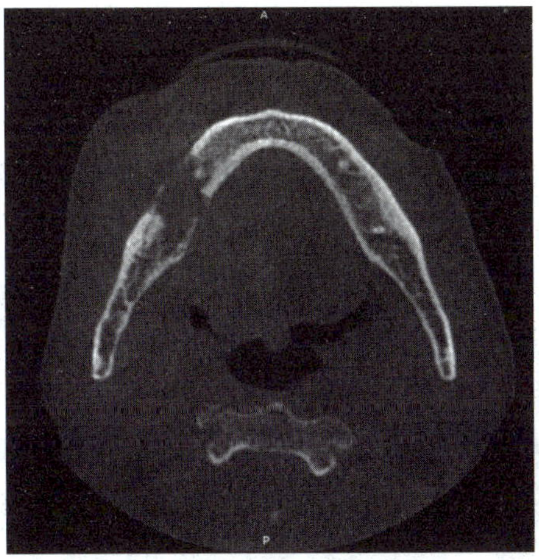

图 7-6-2　牙龈癌

二、恶性淋巴瘤

（一）病因病理

恶性淋巴瘤（malignant lymphoma）的病因尚未完全明确，是多种因素共同作用的结果。病毒感染是重要因素之一。免疫功能低下也在其发病中起关键作用，如先天性免疫缺陷病、器官移植后长期使用免疫抑制药、艾滋病等，因机体免疫监视功能受损，易发生淋巴瘤。此外，遗传因素可能增加患病风险，部分淋巴瘤具有家族聚集性。从病理角度看，淋巴瘤主要起源于淋巴造血系统，分为霍奇金淋巴瘤和非霍奇金淋巴瘤两大类。其基本病理特征是正常淋巴组织结构被破坏，代之以大量的肿瘤性淋巴细胞增生，瘤细胞形态多样，可呈弥漫性或结节性分布，伴有不同程度的炎症细胞浸润。

（二）临床表现

恶性淋巴瘤可见于任何年龄，青壮年人多见。淋巴结肿大是最常见的症状，通常为无痛性进行性增大，好发于颈部、腋窝、腹股沟等浅表淋巴结，也可累及纵隔、腹膜后等深部淋巴结。肿大的淋巴结质地较硬，早期可活动，后期可相互融合，与周围组织粘连。部分患者可出现全身症状，如发热、盗汗、消瘦等。此外，结外病变也较为常见，可累及胃肠道、皮肤、骨髓、中枢神经系统等，出现相应症状，如腹痛、腹泻、皮肤肿块或瘙痒、骨痛、头痛、视力障碍等。

（三）影像学表现

1. 超声检查 可用于浅表淋巴结的评估，表现为淋巴结肿大，形态规则或不规则，皮质增厚，髓质结构不清，血流信号丰富。

2. CT 检查 是常用的检查方法，能清晰显示淋巴结肿大的部位、大小、形态及与周围组织的关系，肿大淋巴结可呈均匀软组织密度，增强扫描呈轻度强化，部分可融合成块。对于结外病变，CT 检查图像也能较好地显示，如胃肠道淋巴瘤可见胃肠壁增厚、肿块形成等。

3. MRI 检查 在中枢神经系统淋巴瘤的诊断中有独特优势，可显示脑实质内的占位性病变，T_1 加权成像呈等或稍低信号，T_2 加权成像呈等或稍高信号，增强扫描明显强化（图 7-6-3）。

4. PET-CT 检查 可同时提供解剖和代谢信息，对于发现隐匿病灶、判断肿瘤活性及分期更准确。

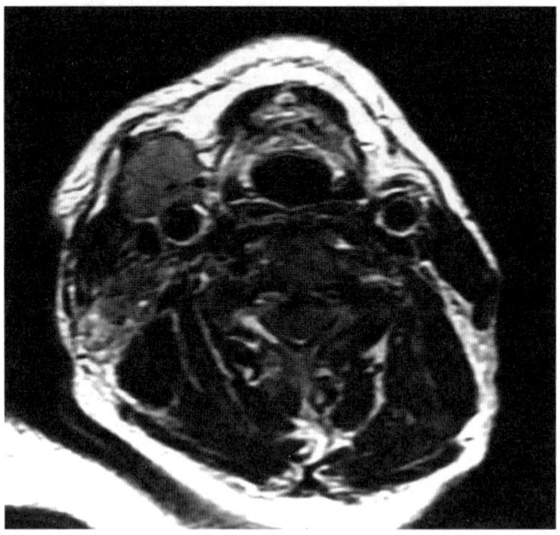

图 7-6-3 右颈部淋巴结霍奇金淋巴瘤

第七节 蜂窝织炎及脓肿

蜂窝织炎及脓肿是口腔颌面外科常见的炎性病变。蜂窝织炎指发生在口腔颌面部疏松结缔组织内的弥漫性化脓性炎症，炎症呈弥散状分布，无明显界限；脓肿则是在感染后期，炎症局限化，脓液积聚形成的特定腔隙。及时且精准的影像诊断，对于明确病变范围、制订有效治疗策略、预估病情发展方向意义非凡。

一、病因病理

蜂窝织炎及脓肿多因细菌感染引发，牙源性感染是最为常见的病因。此外，腺源性感染、外伤后创口感染及血源性播散感染也是不容忽视的致病因素。初始阶段，致病菌侵入口腔颌面部疏松结缔组织，激活机体免疫反应，局部血管扩张、血管通透性增加，大量中性粒细胞、巨噬细胞等炎症细胞渗出至组织间隙。炎性渗出物充斥其间，致使组织间隙压力升高，进一步阻碍血液循环与淋巴回流，加剧局部肿胀与缺氧状态。病变区域呈现弥漫性炎症细胞浸润，组织水肿明显，正常组织结构模糊不清，筋膜、肌肉及脂肪间隔被炎性水肿撑开、破坏，形成连贯的炎性浸润区域。随着感染进展，机体免疫系统持续发力，炎症细胞吞噬细菌后死亡、崩解，与组织渗出液、坏死组织碎片共同构成脓液。脓液积聚促使周围纤维组织增生，试图包裹炎症区域，逐渐形成脓肿壁。脓肿壁由新生毛细血管、成纤维细胞及炎症细胞组成，早期较薄且脆弱，随时间推移逐渐增厚、纤维化，趋于完整。成熟脓肿内部压力较高，压迫周边组织，引发疼痛、功能障碍，还可能侵蚀邻近骨质、血管与神经。

二、临床表现

颌面部蜂窝织炎和脓肿起病急，局部以红、肿、热、痛及功能障碍为主要表现，患区弥漫性肿胀，边界不清，皮肤发红，皮温升高，疼痛明显且随病情加重而加剧，可伴有不同程度的张口受限、吞咽困难等功能障碍，脓肿形成时触诊有波动感或深部压痛；同时，患者常伴有全身症状，如发热、寒战、乏力、头痛及食欲缺乏等，病情严重时可出现败血症、脓毒血症等危及生命的并发症。根据感染发生的部位可分为如下几种。

1. 眶下间隙感染 多由上颌前牙及第一前磨牙的根尖周炎或牙槽脓肿引起，炎症向上扩散至眶下间隙。表现为眶下区肿胀、疼痛，眼睑水肿，鼻唇沟消失等。

2. 颊间隙感染 来源以牙源性感染为主，如上下颌磨牙的根尖周炎。感染可导致颊部肿胀、疼痛，张口受限，严重时可波及咬肌间隙。

3. 咬肌间隙感染 主要由下颌智齿冠周炎及下颌磨牙的根尖周炎扩散所致。患者出现咬肌区肿胀、变硬，压痛明显，张口受限，牙关紧闭等症状。

4. 翼下颌间隙感染 多因下颌智齿冠周炎及下颌磨牙根尖周炎扩散而来，也可由下牙槽神经阻滞麻醉时消毒不严格引起。主要表现为张口受限，咀嚼和吞咽疼痛，翼下颌皱襞处黏膜水肿等。

5. 颞下间隙感染 常由相邻间隙感染扩散而来，如翼下颌间隙、咬肌间隙等，也可因上颌结节、卵圆孔、圆孔阻滞麻醉时带入感染。患者可出现颞下区肿胀、疼痛，张口受限等症状。

6. 咽旁间隙感染 多由牙源性感染、腺源性感染及外伤引起。患者有咽痛、吞咽困难、张口受限等症状，严重时可出现呼吸困难。

7. 下颌下间隙感染 以腺源性感染最为常见，也可由牙源性感染引起。表现为下颌下区肿胀、疼痛，皮肤发红，有压痛，可伴有发热等全身症状。

8. 颏下间隙感染 多由颏下淋巴结炎发展而来，也可因下颌前牙的根尖周炎引起。颏下区肿胀、疼痛，皮肤紧张，有压痛。

三、影像学表现

1. X 线检查 早期 X 线检查通常难以显示明显异常，病情进展后可见受累颌面区域软组织肿胀，正常层次结构模糊，脂肪间隙界限不清，肌肉增粗且边界不清晰，有时可见皮下气肿形成的不规则透亮影，若伴有颌骨骨髓炎，晚期可能出现骨质破坏等改变。

2. CT 检查 早期表现为颌面软组织弥漫性肿胀，肌间隙模糊、消失，脂肪间隙密度增高且界限不清，呈混杂密度影。化脓后表现为局限性的低密度影，边界相对清晰，周围可见环形稍高密度的脓肿壁。增强扫描可见病变区域呈弥漫性不均匀强化，炎症可累及多个筋膜间隙，严重时可见脓肿壁呈环形强化，骨膜反应及骨质吸收破坏等改变。

3. MRI 检查 在 T_1WI 上呈等信号或稍低信号，T_2WI 上呈高信号，信号多不均匀，周围组织可见不同程度水肿，增强扫描可见病变区域明显强化。

第八节　淋巴结炎

淋巴结炎是口腔颌面部常见的炎性疾病，主要涉及头颈部诸多淋巴结群，如颌下淋巴结、颏下淋巴结、颈深淋巴结等。准确借助医学影像技术对淋巴结炎进行诊断，既能精准判定淋巴结的病变状态，又能溯源查找感染病灶，为临床拟定治疗方案筑牢根基。

一、病因病理

淋巴结炎主要由口腔及颌面部感染性病灶处的炎症扩散至周围淋巴结而引起；腺源性感染也可累及颌面部淋巴结。此外，面部皮肤损伤、疖、痈等也可能导致淋巴结感染。其病理过程通常是病原体侵入淋巴结后，引起淋巴结内的免疫反应，初期表现为淋巴结充血、水肿，淋巴细胞和巨噬细胞增生，随着病情发展，可出现淋巴结化脓、坏死等改变。

二、临床表现

淋巴结炎局部表现为颌面部淋巴结肿大、疼痛，淋巴结质地变硬。活动度可因炎症程度不同而有所差异，初期活动度较好，随着炎症加重，周围组织粘连时活动度变差。患者常有发热、乏力等全身症状，体温可升高至38℃甚至更高，炎症严重时还可能出现寒战、头痛等不适。若为慢性淋巴结炎，症状相对较轻，淋巴结肿大可能不明显，但可长期存在，时有隐痛或不适感。

1. 急性淋巴结炎　起病急骤，病程较短，通常在1周左右。局部淋巴结肿大、疼痛明显，表面皮肤红肿，触痛显著，可伴有全身发热、寒战等症状，炎症常累及单个或多个相邻淋巴结。

2. 慢性淋巴结炎　病程较长，可持续数周、数月，甚至数年。淋巴结肿大不明显，质地较硬，活动度尚可，一般无明显疼痛或仅有轻微压痛，常无全身症状或仅有低热等轻微不适，多由急性淋巴结炎未彻底治愈迁延而来。

三、影像学表现

1. 超声检查　可见淋巴结肿大，形态多为椭圆形，边界清晰或稍模糊，皮质增厚，髓质回声减低或消失，内部血流信号增多，呈散在或弥漫性分布，化脓期可见淋巴结内有液性暗区。

2. CT 检查　表现为淋巴结肿大，密度均匀或不均匀，增强扫描可见轻度至中度强化，周围脂肪间隙模糊，若形成脓肿则可见低密度坏死区，周围有环形强化。

3. MRI 检查　在 T_1WI 上呈等信号或稍低信号，T_2WI 上呈高信号，增强扫描强化方式与CT相似，对周围组织的受累情况显示更清晰。

四、鉴别诊断

1. 恶性淋巴瘤　通常表现为无痛性进行性淋巴结肿大，质地较硬，早期无粘连，晚期可融合成块，活动度差，全身症状明显，如发热、盗汗、消瘦等，病理检查可明确诊断。

2. 转移性肿瘤　多有原发肿瘤病史，淋巴结肿大常为单侧，质地坚硬，无压痛，活动度差，与周围组织粘连紧密，影像学检查可发现原发肿瘤及转移灶的影像学特征。

3. 颌下腺炎　主要表现为颌下腺肿大、疼痛，导管口红肿，可有脓性分泌物溢出，进食时加重，超声及CT检查可显示颌下腺的炎症改变，可通过位置及影像学特征与颌下淋巴结炎进行鉴别。

第九节　淋巴结核

一、病因病理

口腔颌面部淋巴结核主要由结核分枝杆菌感染引起。结核分枝杆菌多通过口腔、鼻咽部的黏膜或皮肤创口侵入颌面部淋巴结，也可由肺结核等身体其他部位的结核病灶通过淋巴道或血行播散而来。其病理改变主要包括渗出、增生和坏死三个阶段。初期为淋巴结内的渗出性炎症，出现充血、水肿，以及淋巴细胞、巨噬细胞浸润；随后进入增生阶段，形成结核结节，由上皮样细胞、朗汉斯巨细胞及淋巴细胞等组成；病情进展可出现干酪样坏死，最终淋巴结可发生破溃形成瘘管，经久不愈。

二、临床表现

患者常无明显自觉症状，病情进展缓慢。早期表现为颌面部单个或多个无痛性淋巴结肿大，质地较硬，活动度尚可，与周围组织无粘连。随着病情进展，淋巴结可逐渐增大，相互融合成串珠状或团块状，与皮肤及周围组织粘连，活动度变差，可有轻度压痛。晚期淋巴结可发生干酪样坏死、液化，形成寒性脓肿，脓肿破溃后流出稀薄的米汤样脓液，伴有灰白色干酪样坏死物，创口经久不愈，可形成瘘管或窦道，并可伴有低热、盗汗、乏力、消瘦等全身症状。

1. 结节型 以淋巴结内的增生性改变为主，表现为颌面部单个或多个淋巴结肿大，质地硬，无压痛或仅有轻微压痛，可活动，与周围组织无明显粘连，病情进展相对缓慢。

2. 脓肿型 淋巴结内出现干酪样坏死、液化，形成寒性脓肿，表现为颌面部肿块变软，有波动感，皮肤表面可发红，轻度压痛，若不及时处理，脓肿可自行破溃。

3. 瘘管型 脓肿破溃后形成瘘管或窦道，经久不愈，经常有稀薄脓液流出，瘘口周围皮肤可因长期受刺激而出现湿疹样改变，伴有肉芽组织增生。

三、影像学表现

1. 超声检查 可见淋巴结肿大，形态多不规则，边界欠清晰，内部回声不均匀，可见低回声或无回声区，部分可见钙化灶，呈强回声伴后方声影，彩色多普勒血流显像显示血流信号较丰富或稀少不均。

2. CT 检查 表现为颌面部淋巴结肿大，密度不均匀，可见低密度的干酪样坏死区，增强扫描时淋巴结呈环形强化，中心坏死区无强化，周围组织可有不同程度的水肿，晚期可见瘘管或窦道形成的低密度影。

3. MRI 检查 在 T_1WI 上多呈等信号或稍低信号，T_2WI 上呈高信号，干酪样坏死区在 T_2WI 上信号更高，增强扫描与 CT 相似，呈环形强化，对显示病变范围及与周围组织的关系更有优势。

四、鉴别诊断

1. 慢性淋巴结炎 多由口腔颌面部的急慢性感染引起，淋巴结肿大，活动度较好，与周围组织无粘连或粘连较轻，抗感染治疗有效，影像学检查无特异性的干酪样坏死及环形强化等表现。

2. 恶性淋巴瘤 常表现为无痛性进行性淋巴结肿大，质地较硬，早期无粘连，晚期可融合成块，活动度差，全身症状明显，如发热、盗汗、消瘦等，病情进展迅速，病理检查可明确诊断，影像学上多表现为均匀性肿大，无干酪样坏死的特征性改变。

3. 转移性肿瘤　有原发肿瘤病史，淋巴结肿大常为单侧，质地坚硬，无压痛，活动度差，与周围组织粘连紧密，影像学检查可发现原发肿瘤及转移灶的影像学特征，如原发肿瘤的占位效应、转移淋巴结的特定分布等。

▶知识拓展

数字化 3D 打印技术在成釉细胞瘤治疗中的应用

在下颌骨成釉细胞瘤的治疗中，数字化 3D 打印技术联合经口入路手术和血管化腓骨修复重建，实现了病变的精准切除与无痕化修复。通过术前 3D 打印模拟手术，制备个性化截骨导板和重建板，经口入路切除病变组织，同时利用血管化双层腓骨恢复颌骨高度和外形，并以筋膜瓣覆盖术区，为后续咬合功能恢复提供条件。该方法不仅手术创伤小、面部无痕，还能显著提高术后功能和美观效果，是实现下颌骨成釉细胞瘤根治与精准修复的重要手段。

考试知识点总结

本章小结

协和云课堂……　拓展练习及参考答案

（李　娜　康　蓓）

教学课件

第八章　颌面部骨折

微课：颌面部骨折

学习目标

素质目标

（1）崇德向善、诚实守信、爱岗敬业，具有精益求精的工匠精神。

（2）具有敬佑生命、救死扶伤、甘于奉献、大爱无疆的医者精神。

（3）具有良好的职业道德、社会职业感及团队精神。

知识目标

（1）掌握：牙外伤、骨折 X 片的观察要点，上下颌骨骨折类型及好发部位。

（2）熟悉：牙槽突骨折，以及上、下颌骨骨折的临床表现及影像学表现。

（3）了解：颧骨、颧弓骨折的影像学表现及临床表现。

能力目标

能回答牙外伤、牙槽突骨折，以及上、下颌骨骨折的临床表现及影像表现特点。

案例导入

【案例】

患者，男性，18 岁。上前牙外伤后牙齿变短半小时，患者半小时前骑自行车不慎摔倒，嘴唇先着地，伤后发现牙齿变短，不松动，疼痛明显。检查：11 牙龈红肿，龈沟渗血，牙冠完整，内倾，但比邻牙短 2mm，叩痛（++），松动（–）。

【问题】

1. 患者需要做哪些检查？
2. 此患者的正确诊断是什么？

·核心知识拆解·

牙及颌骨外伤临床较常见，牙折位置不同，其治疗方法不同，颌骨骨折主要发生在上颌骨、下颌骨及颧骨，中、高位上颌骨骨折常伴有颅底骨折，可有脑脊液漏。下颌骨骨折移位明显，根据受力大小不同可发生多处骨折，诊断中应避免漏诊。颌面部骨折占全身骨折的 3.2%～3.8%，通过影像检查可以确定骨折的部位、数量、性质等，对临床手术及预后起指导作用。

第一节 概 论

一、骨折的基本影像表现

1. 骨折线 骨折线在 X 线片中主要表现为密度低的裂隙状影像；骨折线宽度的大小与断骨的裂开程度有关；骨折线的边界一般比较清晰，可呈直线状、锯齿状或不规则状影像。上颌骨骨折、颧骨骨折常易发生于骨缝连接处，因此应与正常骨缝区别。

2. 异常致密线 当骨折两断端重叠时可见。

3. 游离碎骨片 多见于粉碎性骨折，一般上颌骨前壁骨折常见。

4. 压缩变形 常发生于上颌骨、颧骨骨折，由外部力量过大压迫上颌窦变形所致。

5. 骨小梁扭曲紊乱 见于骨松质牙槽突骨折。

6. 骨缝分离 见于自然骨缝裂开，如颧额缝、颧颌缝。

二、骨折线影像观察要点

1. 骨折的部位和数目 观察骨折线的具体骨折部位，数量是单发还是多发，避免漏诊（图 8-1-1）。

2. 骨折的类型 有横形、斜形、纵形、粉碎性等。

3. 骨折的移位 与受力方向，肌肉走向，有无牙齿均有关系。

4. 骨折线与牙的关系 观察牙及牙胚是否在骨折线上，有无牙冠、根折或其他牙体牙髓病变。

5. 骨折线与营养管、正常骨缝影像的区别 骨折线一般呈直线、锯齿状或不规则状，边缘没有连续性，正常骨缝和营养管有恒定位置，为均匀线状低密度影。

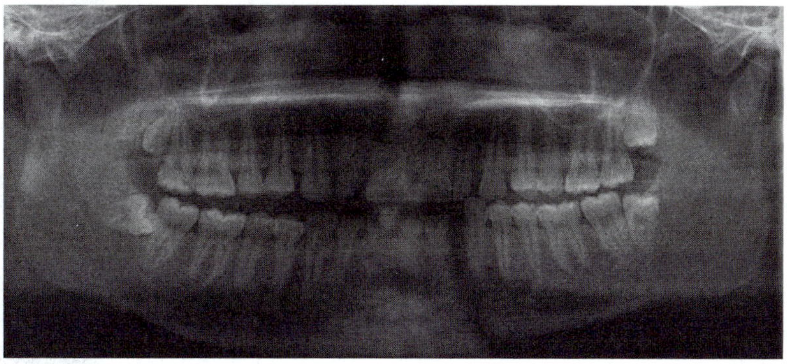

图 8-1-1 骨折线和骨折数目——下颌骨骨折（左下颌颏部及双侧髁突）

三、骨折的愈合

（一）骨折一期愈合

一期愈合又称直接愈合，当骨折达到解剖复位，骨折固定稳定时，在应力作用下，骨折修复仅限于骨内，而不需要外骨痂参与。

（二）骨折二期愈合

根据骨折局部组织学愈合特点，人为地将骨折二期愈合过程分为如下 4 期。

1. 血肿形成 外伤骨折后，骨断端髓腔内、骨膜下和周围软组织内出血，形成血肿，并凝成血块，一般在伤后 4～5 小时形成。

2. 血肿机化 骨折后 24～48 小时，血浆渗出，炎症细胞浸润，骨折断端软骨外膜增生、增厚，骨折断端附近骨内、外膜深层的成骨细胞在伤后短期内即活跃增生，约一周后即开始形成与骨干平行的骨样组织，由远离骨折处逐渐向骨折处延伸、增厚，与毛细血管一起向血肿内生长，使血块机化。

3. 原始骨痂形成期 骨折 1 周后，纤维血管组织替代机化血块，骨内、外膜形成内、外骨痂，即膜内化骨。而断端间的纤维组织则逐渐转化为软骨组织，纤维组织然后钙化、骨化，形成环状骨痂和腔内骨痂，即软骨内化骨，骨痂不断加强，达到临床愈合阶段。

4. 骨痂改造塑形期 骨折 2 周后，骨样组织不断有钙盐沉积，使基质钙化，逐渐形成骨组织，骨痂改建塑形，骨髓腔再通，恢复骨的原形。

第二节　牙外伤

一、牙脱位

牙脱位是指外力使牙向𬌗面方向或根方自牙槽窝内脱出或嵌入。

（一）临床表现

牙外伤后，牙齿根据受力方向不同而向不同方向移位，可以向前或向后移位，也可以向切端或根方移位，严重时可以完全脱离正常位置而脱落。

（二）影像学表现

牙齿从牙槽窝脱出，有低密度影（图 8-2-1）。

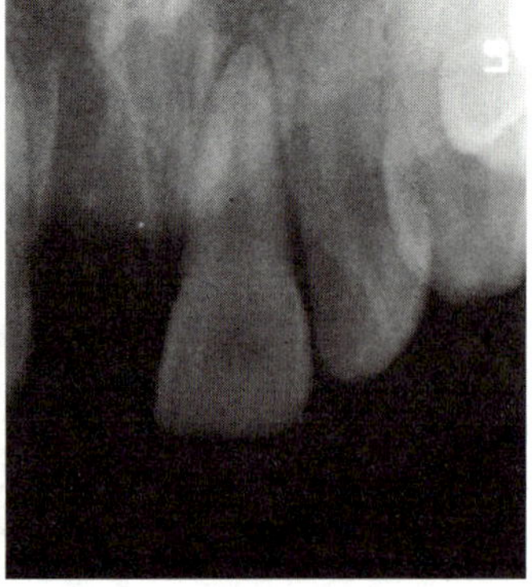

图 8-2-1　牙脱位（根尖片）

二、牙折

牙折是指由外力所致的牙齿折断。根据外力大小、方向不同，牙折的部位和程度不同。

（一）临床表现及分类

按照牙折线方向分为水平、垂直、斜行折断，按照解剖部位可分为冠折、根折、冠根联合折。X线片显示为不整齐的线状密度减低的影像，牙体组织的连续性中断。一般陈旧性牙折，因外伤时间较长，两断面吸收变平滑，X线片显示明显整齐较宽的线状透射影像（图8-2-2）。

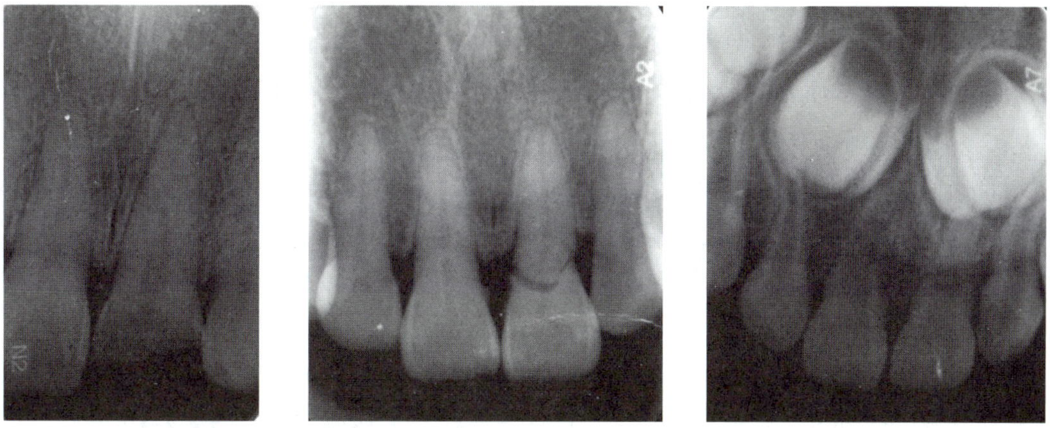

（a）　　（b）　　（c）

图8-2-2　牙折

（a）21牙冠折断；（b）11牙冠、21牙冠缺损，21牙颈部折断；（c）牙根折断。

（二）病史采集

1．了解牙折时间，牙折时间不同，其影像表现和临床表现有区别。

2．根据具体情况，结合外伤牙齿是否有牙髓病和根尖周病的病史进行问诊。

（三）检查要点

1．牙折的部位，冠折牙齿是否伴有根折。

2．牙髓是否暴露，是否有明显出血。

3．牙龈软组织是否肿胀、疼痛、撕裂。

4．牙的松动情况。

5．陈旧性牙折，诊断不明确的病牙，应通过牙髓活力测试和叩诊等检查牙髓和根尖周组织的情况。

6．X线检查主要判断是否有牙槽骨折、根折，受伤牙根尖孔是否形成，根尖周组织是否有病变等。

（四）诊断要点

1．外伤所造成的牙折，牙体已有明显折裂或松动，辅以X线检查，根据病因、病史、临床表现等诊断比较容易。

2. 后牙不完全的折裂或隐裂通常发生在牙尖比较锐利情况下，上颌磨牙的裂纹多发生于㓚面的近中舌侧；下颌磨牙的裂纹常与㓚面近远中向的裂沟方向大致一致。临床上用探针插入裂隙后，加压或左右摆动可引起疼痛，叩诊折裂牙尖时，患牙有明显疼痛；用碘酊涂布，用光照射可见色素下渗。临床表现为咀嚼痛、冷热温度敏感，严重时有牙髓病或根尖周病症状。

（五）治疗原则

根据牙折时间部位的不同，治疗方法有所不同。

1. 外伤后时间不久，经判断牙髓有活力，可根据如下不同情况进行治疗。

（1）如仅有牙釉质微小折裂可予磨光。

（2）冠部折裂，牙本质暴露者未露牙髓，可根据其临床症状，采用脱敏、树脂充填或全瓷牙冠修复。

（3）冠部折裂，牙髓暴露，如果患牙根尖尚未形成，应尽可能保留活髓，采用活髓切断术，待根尖形成后再考虑做根管治疗及牙冠的修复。

（4）冠部折裂，牙髓暴露，根尖已形成的前牙可采用根管治疗，然后用桩冠修复。如为后牙，根管治疗后再用全瓷牙冠修复。

（5）根折在牙颈部的单根牙，可在根管治疗后用桩冠修复。根折在牙颈部的后牙一般需拔除。

（6）根折在牙根中部者，根据具体情况，可保留做根管治疗或拔除（图 8-2-3）。

（7）根折在根尖部者，降低咬㓚关系后，定期复查，一般可以愈合。如牙髓坏死，用根管治疗（图 8-2-4）。

（8）冠、根均折断者，如牙齿松动明显应予拔除。

（9）如伴有软组织损伤及牙槽骨折断等情况，应给予骨折固定及清仓缝合处理。

（10）牙松动明显，应给予钢丝结扎或夹板固定。

2. 陈旧性牙折，牙髓一般已坏死，牙根有吸收并伴有根尖周病，应根据具体情况做根管治疗，后期可以做冠修复（图 8-2-5）。

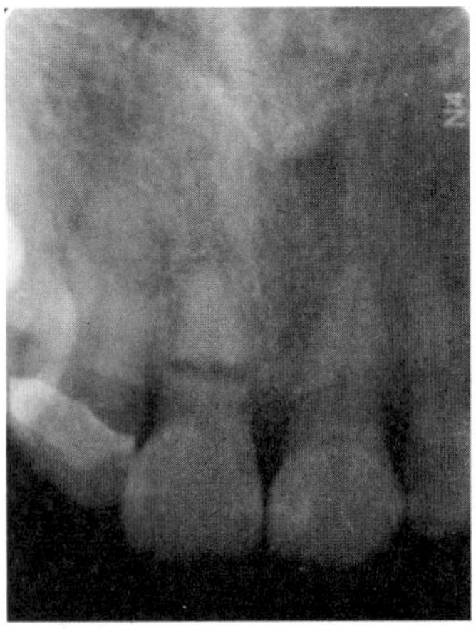

图 8-2-3　根中牙折

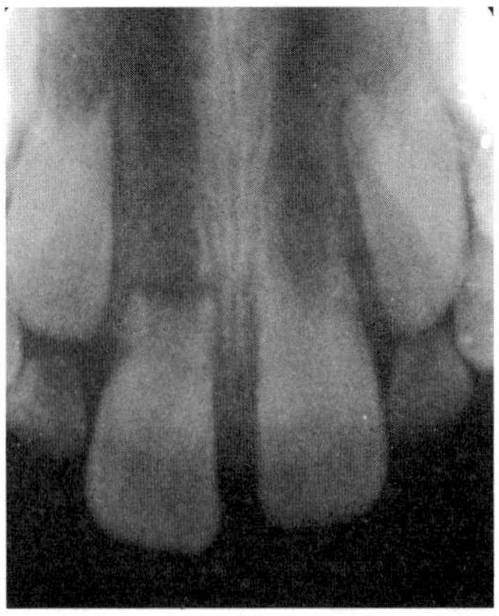

图 8-2-4　根尖牙折

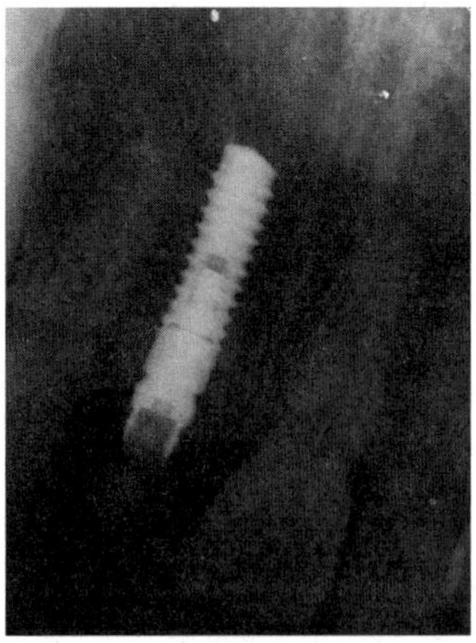

图 8-2-5　陈旧性牙折

3. 后牙隐裂，如果没有牙髓炎症状，可顺隐裂制洞；未穿髓者可予充填，已穿髓而髓室底尚未折裂，可行牙髓根管治疗，再用人造牙冠修复。对于隐裂的牙齿，在修复时，应注意降低咬殆，以防止再折裂。

4. 牙根折裂是指既无外伤史和牙体疾病病史，发生在后牙牙根的特殊类型折断。多为咬合力过大、牙周炎、根发育缺陷、牙内吸收等原因造成（图 8-2-6）。

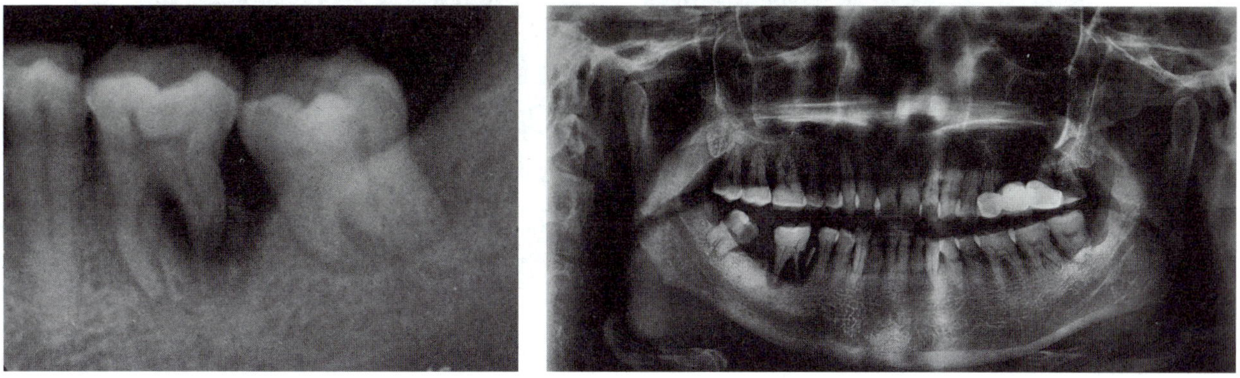

（a）　　（b）

图 8-2-6　牙根折裂

（a）根尖片；（b）全景片。

第三节　牙槽突骨折

牙槽突骨折以上、下颌前牙区较多见，也可上、下颌同时发生，多为牙齿、牙槽突和周围软组织合并损伤。牙槽突是支持和保护牙齿的骨组织，分为上颌牙槽突和下颌牙槽突，由骨松质构成，容易吸收和改建。上颌牙槽突与鼻腔底和上颌窦底相毗邻，下颌骨较为坚厚，其牙槽突也较上颌牙槽突牢固，仅切牙区和尖牙区牙槽突内外板较薄。

一、临床表现

牙槽突骨折可以是线型的，也可以是粉碎性的，有时为单纯的外骨板或内骨板折断，有时是一段牙槽骨完全折断。常伴有牙齿损伤（牙折或牙脱位），以及软组织撕裂。摇动外伤区 1 颗牙齿时，骨折牙槽段上其他几颗牙整体一起移动，可导致咬合关系错乱。

二、影像学表现

牙片、曲面断层片、CBCT 均可显示骨折位置，X 线片因后部颈椎重叠影像的影响，有时会干扰诊断，CBCT 可更好显示牙槽突局部骨折（图 8-3-1 ～图 8-3-3）。

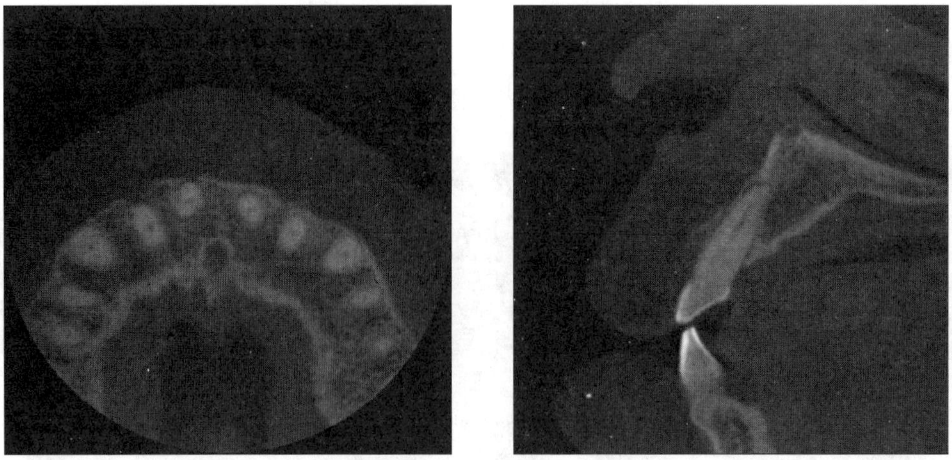

图 8-3-1　牙槽突骨折——上颌

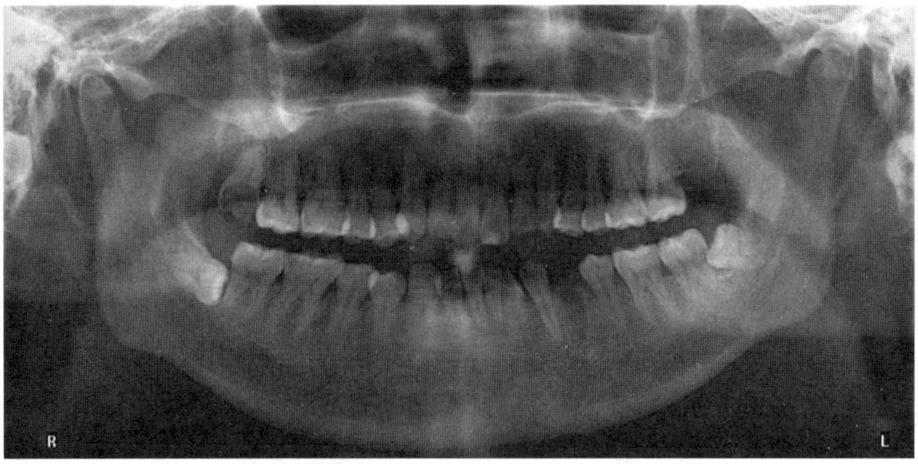

图 8-3-2　牙槽突骨折——下颌（全景）

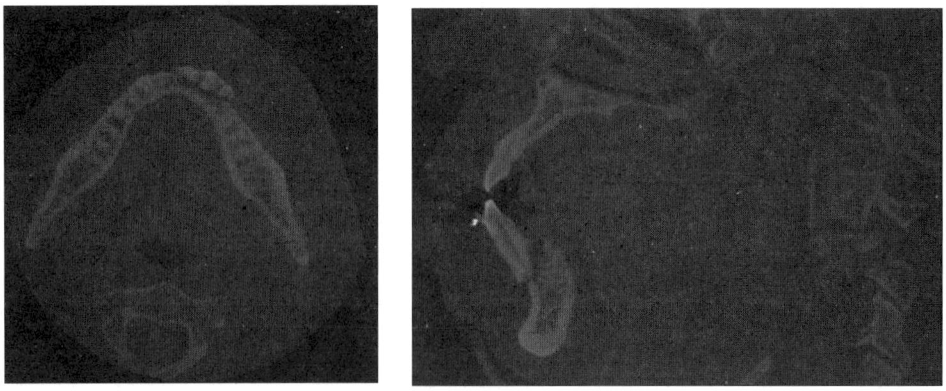

图 8-3-3　牙槽突骨折固定——下颌（CBCT，与上图同一患者）

第四节　上、下颌骨骨折

一、下颌骨骨折

下颌骨位置较突出，是颌面部容易损伤的部位，骨折时一般会出现软组织撕裂、肿胀，局部疼痛明显，还会有局部出血和张口受限等症状。下颌骨的解剖生理特点是有咀嚼肌的附着，骨折时会有一些特殊的临床表现。

（一）临床表现

1. 骨折段移位　下颌骨骨折后，有多种因素可以影响骨折段的移位方向，其中以咀嚼肌对颌骨的牵拉为主要原因，其他因素还包括外力的方向、骨折的部位、骨折线的方向和骨折段上是否有牙存留等多种因素。不同部位骨折后的移位情况是完全不相同的，下颌骨一般容易发生骨折的位置主要是正中颏部、颏孔区、下颌角、髁状突等（图 8-4-1）。

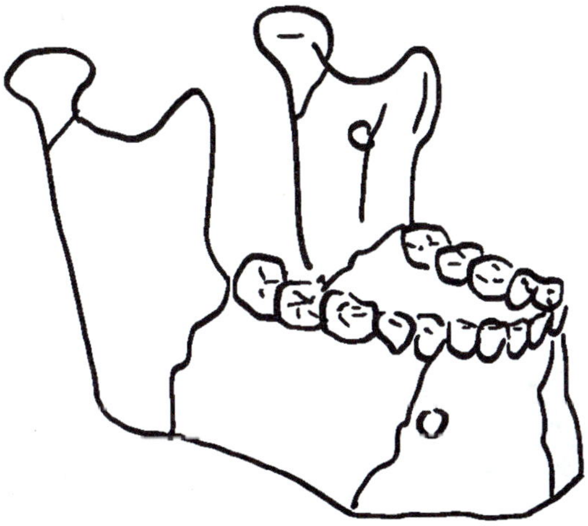

图 8-4-1　下颌骨易发骨折示意图

2. 咬合错乱　咬合错乱是颌骨骨折中最常见体征。下颌骨骨折后，骨折段一般会有移位，虽然有时即使只有轻度移位，但也可出现明显的咬合错乱。在正常情况下，上、下颌牙牙齿咬合，都有正常的咬合关系。而在颌骨骨折后，患者因颌骨移位失去了原有的咬合关系，自觉症状是上、下牙咬不上，咬合无力或咬合疼痛明显。临床检查见咬合错乱，多数牙无接触关系，或有部分接触，咬合不良。

3. 牙龈及黏膜撕裂　下颌体部的骨折常伴有骨折处的牙龈和黏膜撕裂，局部出血明显，可以看到骨断端，为开放性骨折，同时可伴发牙折、牙脱位或牙缺失等情况。骨折线两侧的牙常发生松动、移位。

4. 局部软组织肿胀、出血 骨折后均伴有局部出血，血液可从创口处流出，也可积聚在组织内形成血肿。外伤导致下牙槽血管发生断裂，血液可渗至口底蜂窝组织内，形成口底血肿，严重时会影响呼吸。

5. 感觉异常 下颌骨骨折后，可因骨折端活动或摩擦，发生剧烈疼痛。如伴发下牙槽神经损伤或断裂，则出现同侧下唇麻木症状。

6. 骨折段异常动度 正常情况下，下颌骨运动是全下颌骨整体和协调的生理运动。当下颌骨骨折后，则可出现分段的不协调的异常动度，尤其在有开放性创口时，检查更容易发现。有时可能检查出骨折端间的异常摩擦感、摩擦音。

7. 功能障碍 下颌骨骨折患者可出现的功能障碍主要是张口受限，还会影响咀嚼、吞咽和呼吸等功能。由于疼痛、骨折段移位和咬合错乱等症状，限制了正常的下颌骨运动，影响咀嚼、进食和吞咽。局部水肿、血肿和涎液增多等症状，可影响正常呼吸，严重者可发生窒息。

（二）影像学表现

1. 颏部骨折 下颌骨正中颏部骨折，常表现为下颌骨颏部下颌缘骨质不连续，可以是单发的、多发的线形骨折或粉碎性骨折。单发的正中颏部线形骨折时，由于骨折线两侧肌的牵拉力量相等，方向相对，常无明显移位或不发生移位（图 8-4-2）。

如为颏部双发骨折，两骨折线之间的颏部骨折段可因颏舌骨肌、颏舌肌、下颌舌骨肌和二腹肌前腹的牵拉，而向后下方移位（图 8-4-3）。如为颏部粉碎性骨折或伴有骨质缺损，两侧骨折段由于下颌舌骨肌的牵引，而向中线方向移位，使下颌骨前端变窄。后两种情况，都可使舌后退，有引起呼吸困难，甚至发生窒息的可能，正中颏部骨折常伴有髁状突骨折。

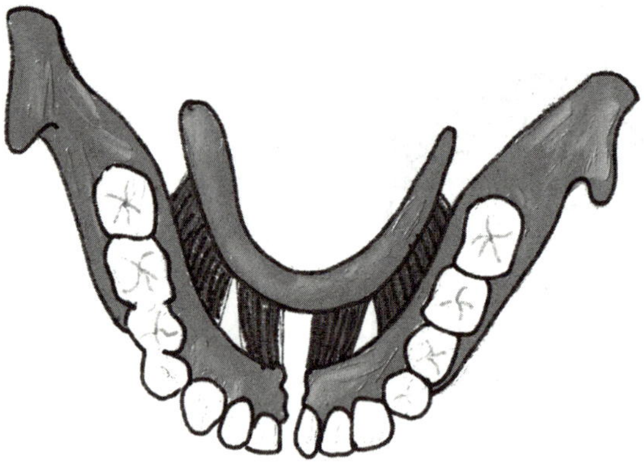

图 8-4-2 颏部骨折示意图（无明显移位）

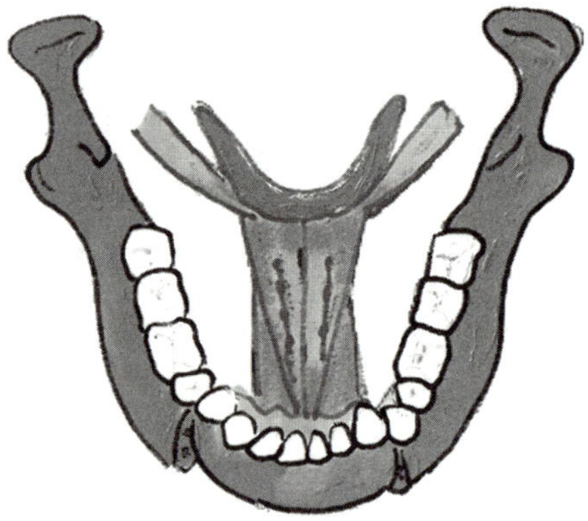

图 8-4-3 颏部骨折示意图（后下方移位）

2. 颏孔区骨折 骨折一般位于下颌第一前磨牙和第一磨牙之间，颏孔区骨折后，相当于将下颌骨分成大小不等的前后两段。前骨折段与健侧下颌骨保持连续性，由于受降颌肌群的牵拉，可向下、后方移位，同时又受对侧翼外肌的作用而微偏向患侧；后骨折段因受所附着的升颌肌群的牵拉而向上移位，同时也受翼外肌的作用而稍向内偏移，如上、下颌都有牙，则向上移位至上、下牙接触为止。因此，在临床表现方面出现咬合错乱。但是，骨折段的移位有时还与骨折线的方向和倾斜度有一定关系，如果骨折线方向与肌牵拉方向相抵触，则骨折段移位受阻，而不发生移位。颏孔区骨折的移位特点，可以表现在尖牙区、前磨牙区和磨牙区下颌骨体部骨折后两骨折段的移位情况。如为双侧颏孔区骨折，两侧后骨折段因受升颌肌群牵拉，向上方移位，而两骨折线之间的前骨折段则受降颌肌群的牵拉，而向下后方移位，使颏部明显后缩，舌体也随之后退而影响呼吸。严重时可引起窒息。

3. 下颌角部骨折 多发生在第三磨牙远中，将下颌骨分成前长后短的两个骨折段。如果骨折线在下颌角或其稍上方，前后两骨折段都有咬肌和翼内肌附着，则可不发生移位（图 8-4-4）。如骨折线在升颌肌群附着处之前，则前骨折段受降颌肌群的牵拉，向下后移位；而后骨折段因升颌肌群的牵拉，向上内侧移位（图 8-4-5）。

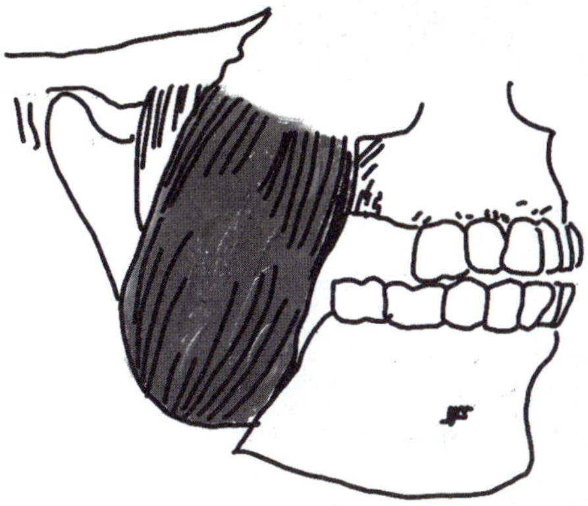

图 8-4-4 下颌角部骨折示意图（无移位）

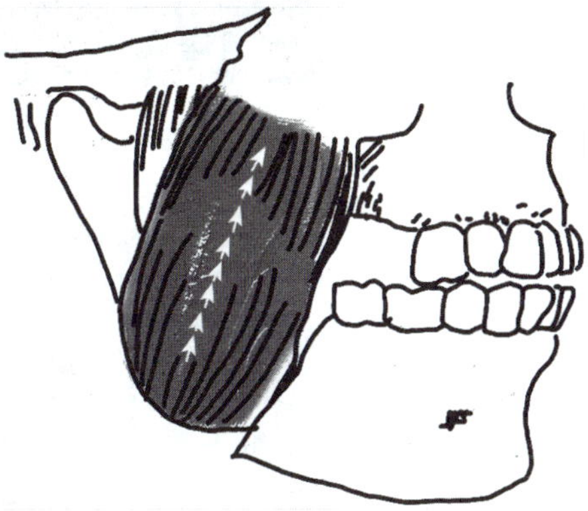

图 8-4-5 下颌角部骨折示意图（移位）

4. 髁状突骨折 是指从乙状切迹到下颌升支后缘部位骨折，髁状突骨折多发生于颈部。骨折后的髁状突，常因其所附着的翼外肌的牵拉而向前内方移位。同时，下颌升支部受咬肌、翼内肌和颞肌的牵拉而向上移位，使健侧牙及前牙形成开𬌗。双侧髁状突发生骨折时，两侧同时有骨折段移位，开𬌗更为明显。因髁状突是生长中心，如果是儿童，面部生长发育会受到影响。

5. 多发骨折 下颌骨发生多发骨折时，骨折段的移位一般没有一定的规律。有肌附着的骨折段一般向肌牵拉方向发生移位（图 8-4-6）；无肌附着或原附着肌也损伤断裂时，则骨折段常随外力方向或重力发生移位（图 8-4-7、图 8-4-8），尤其在火器性损伤造成粉碎性骨折时移位更为明显。

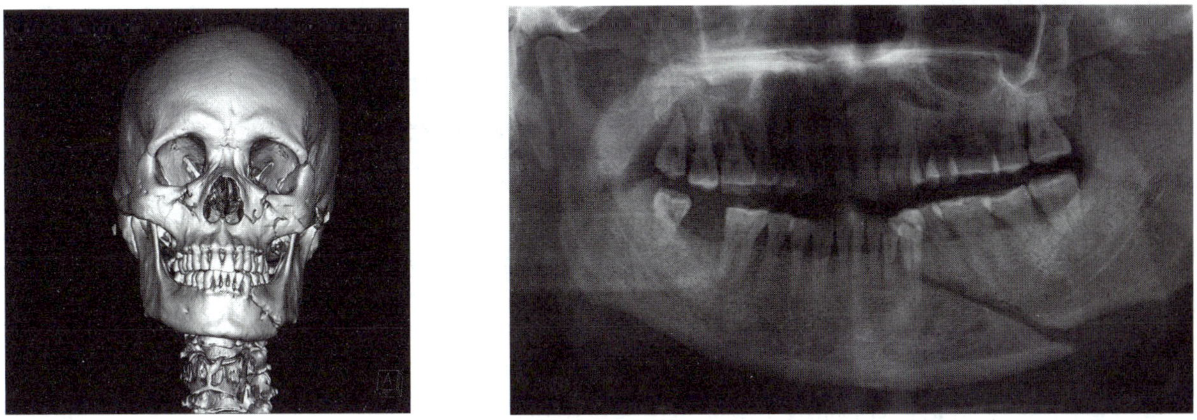

（a） （b）

图 8-4-6 多发性骨折

（a）CT 三维重建；（b）全景。

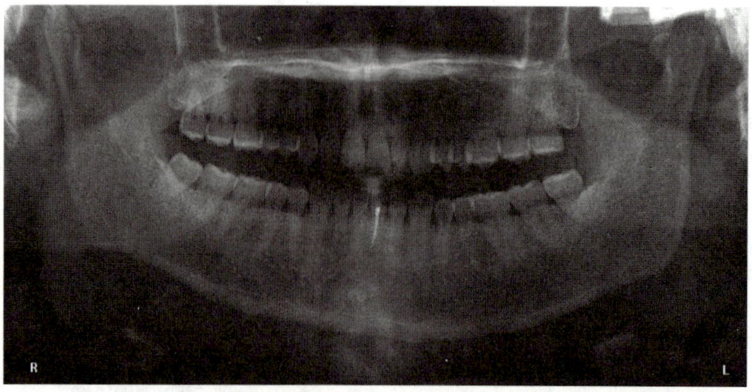

图 8-4-7　下颌骨骨折——全景（右下颌颈部及左侧髁突）

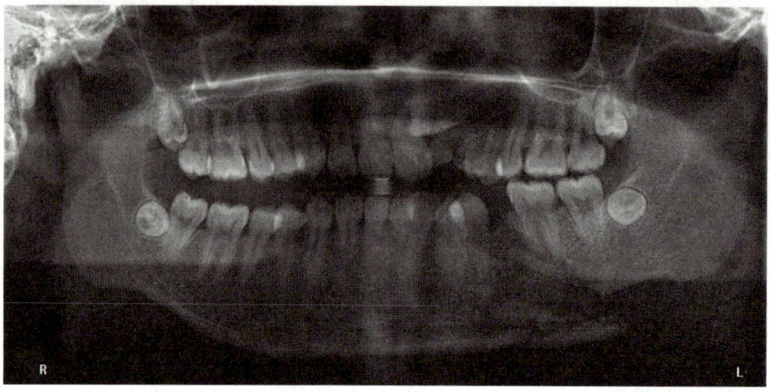

图 8-4-8　下颌骨骨折——全景（左下颌体部粉碎性）

（三）临床诊断

根据外伤史、临床表现、影像学表现作出诊断。

二、上颌骨骨折

上颌骨骨折指上颌骨在遭受来自正前方、下方或侧方打击力时，可以发生骨折。上颌骨位于人体面中部的中央，位置较为显著，是面中部容易发生骨折的部位之一。

（一）临床表现

1. 骨折段移位　有异常动度，上颌骨肌附着为表情肌，较薄，力量小，因此骨折移位主要是和受力方向相关，而肌牵拉影响较小。

2. 咬合错乱　因骨折移位，上、下颌牙齿咬合移位。

3. 面部肿胀、畸形　骨折波及上颌窦可引起鼻出血。

4. 眶周皮下瘀血　骨折波及眶底，可引起眼球运动障碍、复视。

5. 面部、上唇麻木　骨折在眶下孔位置，骨片压迫眶下神经，引起麻木（图 8-4-9）。

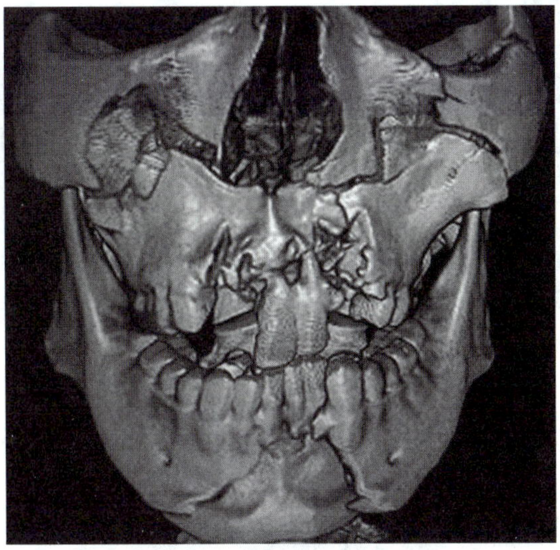

图 8-4-9　骨片压迫眶下神经

（二）影像学表现

根据骨折部位不同分为三型（图 8-4-10）。

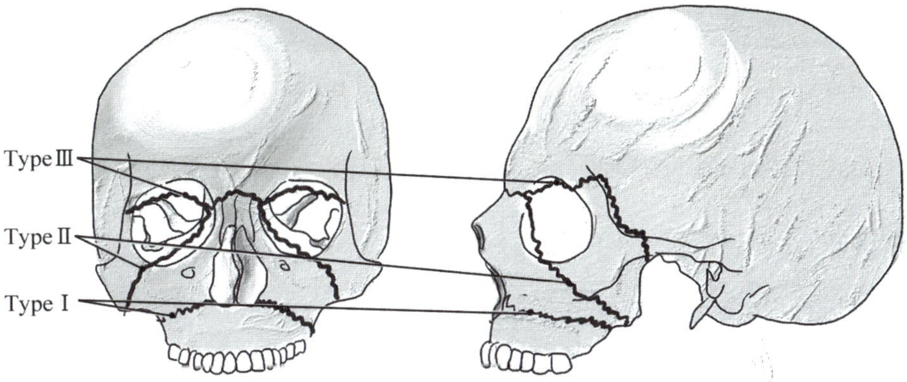

图 8-4-10　上颌骨骨折分型示意图

1. 勒福Ⅰ型（Le Fort Ⅰ型）骨折　即牙槽突基部水平骨折，骨折线经梨状孔下缘、牙槽突基部，绕颧牙槽嵴和上颌结节向后至翼突。

2. 勒福Ⅱ型（Le Fort Ⅱ型）骨折　即上颌中央锥形骨折，骨折线从鼻根部向两侧，经泪骨、眶下缘、颧上颌缝，绕上颌骨外侧壁向后至翼突（图 8-4-11）。

3. 勒福Ⅲ型（Le Fort Ⅲ型）骨折　即高位水平骨折，骨折线经鼻额缝，通过眼眶部，再经颧额缝向后下至翼突，形成颅面分离现象（图 8-4-12）。

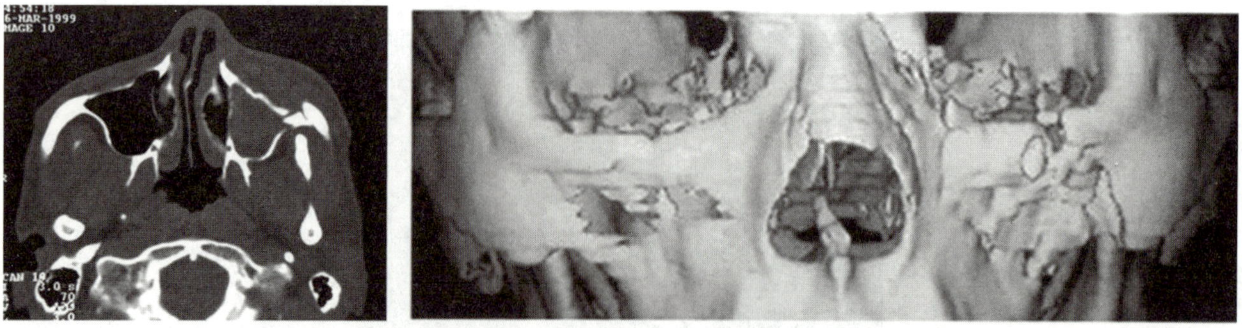

（a）　　（b）

图 8-4-11　上颌骨骨折勒福Ⅱ型

（a）CT 轴位影像；（b）三维 CT 正面观影像。

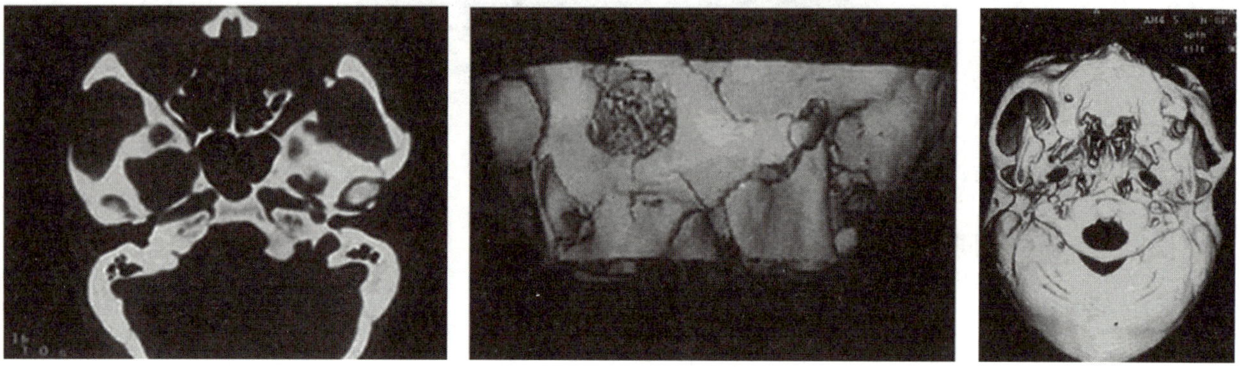

（a）　　（b）　　（c）

图 8-4-12　上颌骨骨折勒福Ⅲ型

（a）CT 轴位影像；（b）三维 CT 侧面观影像；（c）三维 CT 颅底观影像。

（三）临床诊断

根据病史、临床表现、影像学表现作出诊断。

第五节　颧骨、颧弓骨折

颧骨、颧弓是面中部的重要骨骼，其位置突出，受到外力撞击容易发生骨折，一般伴发上颌骨骨折。

一、临床分类

颧骨、颧弓临床分类：无移位骨折；颧弓骨折；颧骨向内下移位，不伴转位；向内转位；向外转位；复杂性骨折。

二、临床表现及影像学表现

1. 颧骨、颧弓骨折后骨折块移位　骨折移位大小主要取决于外力作用的方向，多发生内陷移位，也可以向下移位、局部塌陷。伤后早期，可见颧骨、颧弓部凹陷。随后由于局部肿胀，凹陷畸形并从表面看不明显，易被误认为单纯软组织损伤。待数日后肿胀消退，又出现明显局部塌陷（图 8-5-1、图 8-5-2）。

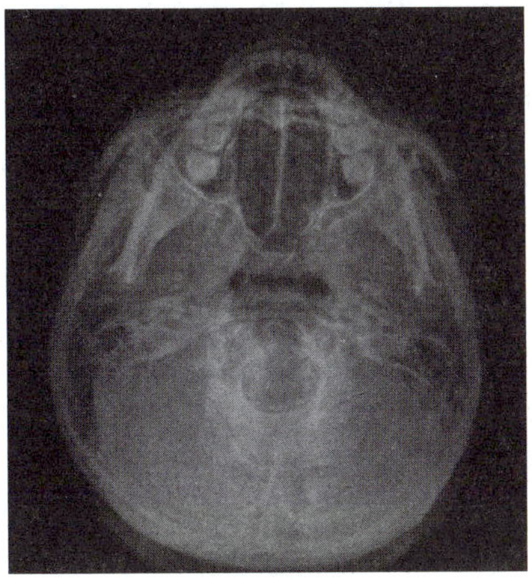

图 8-5-1　正常颧弓——颧弓位

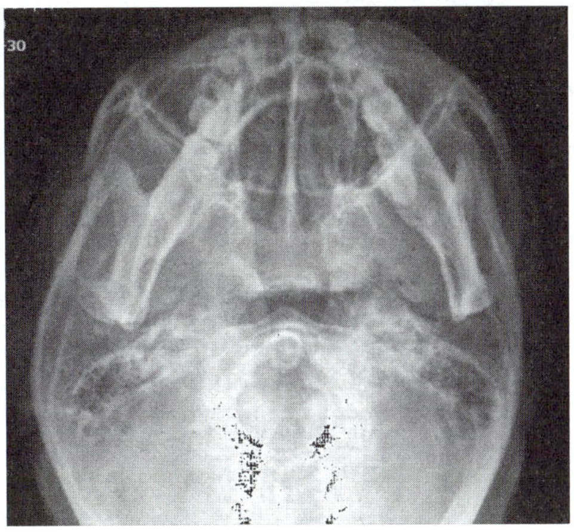

图 8-5-2　颧弓骨折——颧弓位

2. 张口受限　由于骨折块发生内陷移位，压迫颞肌和咬肌，阻碍喙突运动，导致张口受限和张口明显疼痛。

3. 复视　颧骨构成眶外侧壁和眶下缘的大部分，颧骨骨折移位后，可引起眼球移位、外展肌渗血和局部水肿，如果撕裂的眼下斜肌嵌入骨折线中，限制眼球运动，会引起复视（图 8-5-3、图 8-5-4）。

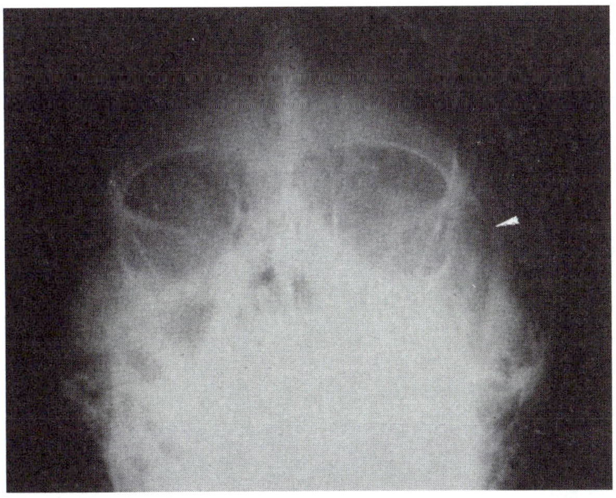

图 8-5-3　颧骨骨折（华特位）

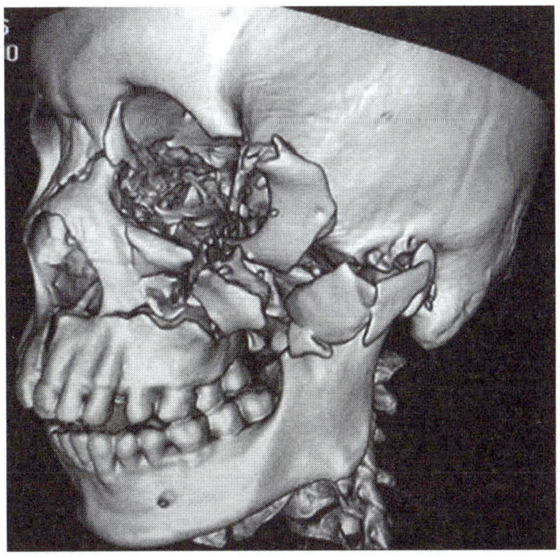

图 8-5-4　颧骨骨折（三维 CT 重建）

4. 出血、瘀斑　颧骨眶壁有闭合性骨折时，眶周皮下、眼睑和结膜下可有出血性瘀斑，如果伴有上颌骨骨折，可有鼻腔出血症状。

▶知识拓展

脑脊液漏

脑脊液漏（cerebrospinal fluid leak）是指脑脊液从硬脑膜或蛛网膜的破损处异常漏出，导致脑脊液通过鼻腔、外耳道或其他部位流出体外的现象。脑脊液漏可能由外伤、手术、自发性因素或先天缺陷引起，需及时诊治以避免严重并发症（如颅内感染、脑疝等）。

脑脊液漏的临床表现包括脑脊液鼻漏或耳漏，清水样液体从鼻腔或外耳道持续或间歇流出，低头或用力时加重。伴有头痛，直立时加重（低颅压性头痛），平卧缓解。另外，还有耳鸣、听力下降、嗅觉异常、恶心、颈部僵硬等症状。

—• 考试知识点总结 •—

—• 本章小结 •—

—• 协和云课堂…… 拓展练习及参考答案 •—

（安厚鹏）

第九章　唾液腺疾病

教学课件

学习目标

素质目标

（1）在面对唾液腺疾病患者时，具备高度的职业道德和责任感。

（2）具备团队合作精神，共同为患者提供最佳的医疗服务。

知识目标

（1）掌握：唾液腺结石病、唾液腺瘘、唾液腺炎症、唾液腺良性肥大及舍格伦综合征的 X 线表现。

（2）熟悉：多形性腺瘤、Warthin 瘤、黏液表皮样癌等唾液腺肿瘤的影像学特点。

（3）了解：舍格伦综合征在唾液腺方面的表现，如口干、唾液腺肿大、分泌减少等。

能力目标

能够准确采集唾液腺疾病的病史、进行临床检查、综合分析判断并解读影像学检查结果。

案例导入

【案例】

患者，女性，35 岁。左下颌下腺反复进食性肿痛 6 年。左下颌下腺腺体肿胀，质硬，口内导管口无红肿，双手双合诊导管中后段可扪及质硬结节，挤压腺体可见大量唾液流出。

【问题】

（1）选择何种影像学检查方法进行检查？

（2）结合患者的病史、左侧下颌下腺的临床检查及影像学检查方法，综合分析判断此患者的正确诊断是什么？

·核心知识拆解·

唾液腺疾病是指影响口腔内唾液腺正常功能的一类疾病，包括唾液腺炎症（inflammation）、涎石症（sialolithiasis）、唾液腺肿瘤（tumor）、唾液腺良性肥大（sialadenosis）等。这些疾病不仅会影响口腔健康，还可能引起全身性疾病。唾液腺疾病一般不主张进行活检检查，因此，影像学检查在唾液腺疾病的诊断中具有重要意义。

唾液腺影像诊断技术是口腔颌面放射科医师的核心临床技能，它是一种通过多模态成像方法揭示腺体结构病变、鉴别疾病性质，为精准治疗提供依据的诊断体系。掌握该技术，首先要知晓各类影像学方法的原理与适应证，其次需深入理解疾病特征性影像表现、鉴别诊断要点及临床应用价值。

本章将介绍常见唾液腺疾病诊断中的检查方法和主要的影像学表现。有些唾液腺疾病有特征性影像学表现，有些没有，因此，唾液腺疾病的影像学诊断应结合病史和临床检查情况进行综合判断。

微课：
唾液腺
结石病

第一节　唾液腺结石病

一、概述

唾液腺结石病（sialolithiasis）指唾液腺导管或腺体内形成钙化性团块而引起的一系列病征。唾液腺结石的无机盐成分主要是磷酸钙和碳酸钙，结石以上皮细胞、异物、细菌分解产物等为核心，晶体逐渐沉积而形成。唾液腺结石的形成是一个复杂的过程，可能与唾液内电解质平衡失调、炎症、唾液淤滞、唾液 pH 改变等因素有关。有些伴发全身其他器官发生结石者，如肾结石、胆结石等可能与全身代谢有关。以下颌下腺最多见，占 80%～90%，这与下颌下腺逆重力向上分泌唾液的解剖特点及分泌物性质黏稠有关，其次为腮腺，而舌下腺及小唾液腺均少见。导管被唾液腺结石阻塞的腺体在进食（尤其是酸、辣等刺激性食物）时肿胀、疼痛，进食后不久肿胀及疼痛可缓解或消失。临床检查腺体可略肿胀，质地略硬，导管口黏膜可红肿，挤压腺体可有少许脓性分泌物溢出；双合诊唾液腺结石处压痛，可扪及硬结及炎性浸润。

二、影像学表现

临床检查可触及结石者，多为阳性结石，可行 X 线检查。影像学表现为分布在唾液腺腺体或导管走行范围内的呈单个或多个圆形、卵圆形影像或柱状高密度影像，大小可为数毫米至两厘米不等。

1．怀疑下颌下腺结石在导管前段者，用下颌横断片检查（图 9-1-1），投照时 X 线方向应与下前牙的长轴平行，避免导管口处的结石与颌骨影像重叠；并应采用软组织条件投照，以能显示舌的影像为标准，以避免遗漏钙化程度较低的结石；胶片应充分向后放置，以显示导管中后段的结石。

2．怀疑下颌下腺结石在导管后段或腺体内者，用下颌下腺侧位片检查，投照时应使患者将头部稍前伸，以避免结石与下颌骨重叠（图 9-1-2）。

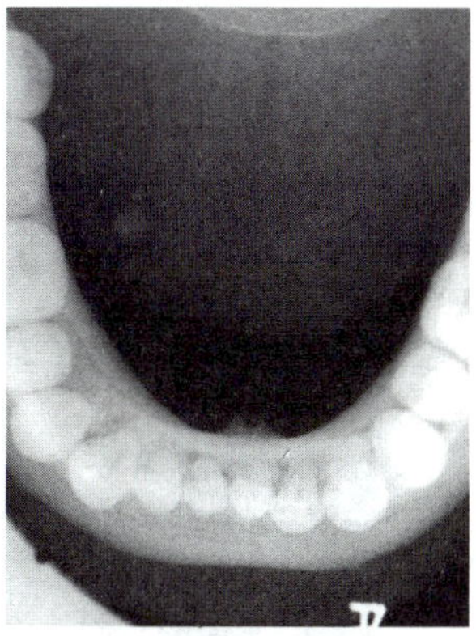

图 9-1-1　右侧下颌下腺导管前段阳性结石

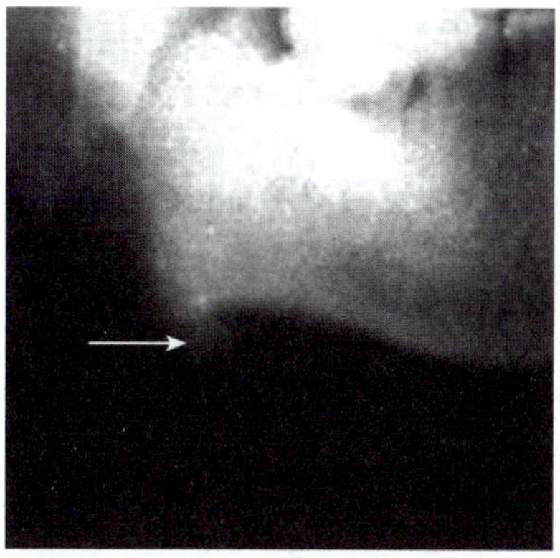

图 9-1-2　下颌下腺导管后段结石

3. 腮腺导管前段结石可用口内含片检查，在腮腺导管口处放置一胶片，胶片贴于投照侧口内颊部，自口外用软组织条件垂直投照。腮腺导管后部结石可用鼓颊后前位片检查，口腔充分鼓气使颊部向外膨出，形成良好的空气与软组织的密度对比，用后前位投照（图 9-1-3）。

4. 锥形束 CT 检查和 CT 检查用于检查唾液腺导管结石，影像学表现同 X 线平片，但对诊断和治疗有更好的指导价值（图 9-1-4）。由于可以在一次成像中获得整个唾液腺的影像，有利于发现分布在不同位置的多个结石，避免漏诊；并可以精确定位，有利于治疗方法的选择。

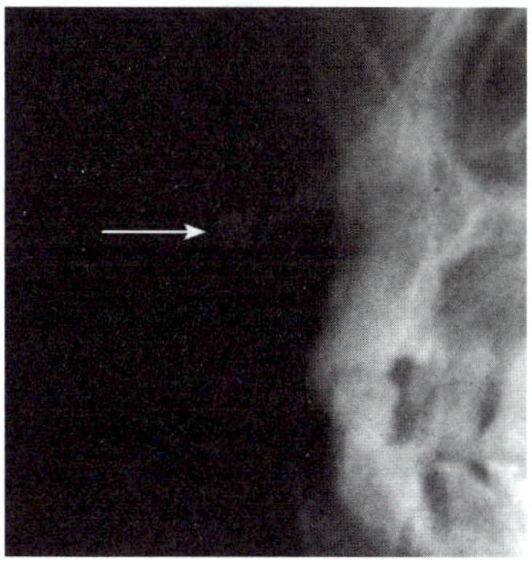

图 9-1-3　腮腺导管后部结石

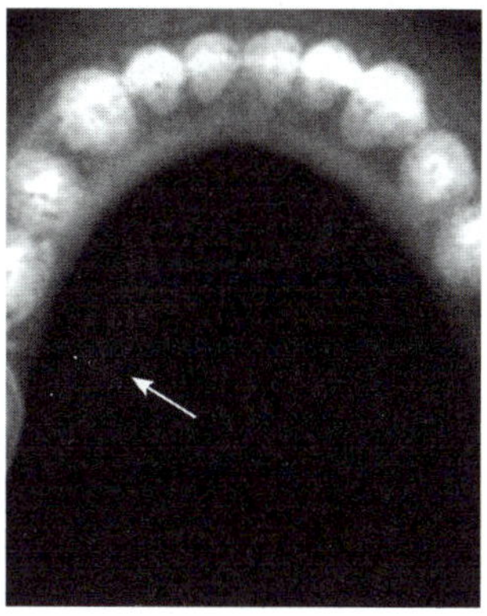

图 9-1-4　右下颌下腺导管结石

5. MRI 和唾液腺内镜检查不适合作为单独首次检查时选用。

6. 有 10%～20% 的结石是不阻射 X 线的，称为阴性唾液腺结石，多见于腮腺。其在 X 线片上不能显示，需用唾液腺造影术检查，造影时应使用水溶性对比剂缓慢注入，以避免使用油性对比剂将结石推向导管远端。阴性唾液腺结石在唾液腺造影片上显示为导管内圆形或卵圆形充盈缺损，其远心段可见导管扩张，有时主导管影像可中断，末端呈分叉状（图 9-1-5）。唾液腺内镜可直接看到导管内的结石的形态、大小及其与导管壁的关系（图 9-1-6），可了解唾液腺导管壁的炎症情况，也可发现纤维样物质、黏液栓、息肉等放射学检查不易发现的导管阻塞因素，这些情况以往可能被误诊为阴性唾液腺结石。阴性唾液腺结石可通过内镜进行取石。对较小的唾液腺结石可吸取或用套石篮整块取出（图 9-1-7），对于较大的唾液腺结石可夹碎后吸取或结合外科手术取出，也可以通过内镜采用激光碎石等技术去除结石（图 9-1-8）。

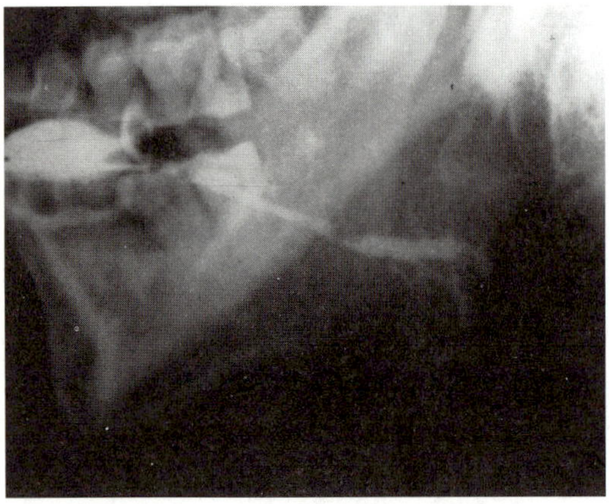

图 9-1-5　右侧腮腺主导管阴性结石

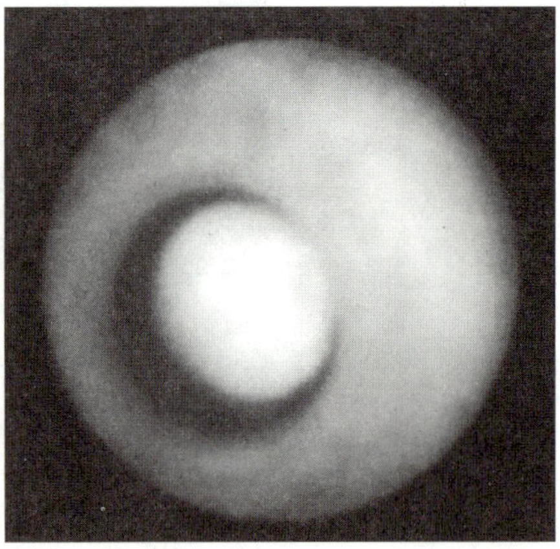

图 9-1-6　唾液腺内镜下主导管结石

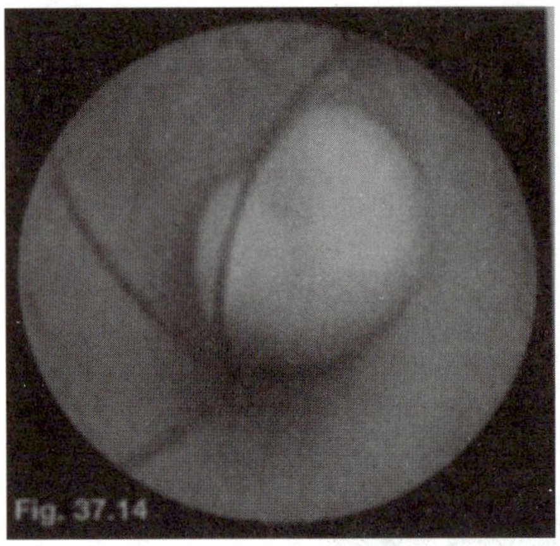

图 9-1-7　套石篮取石

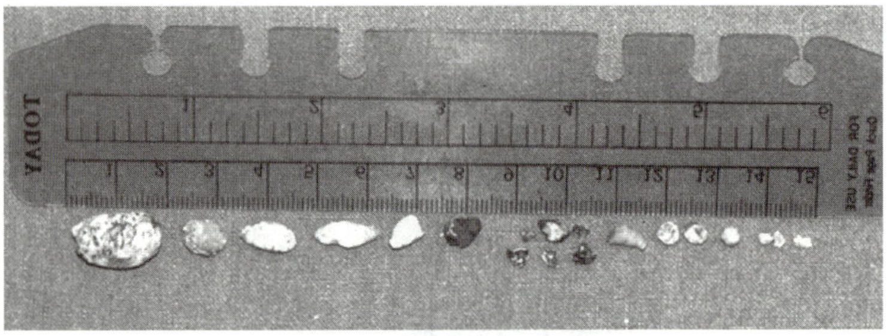

图 9-1-8　下颌下导管内取出的结石

三、鉴别诊断

下颌下区的钙化淋巴结和静脉石有时易与下颌下腺导管唾液腺结石混淆，淋巴结钙化多呈不规则的点状聚集，并常是多发的，可以出现在下颌下腺导管走行区以外的部位。唾液腺造影时如有气泡进入主导管，易与阴性唾液腺结石混淆，应注意鉴别。重复唾液腺造影或采用唾液腺造影数字减影技术可区别阴性唾液腺结石和导管内的气泡。必要时可行唾液腺内镜检查。

▶知识拓展

唾液腺结石的治疗方法

唾液腺内镜辅助取石术目前已被认为是唾液腺结石病患者的首选治疗方法。然而，单纯依靠内镜直接取石的成功率仅 10%～20%，80% 以上的结石需要结合相关微创外科手术，或需进行碎石治疗 。因此，临床上出现了通过使用不同的能量（压电、电磁、电液、气动或激光）和方法（体外和体内）的多种碎石术。内镜下激光碎石术（主要是钬激光）因其安全性和有效性而在尿路结石的治疗中应用广泛。但是对于唾液腺结石，由于激光碎石的局限性及可能导致导管及周围组织损伤的风险等因素的存在，该技术未得到广泛使用。期望出现新型的激光设备，它应具有对结石良好的粉碎性能和更高的安全性，以扩大激光碎石术的适用范围，提高成功率，减少并发症。

第二节　唾液腺瘘

微课：
唾液腺瘘

一、概述

唾液腺瘘（salivary fistula）分为获得性和先天性两种，获得性唾液腺瘘多发生在腮腺，可因外伤、感染或不正确的手术切口而形成，腺体或导管损伤后，唾液由创口外流，影响创口愈合，形成瘘管。外瘘的唾液经瘘口流至面颊部；内瘘的唾液流入口腔。文献中有报告外伤后唾液腺瘘造成鼻瘘的，可能与上颌骨骨折，唾液腺瘘进入上颌窦有关。先天性唾液腺瘘极为少见，可伴发于戈尔登哈尔（Goldenhar）综合征。

根据唾液腺瘘发生部位，可分为腺瘘和导管瘘，腺瘘为发生在腺体的唾液腺瘘，在患区皮肤上可见点状瘘孔，并有少量透明液体从瘘孔流出，进食时分泌物排出量增多。导管瘘发生在主导管，可有透明或混浊的唾液外流至面颊部。唾液可对皮肤造成刺激，引起红肿、瘙痒、湿疹等。

二、影像学表现

唾液腺瘘需通过唾液腺造影明确诊断，可鉴别腺瘘及导管瘘，并观察瘘口与自然导管口及腺体的关系。造影时应使用油性对比剂，可经口内唾液腺导管口注入对比剂，也可经瘘口注入对比剂。腺瘘在造影图像上显示导管系统完整，对比剂自腺体部外漏（图 9-2-1），有时瘘口小，并不能显示。导管瘘则表现为对比剂自主导管破损处外漏，瘘口狭窄或继发感染时可见其远心段导管扩张。

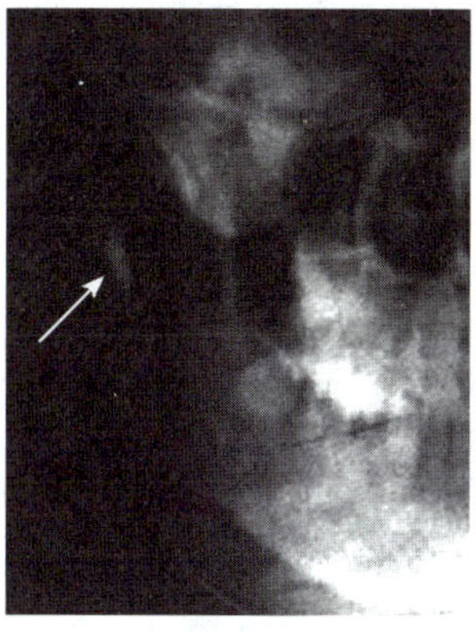

图 9-2-1　右腮腺主导管中段对比剂漏出

▶**知识拓展**

腮腺瘘的治疗方法

治疗时，对不同类型的腮腺瘘采取不同的处理方法。因腮腺手术引起的腮腺腺体瘘采用口服阿托品局部抽吸涎液后加压包扎，一般半个月内可自行愈合。外伤引起的陈旧性腺体瘘行瘘道封闭术，根据皮纹方向在瘘口周围做梭形切口将瘘口周围的皮肤、瘢痕及一段瘘道切除后，在瘘道末端周围组织内做荷包结扎瘘管，在梭形切口两端分别各做一附加切口形成两个对偶三角瓣交叉缝合加压包扎。

微课：唾液腺炎症

第三节　唾液腺炎症

一、概述

唾液腺中腮腺和下颌下腺易发炎症，症状较重，影像学检查对诊断和治疗有指导意义；而小唾液腺炎症较少，多为局部感染波及，较局限，易于控制，影像学检查帮助不大。唾液腺炎症可以分为化脓性感染、特异性感染（结核、梅毒等）和病毒性感染（流行性腮腺炎）。

化脓性感染中急性化脓性腮腺炎或下颌下腺炎多为慢性炎症的急性发作，也有少数为继发于严重疾病（如急性传染病、败血症）或发生于大手术后的年老体弱患者，以及长期卧床的消耗性疾病患者或控制差的糖尿病患者。通过临床病史、症状、体征和实验室检查，必要时穿刺多可明确诊断。超声检查有一定指导意义，炎症早期多可见腺体增厚，血流信号增多；脓肿形成后腺体内可见无回声的液性暗区，边界模糊，多个时可呈蜂窝状，暗区周围血流信号丰富，周围可见肿大淋巴结影像。

慢性腮腺炎是最常见的唾液腺炎症，目前分为慢性复发性腮腺炎和慢性阻塞性腮腺炎两类。慢性下颌下腺炎多为下颌下腺结石病，也可由于导管内纤维样物质、黏液栓、息肉等导管阻塞因素诱发。

二、慢性复发性腮腺炎

（一）概述

慢性复发性腮腺炎（chronic recurrent parotitis）多于儿童期发病，称为儿童复发性腮腺炎（juvenile recurrent parotitis），有自限性，一般成年后痊愈。病因不明，与儿童期免疫功能低下、唾液腺发育缺陷、沿导管的逆行性感染等因素有关，也有学者认为与自身免疫病有关。

儿童复发性腮腺炎多在 3～5 岁发病，最小可仅几个月，男性稍多；腮腺反复肿胀、疼痛，皮肤潮红，体温升高。发作期数天至数周，间隔期数周、数月不等，有些可间隔 1～2 年。随年龄增长，间隔期变长，到青春期可自愈。少数患者可继续发展到成人期，成为成人复发性腮腺炎（adult recurrent parotitis），但发作次数逐渐减少，直至临床痊愈。其与儿童期复发性腮腺炎的严重程度和发作频率无明显正相关。

（二）影像学表现

1. 腮腺造影检查 对于合作的患儿，可行腮腺造影检查，但要排除急性炎症期、碘制剂过敏等禁忌证。可选用正侧位平片或锥形束 CT，可加拍腮腺排空片。腮腺造影表现：主导管一般无异常改变，或可扩张呈管炎表现；分支导管因尚未发育成熟，显示较少；末梢导管扩张呈点状、球状，少数甚至可呈腔状（图 9-3-1），副腺体也可出现类似表现；排空功能迟缓。随着年龄增长，临床发作次数减少，末梢导管扩张数目也逐渐减少（图 9-3-2），直至完全消失。造影表现完全恢复正常一般在临床痊愈之后若干年。下颌下腺未见受累。锥形束 CT 可以一次拍照呈现双侧腮腺造影影像（图 9-3-3）。

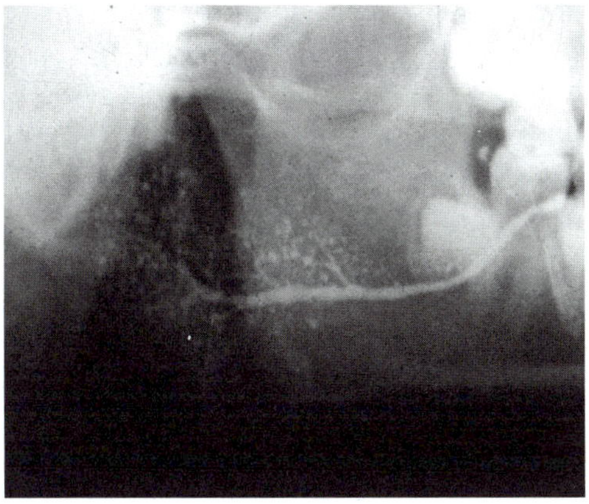

图 9-3-1 儿童复发性腮腺炎

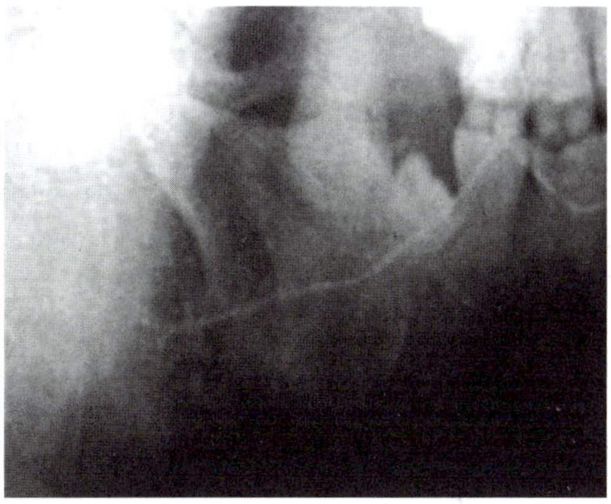

图 9-3-2 成人复发性腮腺炎

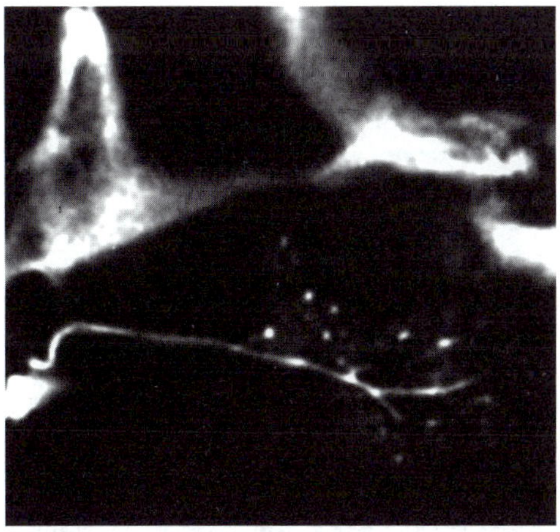

图 9-3-3 锥形束 CT 腮腺矢状位造影

2. B 超检查 对于造影术禁忌的患者可选用 B 超检查。唾液腺的急性炎症期可见腺体增大，内部回声不均匀，可见点状、窦状低回声区，血流信号增多；脓肿形成时表现为液性暗区。慢性炎症时腺体可增大，内部回声仍不均匀（图 9-3-4），仍可见点状、窦状低回声区，可能较急性期减少。临床症状较重侧 B 超检查一般可见更多点状、窦状低回声区。

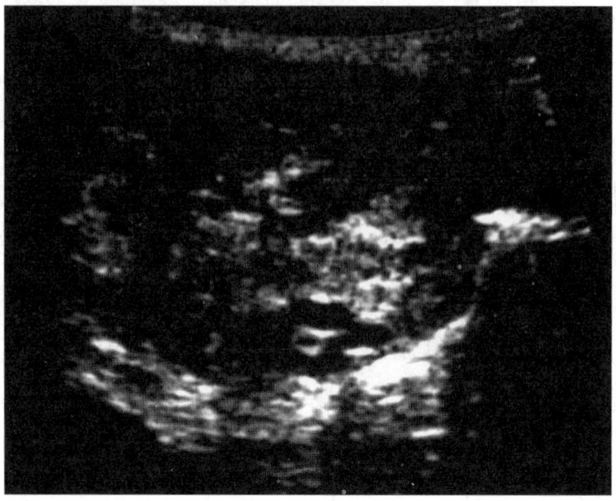

图 9-3-4 儿童复发性腮腺炎

注：腮腺 B 超声像图，腺体增大，回声减低而且不均匀。

3. MRI 检查 MRI 平扫，T_1WI 可见腺体中不均匀的低信号点状、球状或腔状区域，T_2WI 则为高信号表现。磁共振水成像（MR sialography）采用特殊的成像程序，不需要注入对比剂即可显示导管系统结构，有助于造影插管困难的患者诊断。

（三）鉴别诊断

儿童复发性腮腺炎应与流行性腮腺炎（mumps）区别，流行性腮腺炎是病毒感染引起的急性传染性疾病，常见于儿童，可有发热、头痛等全身症状，腮腺肿胀、疼痛，下颌下腺和舌下腺可受累，全身其他脏器亦可受累，血液及尿淀粉酶升高，病后可获得终生免疫。

成人复发性腮腺炎应与舍格伦综合征继发感染相鉴别，舍格伦综合征多见于中老年女性，多无幼年发病史，常有口、眼干燥或其他自身免疫病表现。

三、慢性阻塞性唾液腺炎

（一）概述

慢性阻塞性唾液腺炎（chronic obstructive sialadenitis）可发生于腮腺或下颌下腺。慢性阻塞性唾液腺炎多由唾液腺结石引起，其他原因包括导管口狭窄、导管前段狭窄、异物、瘢痕或肿瘤压迫等阻塞性因素引起。少数患者可有多个腺体受累，并伴有尿路结石或胆道结石，可能与全身代谢有关。

临床上的典型症状是进食时腺体肿胀，有些患者每次进食时都肿胀，有些患者发病时症状较轻，不易察觉，可自觉口内有咸味分泌物。检查时可见腺体肿大，有些可触及粗硬的导管条索状，挤压腺体及导管时，可有脓性或黏稠、混浊的分泌物（图 9-3-5）。

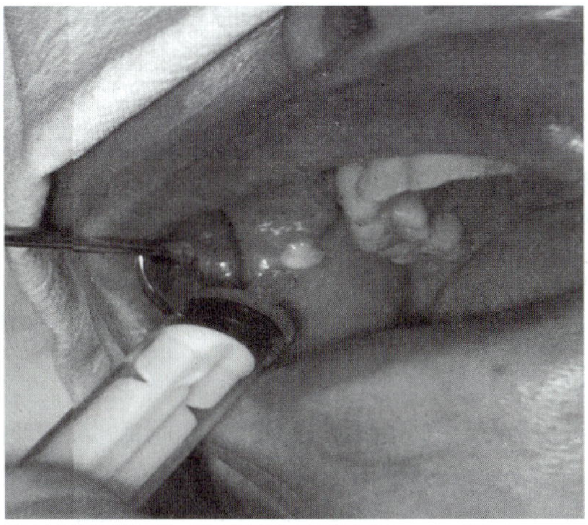

图 9-3-5 慢性阻塞性唾液腺炎挤压腮腺后导管口流出脓液

（二）影像学表现

1. 唾液腺造影检查 表现为导管系统扩张不整，可见主导管狭窄、唾液腺阴性结石等阻塞因素。主导管扩张，粗细不均，可呈腊肠状（图 9-3-6）；逐渐波及叶间及小叶间导管，有时可见末梢导管扩张。晚期可见主导管明显扩张呈枯枝状。

2. B 超检查 唾液腺的急性炎症期可见腺体增大，内部回声光点减弱、粗糙，而且分布不均匀。有局部脓肿形成时，表现为液性暗区。慢性炎症期腺体可增大，边界不清，内部回声不均匀（图 9-3-7）。腺体萎缩、发生纤维化时腺体缩小。导管明显扩张时，可探及扩张的主导管呈管道样液性暗区。

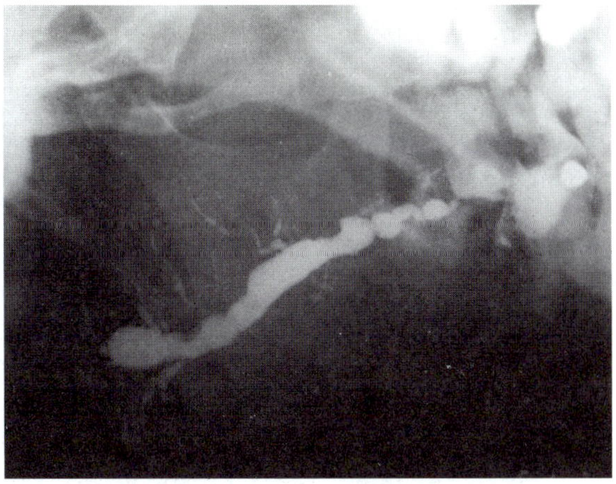

图 9-3-6 慢性阻塞性唾液腺炎

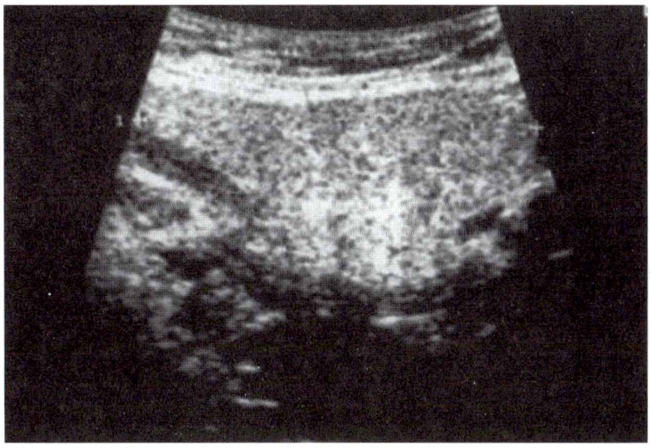

图 9-3-7 慢性阻塞性下颌下腺炎

3. CT 及 MRI 检查 唾液腺炎症在 CT 上可见腺体增大，密度增高，强化明显；伴有蜂窝织炎时，可见皮下脂肪层呈条纹状、颈阔肌增厚等；脓肿形成时可见低密度区，周围可见边缘强化；有时可见导管结石影像。在 MRI 检查中，T_1WI 可见腺体增大，信号减低；T_2WI 呈低信号或高信号，与水肿等情况有关。增强 T_1WI 可见腺体整体强化，脓肿形成时可仅有边缘强化表现。磁共振水成像采用特殊的成像程序，不需要注入对比剂即可显示导管系统，对于造影插管困难的患者有助于诊断。

4. 唾液腺内镜检查 可见导管狭窄，管腔内絮状渗出物，导管壁出血、糜烂等表现。

（三）鉴别诊断

1. 成人复发性腮腺炎需要与阻塞性炎症进行鉴别。成人复发性腮腺炎有幼年发病史，追踪观察可发现发作期逐渐变短，间隔期延长，唾液腺造影的末梢导管扩张数目逐渐变少。而阻塞性炎症多表现为进食时腮腺肿胀，唾液腺造影以导管系统的扩张为主，末梢导管扩张一般出现在主导管、叶间导管和小叶间导管扩张之后。

2. 腮腺内非特异性淋巴结炎临床表现可与慢性阻塞性腮腺炎相似，应注意鉴别。腮腺内含有多个淋巴结，腮腺内淋巴结炎可引起腮腺区红肿、疼痛，并可破坏淋巴结包膜，侵及周围腺体和导管。B 超表现为椭圆形低回声，边界清楚。

四、唾液腺结核

（一）概述

唾液腺结核为结核分枝杆菌感染所致，多有家族或个人结核病史。一般认为其传播途径为淋巴源、管源及血源，其中大部分是淋巴源性传播。唾液腺结核发生在腮腺者较多见，下颌下腺次之，舌下腺和小唾液腺很少见。临床上分为慢性包块型和急性炎症型，极少数病例可伴有面瘫表现。

（二）影像学表现

1. 唾液腺造影检查 当病变局限在唾液腺淋巴结内时，唾液腺造影呈良性占位性表现，分支导管移位，腺泡充盈缺损等；当病变组织分解，形成空洞，淋巴结包膜破溃，波及唾液腺实质时，可见团块状对比剂外溢等恶性肿瘤表现。

2. B 超检查 病变局限在淋巴结内时，显示为边界清楚的低回声区，早期内部回声为不均匀的暗淡光点，血流较多；晚期由于发生干酪样坏死，呈边界不清楚的液性暗区，伴有强回声光团（图 9-3-8），液性暗区中无彩色血流显示。病变突破淋巴结包膜时呈边界不清、形态不规则的低回声区，外形呈结节状。

3. CT 检查 腮腺内单发或多发性圆形、类圆形低密度影，大小不一，边界清楚或模糊；增强扫描可呈实性均匀强化，边缘轻中度环形强化，也可无明显强化。

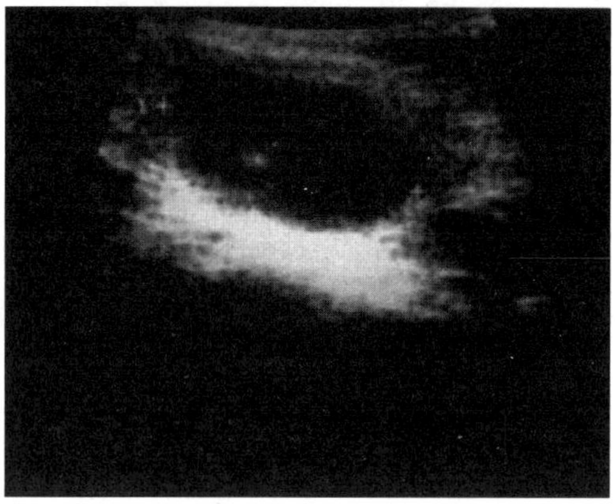

图 9-3-8 腮腺结核

第四节　唾液腺肿瘤

微课：
唾液腺
肿瘤

一、概述

唾液腺肿瘤（tumors of salivary gland）约占口腔颌面部肿瘤的 22.7%，为口腔颌面部常见肿瘤。腮腺肿瘤占 64%～80%，下颌下腺肿瘤占 7%～11%，舌下腺肿瘤占 1%，小唾液腺肿瘤占 9%～23%。腮腺和下颌下腺肿瘤中，良性多于恶性，其中良性分别占 68%～85% 和 55%～59%，舌下腺和小唾液腺肿瘤恶性多于良性，恶性分别占 70%～90% 和 80%～90%。成人唾液腺肿瘤良性多于恶性，儿童唾液腺肿瘤恶性多于良性。

根据 2005 年世界卫生组织（WHO）分类，唾液腺肿瘤分为五大类：良性上皮性肿瘤、恶性上皮性肿瘤、软组织肿瘤、淋巴造血系统性肿瘤和继发性肿瘤。良性上皮性肿瘤包括多形性腺瘤、腺淋巴瘤、基底细胞腺瘤、嗜酸细胞腺瘤等，恶性上皮性肿瘤包括黏液表皮样癌、腺样囊性癌、恶性多形性腺瘤、鳞状细胞癌等。

二、B 超检查

（一）概述

B 超检查操作简便，高频探头（≥ 12MHz）观察肿瘤边界及血供无放射性损害，目前已被认为是唾液腺肿瘤的首选检查方法。正常的唾液腺组织表现为细而均匀的中等强度回声，而实性肿瘤内部以低回声为基础，因此，B 超检查对于确定腺体内有无占位性病变是有效的手段，而且可由超声引导进行活体组织检查。用于分析唾液腺肿瘤 B 超表现的主要观察指标有肿瘤的形态、边界回声、内部回声及衰减特性，其中与肿瘤关系密切的 B 超表现为肿瘤形态、边界回声及内部回声。对腮腺肿瘤 B 超声像图表现与病理观察的对照研究发现，肿瘤的边界回声清楚与否和肿瘤包膜的完整性、肿瘤对周围组织有无侵犯有关，是鉴别良恶性肿瘤的重要标志；而肿瘤的内部回声在一定程度上反映了其内部结构。据报告，B 超检查对唾液腺肿瘤的定性诊断符合率为 84.6%，对良性肿瘤为 85.5%，对恶性肿瘤为 84.6%。但对于腺体深部的肿瘤，B 超检查有一定的局限性。目前有报告将弹性成像和超声造影成像用于唾液腺肿瘤的超声诊断。

（二）影像学表现

典型的良性肿瘤表现多呈圆形或类圆形，边界清楚光滑，内部回声均匀（图 9-4-1）。这与肿瘤细胞排列致密，均匀，间质少，少有出血及坏死等组织病理学特点有关。典型的恶性肿瘤表现呈形态不规则，边界不清楚，内部回声高度不均匀，多数可见簇状强回声或靶状回声，有时可见声影（图 9-4-2）。有些肿瘤的超声表现中，既有良性肿瘤表现，也有恶性肿瘤表现，多见于具有侵袭性的良性肿瘤和一些低度恶性肿瘤。沃辛（Warthin）瘤的肿瘤内部低回声区被线状强回声分隔成网格状，这与肿瘤多数小囊腔中有上皮乳头突入的组织病理学特点有关，具有一定特征性。

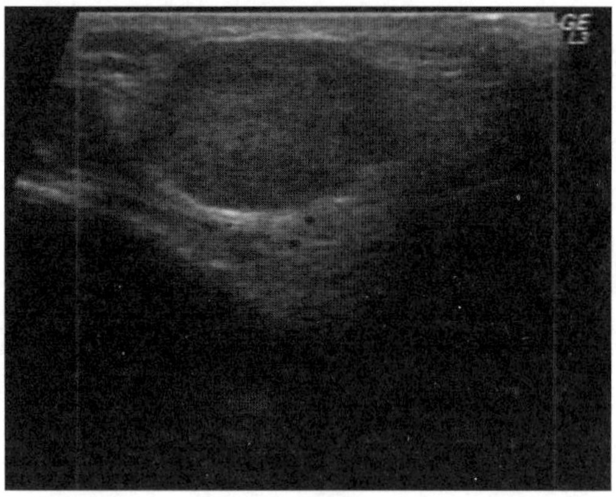

图 9-4-1　腮腺良性肿瘤——腮腺混合瘤

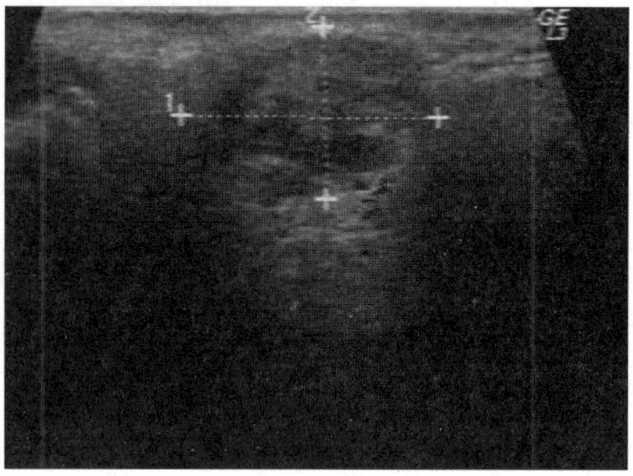

图 9-4-2　腮腺恶性肿瘤——腺样囊性癌

三、CT 检查

（一）肿瘤的定性

多层螺旋 CT（multislice spiral computed tomography，MSCT）检查是唾液腺肿瘤检查的主要方法之一，可确定唾液腺有无肿物，适用于唾液腺恶性肿瘤、范围广泛的肿瘤、位置深在的肿瘤等需要确定与周围组织结构关系者。典型的良性肿瘤表现多呈圆形或类圆形，界限清楚，边缘光滑，密度均匀，CT 值多在 30～45HU，静脉增强时肿瘤密度均匀增高，CT 值多在 60HU 以上。皮下脂肪层及腮腺咬肌筋膜等组织层面清楚，咬肌、翼内肌、胸锁乳突肌和二腹肌后腹等邻近结构清晰可见。腮腺脂肪瘤 CT 值低达 –100HU 左右，可根据 CT 所见做出明确诊断（图 9-4-3）。典型的恶性肿瘤表现为形态不规则，界限不清楚，内部密度不均，皮下脂肪层及腮腺咬肌筋膜平面消失，皮肤、咬肌、胸锁乳突肌及翼内肌受肿瘤侵及时模糊不清（图 9-4-4），有时可见颌骨或乳突骨质破坏。多形性腺瘤或低度恶性肿瘤可表现为界限清楚，但边缘不规则，呈结节状，内部密度可均匀或不均匀。CT 增强扫描评估淋巴结转移，推荐低剂量方案（120kV，80mAs）（图 9-4-5）。

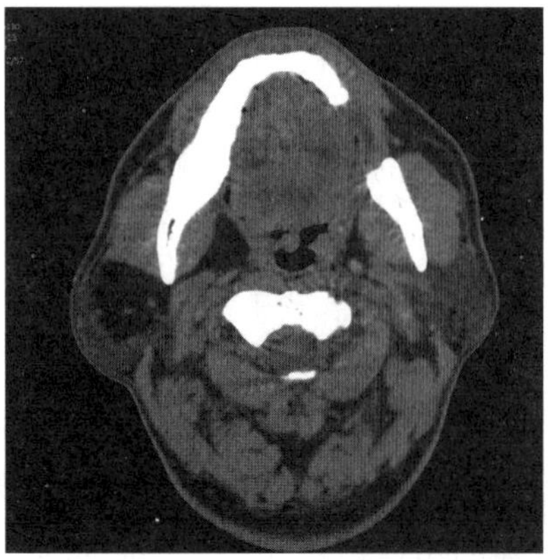

图 9-4-3　腮腺良性肿瘤——右侧腮腺脂肪瘤

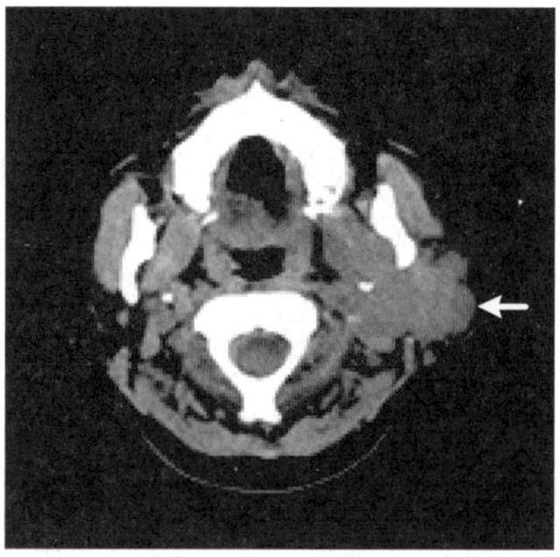

图 9-4-4　腮腺恶性肿瘤——左侧腮腺低分化黏液表皮样癌

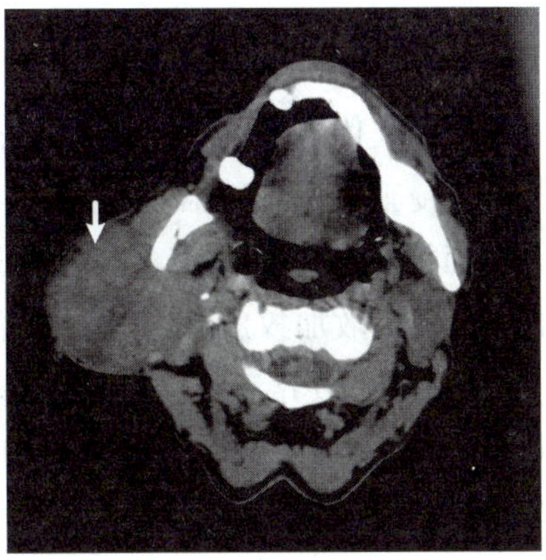

图 9-4-5　腮腺恶性肿瘤——右侧腮腺多形性腺瘤癌变

（二）肿瘤的定位

MSCT 能明确显示肿瘤侵犯范围，肿瘤与周围组织的关系，可以区分腮腺内、外病变，区分腮腺深叶肿瘤和咽旁间隙肿瘤，有助于手术设计。咽旁间隙形成的透明带是鉴别腮腺深叶肿瘤和咽旁间隙肿瘤的标志，肿瘤来自腮腺深叶时，透明带位于肿瘤和咽缩肌之间，肿瘤和腮腺深叶间无透明带相隔；肿瘤来自咽旁间隙时，透明带位于肿瘤和腮腺深叶之间（图 9-4-6）。

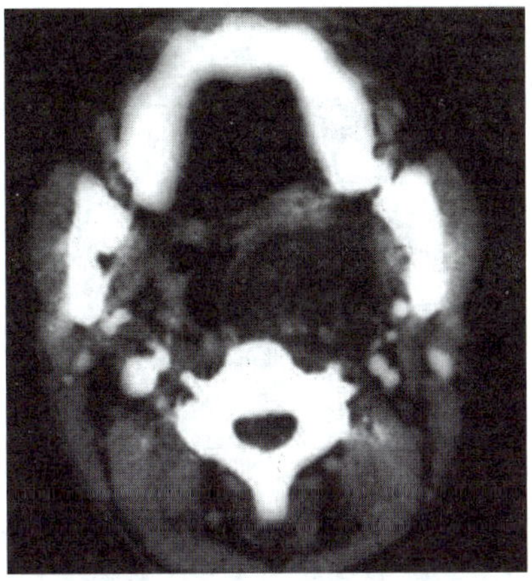

图 9-4-6　咽旁间隙肿瘤

（三）肿瘤与颈鞘的关系

腮腺深叶肿瘤突向咽旁间隙时，距颈内动、静脉较近，术前常需要了解肿瘤与颈鞘的关系，为手术方案的确定提供依据。采用动态增强扫描，血管中对比剂浓度较高，可清楚地显示肿瘤与颈鞘的关系。肿瘤与颈鞘可呈下列关系：①血管与肿瘤间有腮腺组织或脂肪间隙相隔，提示未受侵犯。②血管形态、位置正常，但与肿瘤紧邻。③血管被肿瘤推挤移位。④颈内静脉细窄，伴或不伴血管移位，这是静脉壁较薄，肿瘤挤压所致。

四、MRI 检查

MRI 有助于鉴别唾液腺内、外肿物，其优点是无放射性损害，不需要注入对比剂。在唾液腺肿瘤诊断中，MRI 常用于肿瘤范围广泛、侵犯多个组织器官的肿瘤，以及了解肿瘤与周围血管之间的关系，有时 MRI 还可显示腮腺肿瘤与面神经的位置关系。目前磁共振功能成像技术用于唾液腺肿瘤的影像诊断，提高了诊断水平，如磁共振扩散加权成像、动态增强成像、磁共振波谱等。良性肿瘤在 T_1 加权成像多为低信号或中等信号，病变边界清晰，T_2 加权成像为中等信号或高信号。恶性肿瘤在 T_1 加权成像、T_2 加权成像为低信号，边界不清楚。但有些唾液腺肿瘤内部信号变化多样，如 Warthin 瘤、基底细胞腺瘤等，这与肿瘤内部结构有关。

五、核医学检查

单纯根据放射性核素显像表现不能做出特异性的组织学诊断，也不能鉴别良恶性肿瘤及囊肿。根据唾液腺肿瘤对放射性核素的摄取程度，将其分为冷结节、温结节、热结节 3 类。大多数肿瘤表现为冷结节，Warthin 瘤和嗜酸粒细胞腺瘤可表现为热结节（图 9-4-7）。当给予酸刺激后，肿瘤摄取的放射性核素不能和唾液一起排空。随着正电子发射计算机体层成像（PET-CT）技术的出现和进步，核医学检查对于唾液腺肿瘤的诊断能力得到进一步提高。

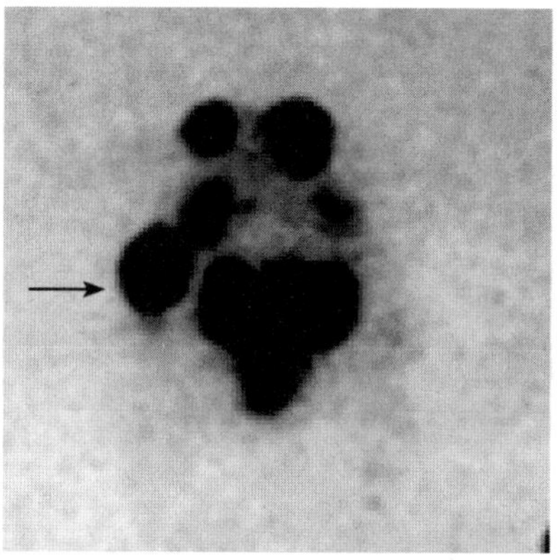

图 9-4-7　腮腺 Warthin 瘤核素显像为“热结节”

六、唾液腺造影检查

唾液腺造影是一个广泛应用多年的唾液腺检查方法，随着影像学技术的发展，灰阶超声和 MSCT 检查在唾液腺肿瘤的诊断中得到广泛应用，唾液腺造影检查对于唾液腺肿瘤的诊断价值有限。唾液腺肿瘤的造影表现包括导管系统、腺泡充盈、颌骨改变及对比剂外溢等改变。良性肿瘤可表现为分支导管移位、腺泡充盈缺损、下颌骨受压等表现；恶性肿瘤可出现导管扭曲、中断、不规则的腺泡充盈缺损和对比剂外溢等表现。在阅读唾液腺造影影像时，如果看到上述表现，要除外唾液腺肿瘤。

▶知识拓展

数字化腮腺外科技术的应用

随着数字技术的发展，将三维重建与三维标记技术、多模态影像融合技术、计算机辅助设计技术、手术导航技术和混合现实技术应用于腮腺肿瘤外科手术，以实现腮腺肿瘤的精确诊断与治疗是目前的发展趋势。在肿瘤三维图像重建与三维标记基础上，混合现实技术可以提供腮腺肿瘤手术区域的三维可视化视图，而手术导航系统已被证实具有良好的精度。腮腺肿瘤切除术的关键要点是在完整切除肿瘤的同时，解剖和保护面神经的各分支。传统影像学检查能清楚显示腮腺肿瘤的范围，以及和邻近骨性结构和血管的关系，但不能显示面神经。而面神经实时三维显像技术能提高腮腺肿瘤切除术的精确性和安全性，有效保护面神经各分支。

第五节　舍格伦综合征

微课：舍格伦综合征

一、概述

1933 年瑞典眼科医师舍格伦（Sjögren）首先报告了 19 例干燥性角结膜炎、伴有口干症的病例，其中 13 例伴有多发性关节炎。1965 年布洛克（Block）等研究者将此类疾病命名为舍格伦综合征（Sjögren syndrome）。舍格伦综合征是一种以外分泌腺淋巴细胞浸润为特征的自身免疫病，主要累及泪腺和唾液腺，导致口干和眼干。舍格伦综合征可分为原发性及继发性，经临床检查证实有口干及眼干者为原发性舍格伦综合征，又称干燥综合征。口干和 / 或眼干伴有结缔组织病者为继发性舍格伦综合征，常见的结缔组织病有类风湿关节炎、系统性红斑狼疮、硬皮病和多发性肌炎等。舍格伦综合征的诊断主要基于患者口、眼干燥的主观症状，以及口干和眼干的临床检查、血清学检查和组织病理学检查。影像学检查是舍格伦综合征诊断的重要依据。

舍格伦综合征多见于中老年女性，男女之比约为 1 ∶ 10。临床表现主要有口干、眼干或唾液腺反复肿胀。患者口干，影响进食、吞咽及语言功能，时间长于 3 个月。检查可见舌背丝状乳头萎缩，舌面光滑，可有舌裂。口底黏液池唾液少，挤压腮腺或下颌下腺分泌物少。患者常伴有白念珠菌感染、猖獗龋及口角炎等。眼干可造成患者畏光、眼摩擦感、砂粒感等症状。唾液腺可反复肿胀或呈弥漫性肿大，抗感染治疗有效。有时可见包块不消褪，或逐渐增大，此时要考虑舍格伦综合征的恶变。

二、影像学表现

根据美国风湿病学会和欧洲抗风湿病联盟 2016 年提出的原发性舍格伦综合征诊断标准，舍格伦综合征的检查包括影像学检查、唇腺活检、血清抗 SSA 抗体、角膜染色、施墨试验和唾液流率检查，其中唇腺活检和血清抗 SSA 抗体的权重得分为各 3 分，角膜染色、施墨试验和唾液流率各为 1 分。而影像学检查的目的是明确诊断和排查恶变，方法主要有造影检查、放射性核素检查和 MRI。

（一）唾液腺造影检查

根据邹兆菊教授的分类，舍格伦综合征的唾液腺造影表现分为以下 4 型。

1. 排空迟缓 腺体形态正常，功能正常的腮腺，在正常的腺泡充盈状态下，经酸刺激 5 分钟后，水溶性对比剂应当能够完全排空。舍格伦综合征可出现排空功能迟缓的表现。值得注意的是，对于腺体功能的准确评价应采用核医学检查，唾液腺造影的排空迟缓只是一个初步判断。

2. 末梢导管扩张 是舍格伦综合征的典型表现，国外文献中将末梢导管扩张表现分为 4 期。

（1）点状期：末梢导管呈弥漫、散在的点状扩张，直径小于 1mm［图 9-5-1（a）］。

（2）球状期：在较重的病例，末梢导管扩张呈球状，直径 1～2mm。

（3）腔状期：更严重的病例显示为末梢导管球状扩张影像融合，呈大小不等、分布不均的腔状［图 9-5-1（b）］。

（4）破坏期：在病变晚期，周围的导管及腺泡被破坏，不能显示。除末梢导管扩张外，有时可见主导管扩张或主导管充盈缺损。有时可见主导管边缘不整齐，呈羽毛状、花边状、葱皮状，这是导管上皮完整性丧失，管周结缔组织变性、断裂，对比剂外渗造成的。有些患者可见腺泡充盈缺损现象。

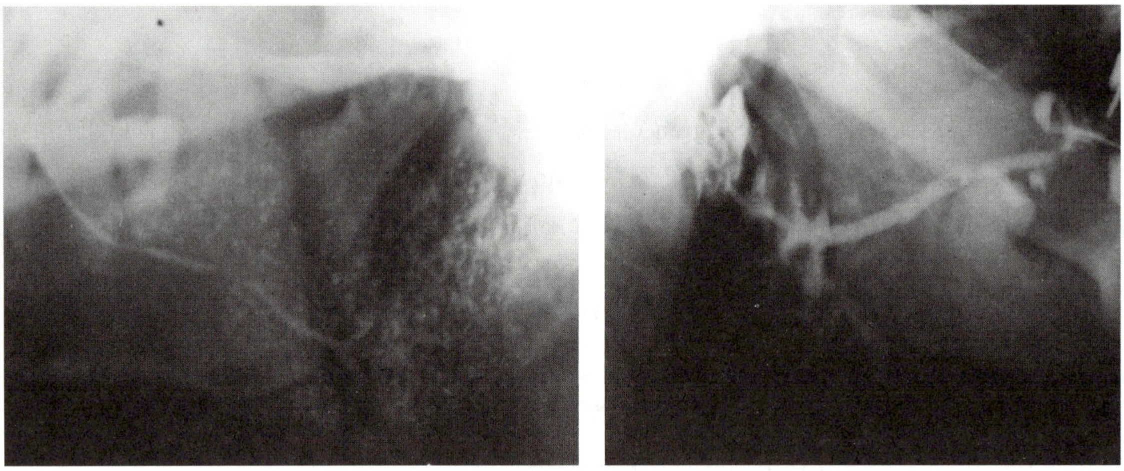

（a）　　（b）

图 9-5-1　舍格伦综合征

（a）点状期；（b）腔状期。

3. 向心性萎缩 舍格伦综合征在唾液腺造影片上显示为仅有主导管和某些主要的分支导管显影，周缘腺体组织不显示，说明腺体萎缩变小，称为向心性萎缩。这种情况多为晚期病变，腺体组织大部分被破坏，代以淋巴组织；有些腺内导管完全被阻塞，对比剂无法注入。

4. 肿瘤样改变 舍格伦综合征在唾液腺造影片上可表现为肿瘤样改变，这是由于局部腺小叶受侵，融合，形成包块。其中腺体已大部分被破坏，代之以淋巴组织，形成一无包膜包绕的包块。在唾液腺造影片上表现为腺泡充盈缺损，周围的分支导管多有移位。

（二）放射性核素检查

舍格伦综合征患者早期可表现为唾液腺分泌功能下降，摄取功能正常；晚期则摄取及分泌功能均下降。

（三）CT 检查

舍格伦综合征患者 CT 表现为腺体增大，腺体内部密度不均匀。部分可见点状钙化。

（四）MRI 检查

舍格伦综合征患者在 MRI 表现为腺体增大，T_1WI 上呈点状、球状或腔状低信号区域，T_2WI 则为高信号表现，晚期则表现为多发囊状表现。磁共振唾液腺造影（MRS）是一种基于磁共振水成像技术的检查方法，不需要注入对比剂，即可显示导管系统和腺泡改变，可用于舍格伦综合征检查，表现类似唾液腺造影，MRI 动态增强可显示导管扩张及淋巴浸润。

（五）超声检查

舍格伦综合征患者超声表现为腮腺腺体回声不均匀，可见点窦状低回声区（图 9-5-2）。恶变时在整体回声不均匀的背景里可见边界不清低回声区，血流信号可增多，超声弹性成像可量化腺体硬度，辅助评估纤维化程度。

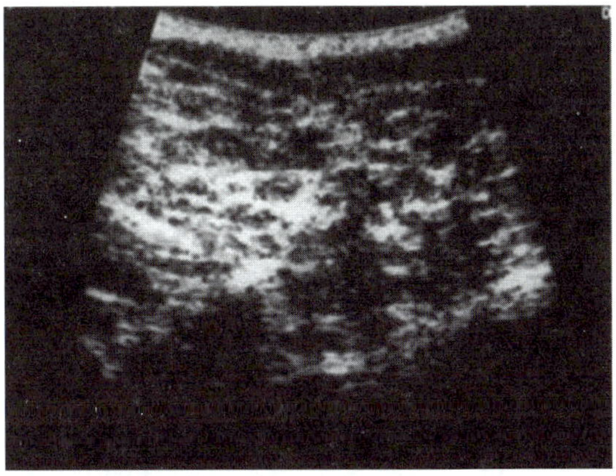

图 9-5-2　舍格伦综合征（超声表现）

三、鉴别诊断

舍格伦综合征的唾液腺造影表现应与以下疾病鉴别。

（一）唾液腺肿瘤

有些舍格伦综合征患者临床上表现为局部肿块，唾液腺造影呈肿瘤样表现，不易与唾液腺肿瘤区别。但舍格伦综合征有末梢导管扩张表现，充盈缺损可以不推移导管移位。而且其他唾液腺腺体可有相应表现，唾液流率、眼科检查及血清学检查有助于鉴别。当有明显推移导管移位，或导管中断，对比剂外溢时，要与舍格伦综合征恶变为淋巴瘤鉴别，必要时按肿瘤的诊断原则处理。

（二）成人复发性腮腺炎

成人复发性腮腺炎的临床表现与舍格伦综合征相似。但成人复发性腮腺炎有自幼发病史，挤压腺体可有较多的唾液分泌，而舍格伦综合征一般无唾液分泌，或唾液分泌很少，并且具有眼干表现。唾液腺造影主导管可扩张，但没有边缘毛糙如羽毛状、花边状，甚至葱皮状表现。追踪观察成人复发性腮腺炎的末梢导管扩张数目逐渐减少，直至痊愈，这些都与舍格伦综合征不同。

（三）唾液腺良性肥大

唾液腺良性肥大可表现为腮腺肿大，也可出现口干症状，腮腺造影可有末梢导管扩张表现。但口干表现及对比剂排空迟缓一般不及舍格伦综合征严重，结合临床情况及血清学检查可协助鉴别。

▶知识拓展

舍格伦综合征的治疗方法

对于舍格伦综合征，目前西医临床尚无根治方法，多采用对症处理。如局部使用人工唾液、催唾剂、人工泪液、泪点封闭等缓解干燥症状，全身治疗则依据个体情况选择性使用非甾体类抗炎药、糖皮质激素、免疫抑制药和生物制剂等治疗，病情严重者可考虑选择免疫吸附治疗、血浆置换治疗。但这些治疗方式往往有不良反应多、效果差、费用高等缺点。一直以来，中医探究干燥综合征的脚步从未停止。同时，临床也发现中医药治疗干燥综合征有较好的临床效果，包括针灸治疗可增加唾液量，缓解干燥症状。

微课：唾液腺良性肥大

第六节　唾液腺良性肥大

一、概述

唾液腺良性肥大临床主要表现为腮腺腺体缓慢的无痛性增大，以非肿瘤性、非炎症性为特点，也可见于下颌下腺。病因不详，多数患者与全身系统疾病有关，如高血压、糖尿病、内分泌失调等；有些与营养不良、肝硬化、慢性酒精中毒及服用某些药物有关。其基本病理表现为腺泡明显增大，为正常的2～3倍；腺泡细胞融合，界限不清，腺泡腔消失，细胞核被挤压至基底部；细胞蜂窝状或颗粒状，腺泡细胞顶端的分泌颗粒消失；间质结缔组织水肿或玻璃样变，有的腺泡消失为脂肪组织所代替。临床表现为唾液腺整体弥散性肿大，多为双腮腺肿大，可伴有双下颌下腺肿大，或单纯下颌下腺肿大，质地柔软，均匀，有时可伴口干症状；继发感染时局部可肿胀或变硬，挤压腺体可见炎性分泌物，抗感染治疗多有效，可有消长史。临床预后较好，但腺体肥大很难消失。

二、影像学表现

（一）超声检查

唾液腺良性肥大表现为腺体增大，内部回声可增强，质地均匀，血流信号正常（图 9-6-1）。继发感染时可见腺体明显增大，内部回声不均匀，血流信号增加，脓肿形成时表现为液性暗区。

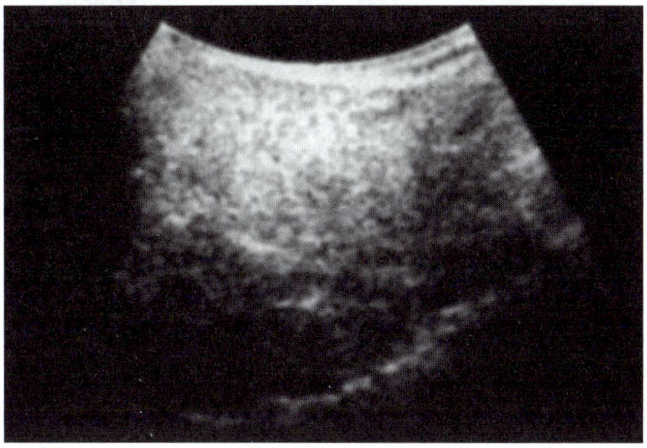

图 9-6-1 腮腺良性肥大

（二）唾液腺造影检查

导管系统形态多正常，腺体体积明显增大。部分患者可伴有主导管扩张及末梢导管扩张等继发感染表现（图 9-6-2）。排空功能迟缓，与腺泡的退行性改变有关，但程度一般不及舍格伦综合征患者重。

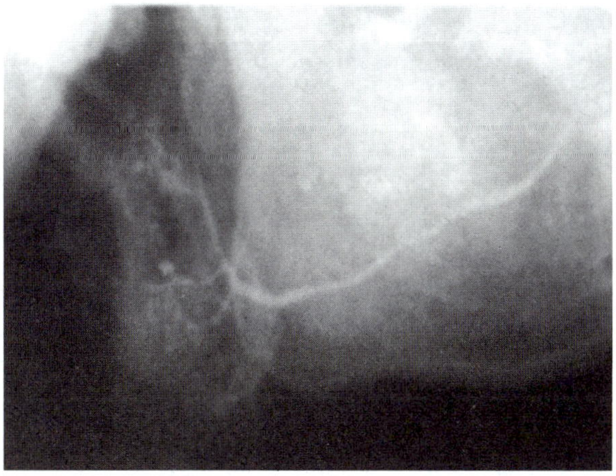

图 9-6-2 腮腺良性肥大（左腮腺造影侧位片）

（三）CT 或 MRI 检查

腺体增大，双侧多对称，内部结构规整，质地均匀，信号和密度表现正常，与多形性腺瘤鉴别，良性肥大多为双侧对称性增大，无占位效应，MRI T_2WI 呈均匀高信号（图 9-6-3）。

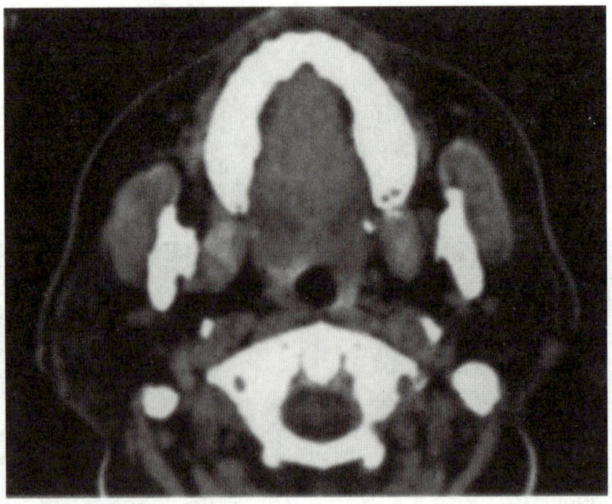

图 9-6-3　腮腺良性肥大

—• 考试知识点总结 •—

—• 本章小结 •—

—• 协和云课堂……　拓展练习及参考答案 •—

（谭紫薇）

第十章　颞下颌关节疾病

教学课件

学习目标

素质目标

（1）崇德向善、诚实守信、爱岗敬业，具有精益求精的工匠精神。

（2）具备敬佑生命、救死扶伤、甘于奉献、大爱无疆的医者精神。

知识目标

（1）掌握：骨关节病、关节盘前移位、关节盘穿孔的影像学表现。

（2）熟悉：各类颞下颌关节紊乱病、颞下颌关节强直、颞下颌关节脱位的影像学诊断。

（3）了解：与颞下颌关节紊乱病鉴别的相关疾病的影像学特点，如类风湿关节炎累及颞下颌关节、创伤性关节炎、化脓性关节炎、颞下颌关节囊肿及肿瘤等。

能力目标

（1）能够通过影像学诊断颞下颌关节疾病。

（2）能够通过观察影像学结果分析和解决临床问题。

案例导入

【案例】

患者，男性，27 岁。因关节区疼痛伴开口受限 3 个月前来我院就诊，既往有右侧关节弹响病史 1 年，临床检查见开口度约 2cm，开口型偏右，关节区疼痛，关节无弹响及摩擦音。

【问题】

选择何种影像学检查方法进行检查？若患者右颞下颌关节造影侧位体层闭口位片显示关节盘后带位于髁突横嵴前方，开口位见髁突前方的关节盘压迫变形，临床检查被动开口度不能增大。此患者的正确诊断是什么？

·核心知识拆解·

颞下颌关节疾病在临床上颇为常见，涵盖了诸如颞下颌关节紊乱病（temporomandibular

disorders，TMDs）、类风湿关节炎（rheumatoid arthritis）、感染性关节炎（infectional arthritis）、创伤性关节炎（traumatic arthritis）、颞下颌关节强直（ankylosis）、颞下颌关节脱位（dislocation of temporomandibular joint）及颞下颌关节囊肿、肿瘤等。本章将主要对颞下颌关节紊乱病、颞下颌关节强直及颞下颌关节脱位的病因病理、临床表现、影像学表现及鉴别诊断等方面进行叙述，尤其强调通过影像学表现进行诊断。

微课：
颞下颌关节紊乱病

第一节　颞下颌关节紊乱病

颞下颌关节紊乱病是指包括咀嚼肌紊乱疾病、关节结构紊乱疾病、炎性疾病以及骨关节病等病因尚未完全清楚而有颞下颌关节弹响或杂音、关节和/或咀嚼肌疼痛、下颌运动异常等相同或相似症状的一组疾病的总称，是口腔医学临床上除龋病、牙周病、错𬌗畸形之外最常见的疾病。好发于青、中年，20～30岁患病率、就诊率最高，其中部分患者病程迁延、反复发作、经久不愈，严重影响患者的咀嚼功能。

一、诊断分类

颞下颌关节紊乱病曾用科斯滕（Costen）综合征、颞下颌关节功能紊乱征、肌筋膜疼痛功能紊乱综合征、颅下颌紊乱病、颞下颌关节紊乱综合征等名称，反映了人们对于疾病认识的不断深化。其包括多种疾病状态，目前尚无国际公认的统一分类标准。20世纪90年代初期由德沃金（Dworkin）等提出的颞下颌关节紊乱病诊断标准已在世界各国普遍应用。该标准对颞下颌关节紊乱病从躯体疾病和疼痛、精神心理状况两个方面进行评估，即采用"双轴诊断"方法。本节仅介绍2005年由马绪臣、张震康参考Dworkin的双轴诊断标准，结合我国研究和临床实践提出的改良双轴诊断分类中有关躯体疾病的分类标准：

第Ⅰ类：咀嚼肌紊乱疾病（masticatory muscular disorders），包括肌筋膜痛、肌炎、肌痉挛、肌纤维变性挛缩及未分类的局限性肌痛等。

第Ⅱ类：结构紊乱疾病（internal derangement），包括可复性盘前移位（anterior disc displacement with reduction，ADDWR）、不可复性盘前移位（anterior disc displacement without reduction，ADDWoR）和其他类型的颞下颌关节盘移位（内、外侧移位及关节盘旋转移位等）。结构紊乱类各种疾病中均可伴有关节囊松弛、扩张，关节盘附着松弛或撕脱等。在关节囊扩张、松弛、关节盘附着松弛或撕脱的病例中，常伴有颞下颌关节半脱位。在由可复性盘前移位发展为不可复性盘前移位的过程中，常存在一个中间状态，临床表现为开闭口过程中反复发生暂时性锁结，关节盘不能恢复正常位置。

第Ⅲ类：颞下颌关节炎性疾病，包括滑膜炎（synovitis）和关节囊炎（articular capsulitis），可分为急性与慢性两种。

第Ⅳ类：颞下颌骨关节病或骨关节炎，分为原发性骨关节病和继发性骨关节病两类，可伴或不伴关节盘穿孔，根据X线表现可分为如下四期。Ⅰ期：髁突骨密质模糊不清、消失或出现小凹陷缺损。Ⅱ期：髁突骨质出现广泛破坏。Ⅲ期：髁突骨质破坏灶减少，并出现修复征象。Ⅳ期：髁突变短小，前斜面明显磨平，囊样变，并形成完整的、新的密质骨板，常可伴有关节结节磨平及关节窝浅平宽大等。Ⅰ～Ⅳ期中均可存在关节盘穿孔，Ⅲ、Ⅳ期可有骨赘形成。关节盘早期病变为关节盘移位，而关节盘穿孔前改变（pre-perforative charge of disc）和关节盘穿孔（perforation of disc）则为关节盘移位的进展和结局。

二、病因病理

颞下颌关节紊乱病的病因目前尚未完全阐明。病因学说有很多，有的学者认为本病与精神因素、心理因素这两个主要致病因素相关，有的则强调殆因素是本病的病因，不论哪一种学说都不能圆满解释本病发病的过程，以及临床的各种症状。一般认为本病的发生发展与殆因素、精神心理因素、免疫学因素、代谢因素、解剖学因素、偏咀嚼习惯、夜磨牙，以及其他不良口腔习惯有关，较多数学者认为可能是多因素叠加致病。

在颞下颌关节紊乱病发展至后期可出现明确的退行性改变，包括关节覆盖软骨、髁突骨质改变及关节盘穿孔等。主要病理改变为髁突骨密质和骨小梁中的骨细胞发生固缩、消失，骨陷窝空虚，骨纹理明显，骨小梁出现不规则微裂、崩解；髁突密质骨板可有不均匀增厚、骨小梁变粗、髓腔变狭窄等；也可表现为密质骨板断裂，髁突骨面吸收、骨外形凹陷等；密质骨板有小裂隙断裂时，滑液进入，形成圆形或类圆形囊样吸收；骨关节炎类病理可表现为髁突骨质反应性增生呈唇样变或较大的骨赘形成。关节覆盖软骨组织可见胶原纤维间水肿、松解形成大小不一的纵裂和横裂，软骨沿横裂剥脱，使得关节表面不平滑。病变较重时，软骨与髁突骨质之间形成大的横裂，或裂隙上方关节软骨全面剥脱，导致髁突骨质暴露。

关节盘穿孔破裂多发生于病程时间长、经久不愈及骨赘生成的各种关节盘移位病例。肉眼观察，关节盘穿孔多发生于双板区，而关节盘局部变薄多发生于后带。关节盘病理改变亦为退行性改变，主要表现为关节盘胶原纤维玻璃样变性，溶解断裂形成裂隙；前带和中带胶原纤维排列紊乱，行走无定向；中带及后带软骨细胞明显增多变大，可成双或单个出现；且后带有新生的毛细血管长入；双板区纤维化，血管减少，并可发生病理性钙化。关节盘穿孔前的病理改变与盘穿孔者基本相同，唯无血管长入后带。

电镜观察除病变区细胞变性、胶原溶解外，在髁突软骨及关节盘双板区可见“蚓状小体”形成。有人认为“蚓状小体”结构是压力导致弹性纤维组织变性，与颞下颌关节面过度负荷有关，可以促进髁突表面软骨覆盖组织的松解和断裂。此外，在髁突软骨内常可见软骨细胞和成纤维细胞的变形、软骨基质钙化等退行性改变。在关节盘穿孔及病史较长的关节盘移位病例，电镜观察可见胶原纤维走行紊乱、扭曲、不规则的增粗及断裂，胶原纤维钙化、纤维细胞变形及蚓状小体形成等退行性改变。

三、临床表现

颞下颌关节紊乱病各个年龄均可发生，以青壮年多见，女性比男性的发病率高。人群中的发病率为28%～88%，其中12%～59%有自觉症状。颞下颌关节紊乱病病程一般较长，并反复发作，但本病有一定的自限性，一般不发生关节强直。关节区疼痛为颞下颌关节紊乱病的常见症状，可以是自发痛或开口时疼痛。张口时可复性盘前移位的病例疼痛发生率明显低于不可复性盘前移位的病例。关节运动时可有弹响或杂音如破碎音、摩擦音等，这些杂音与关节盘的不同病理变化有关。下颌运动异常包括开口度异常、开口型异常，以及在开闭口运动中出现的一过性、间歇性关节绞锁，此时髁突需要绕过关节盘的障碍才能完成大开口运动。患者可存在一种症状或多种症状并存。此外，颞下颌关节紊乱病可能还伴有其他症状，如头痛、耳鸣、耳痛、听力下降，以及肩、颈甚至上肢、腰背不适等。

四、影像学表现

（一）颞下颌关节盘移位

对于关节盘移位的诊断，磁共振和关节造影是主要的检查手段。关节造影对关节盘移位，特别是关节盘前移位可以做出较准确的诊断。

1. 可复性盘前移位 关节造影许勒位闭口位片及经关节中间层面关节造影侧位体层闭口位片上，可见关节盘后带的后缘位于髁突横嵴的前方，超过正常的位置（图 10-1-1）。当在关节上腔注入对比剂时，关节盘应位于髁突与对比剂之间；当在关节下腔注入对比剂时，关节盘应位于关节窝、关节结节后斜面与对比剂之间，均呈低密度影像。由于可复性盘前移位的患者在开口过程中，髁突向前运动触碰关节盘后带，使关节盘向后反跳而恢复正常的盘－髁关系，所以关节造影开口位片的表现与正常关节造影开口位片表现相同。开口位片还可见前上隐窝、前下隐窝的对比剂会分别回到后上隐窝、后下隐窝，在对比剂注射过多时，前隐窝的对比剂不能完全回到后隐窝，但此时关节盘已回到正常的位置，此时应以关节盘的位置为诊断依据，与不可复性盘前移位鉴别诊断。

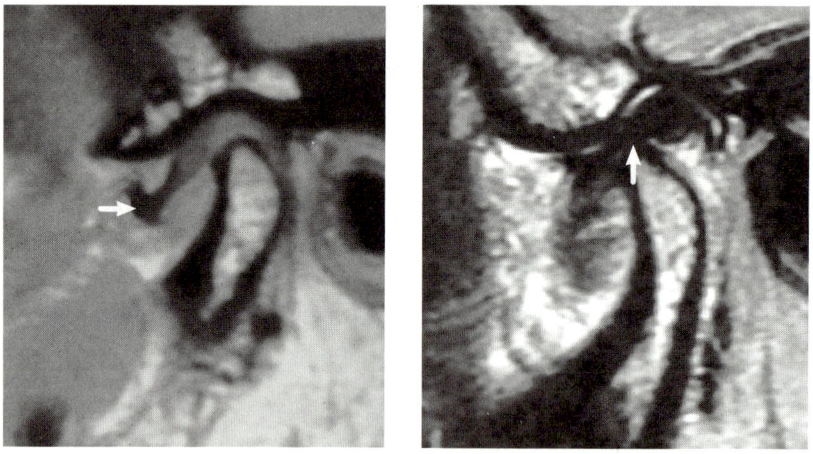

(a) (b)

图 10-1-1 可复性盘前移位

（a）矢状面闭口位；（b）矢状面开口位。

在关节中间矢状面闭口位磁共振 T_1WI 可见，关节盘本体呈低信号影像，位于髁突横嵴的前方；关节盘双板区向前越过正常位置呈中等信号影像，且后带与双板区间的界限较模糊。患者开口时，图像可见髁突横嵴与关节盘的中间带相对，盘－髁关系基本正常；当开口过大时，髁突顶部可位于关节盘前带下方。

2. 不可复性盘前移位　在闭口位关节造影许勒位片及矢状面磁共振图像上，可见关节盘前移位较可复性盘前移位更加明显。患者在开口过程中，髁突向前运动，但关节盘不能向后反跳回到正常位置，仍处于前移位状态（图 10-2-2）。在开口位片上可见，前隐窝的对比剂不能完全回到后隐窝，并且由于髁突向前运动的挤压，前移位的关节盘常发生不同程度的变形，在图像上表现为对比剂被一肿块压迫，侧位体层开口位片能更清楚地显示关节盘的形态。此外，还可见对比剂与关节窝、关节结节后斜面间有一低密度线条影像，为关节窝表面的纤维组织和关节结节后斜面软骨覆盖的影像。

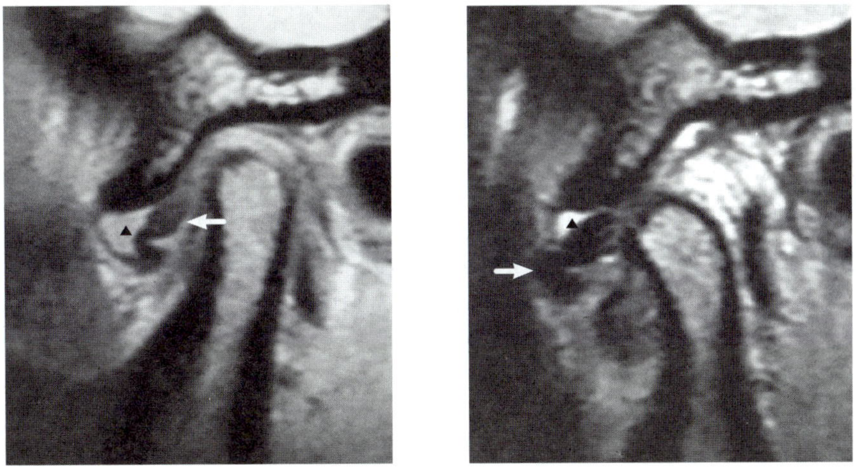

（a）　　　　（b）

图 10-1-2　不可复性盘前移位

（a）矢状面闭口位；（b）矢状面开口位。

在矢状面闭口位磁共振 T_1WI 可见，关节盘双板区被明显拉长并移位于髁突顶前方。于开口位时，连续不同程度的开口位图像可显示关节盘双板区被逐渐拉伸、变直，呈低信号的关节盘本体被向前运动的髁突的挤压下，发生不同程度的变形，髁突运动也受到不同程度的限制。如不可复性盘前移位伴有开口受限的患者，其关节盘形变较小，但髁突向前运动受限；不伴有开口受限的患者，髁突可向前运动至正常范围，关节盘受到挤压严重变形明显。T_1WI 可清楚地显示关节盘的形态，而 T_2WI 则更有利于观察关节盘的病变。

3. 颞下颌关节盘侧方移位　包括关节盘内移位及外移位，观察磁共振图像诊断最为准确。在经关节中间层冠状面磁共振 T_1WI 可见，呈低信号的关节盘本体位于髁突内极的内侧，为盘内移位；呈低信号的关节盘本体位于髁突外极的外侧，则为盘外移位。也可使用关节上腔造影检查，观察对比剂影像判断关节盘移位的方向。在关节上腔造影许勒位闭口位片上可见关节上腔外部“S”形对比剂正常形态消失，若对比剂丰盈、增宽，为盘内移位；若对比剂形态不连续、明显变薄，则为盘外移位。

4. 颞下颌关节盘旋转移位　指关节盘相对于髁突发生旋转性移位。磁共振检查仍是最可靠的诊断依据。磁共振检查可以将关节盘旋转移位分为前外侧旋转移位和前内侧旋转移位。若一侧关节经中间层矢状面磁共振 T_1WI 显示为盘前移位，而该侧关节经中间层冠状面磁共振 T_1WI 显示为盘外移位，即为关节盘前外侧旋转移位。若矢状面和冠状面分别显示盘前移位和盘内移位，即为关节盘前内侧旋转移位。若采用关节上腔造影检查，可见关节上腔造影许勒位闭口位片上显示关节上腔外部

“S”形对比剂前部聚集明显，后部变薄甚至消失。关节造影对于颞下颌关节盘旋转移位的诊断不如磁共振检查准确。

（二）关节盘穿孔前改变

关节盘长期受到创伤而明显变薄，但还未穿孔，多发生于双板区。在关节上腔造影侧位体层开口位片上，可见后上隐窝下方有点状的对比剂外溢，与对比剂之间有低密度影像相隔。提示可能存在关节盘穿孔前改变（pre-perforative change of disc）。

（三）关节盘穿孔

普通关节造影对于关节盘穿孔诊断的灵敏度和特异度均较好，是目前较为普遍的检查方法。磁共振成像对关节盘穿孔的敏感度较低，特别是较小的关节盘穿孔容易漏诊。关节盘穿孔导致上、下腔穿通，无论将对比剂单纯注入关节上腔还是关节下腔，均可发现上、下腔同时充盈显影，中间隔以低密度关节盘的影像。在关节矢状面磁共振 T_1WI 可见髁突密质骨板与关节窝或关节结节密质骨板低信号影像之间无关节盘双板区或关节盘本体影像分隔，关节盘连续性中断，出现“骨－骨”直接相对征象。关节盘穿孔多发于双板区，多见中等信号强度的双板区影像中断。

（四）颞下颌关节囊扩张及撕裂

颞下颌关节囊扩张患者在关节上腔造影许勒位片上可见关节上腔明显扩大，并常伴有关节盘的附着松弛、关节盘移位和关节盘穿孔。关节盘松弛可分为颞前、颞后附着松弛和下颌前、下颌后附着松弛。前两种多见于关节上腔造影，后两者多见于关节下腔造影，图像显示各附着延伸变长。

颞下颌关节囊撕裂患者在关节上腔造影侧位体层开口位片上可见上、下腔均有对比剂，且对比剂从关节囊后部外溢，图像模糊不清。

（五）颞下颌关节滑膜炎及关节囊炎

磁共振图像可为颞下颌关节滑膜炎及关节囊炎提供可靠的诊断依据。普通 X 线检查一般无异常影像，当关节积液明显增多时，可以在许勒位闭口位片及关节侧位体层闭口位片上见关节间隙增宽、髁突向前下方移位的影像。在磁共振 T_2WI，可见关节腔内高信号的积液影像，可单独存在于关节上腔或下腔，也可上腔、下腔均存在。此外，常可见关节盘双板区及关节囊出现高信号、关节囊影像增厚。

（六）颞下颌关节间隙改变

经研究发现绝大多数的颞下颌关节紊乱病患者均有不同程度的关节间隙改变，可能与肌痉挛、关节盘移位、关节盘穿孔、关节囊扩张、滑膜炎及关节囊炎产生的积液、髁突、关节窝和关节结节的骨质破坏、改建及增生有关。由于健康人群颞下颌关节存在解剖变异且常用的许勒位片测量存在误差，使得单独应用关节间隙的影像对颞下颌关节紊乱病的诊断价值不大，需注意多种因素对关节间隙变化的影响。目前我国口腔科常用的锥形束 CT 配合功能强大的后处理软件，可以多层面重建出关节间隙的立体影像。

双侧关节间隙可为对称性改变，也可为不对称性改变，常见的颞下颌关节间隙改变包括：①髁突在关节窝中向前移位，前间隙变窄、后间隙增宽。②髁突在关节窝中向后移位，前间隙增宽、后间隙变窄，在临床上最为常见。③整个关节间隙变窄，髁突在关节窝中向上移位。④整个关节间隙增宽，髁突在关节窝中向下移位。

（七）颞下颌骨关节病

常用许勒位、曲面体层片、经咽侧位片和 CT 等进行诊断，特别是锥形束 CT 可以从矢状面、冠状面及轴位显示各种骨质变化，对临床有重要的诊断价值。颞下颌关节紊乱病骨质改变指其第Ⅳ类骨关节病的关节骨质变化。主要影像变化如下（图 10-1-3）。

（1）骨质硬化：可见髁突前斜面、关节窝及关节结节骨质硬化，密度增高，是骨关节病最常见的 X 线表现之一。髁突硬化可表现为其骨松质内散在的斑片状硬化或密质骨板不规则增厚、变宽。关节结节和关节窝呈高密度致密影像，表现为关节结节及关节窝密质骨板增厚、骨松质减少甚至消失，有的患者关节窝可变得浅平宽大，如"鸭舌帽样"。

（2）骨质破坏：可见髁突、关节窝及关节结节有不同程度的骨质破坏，以髁突骨质破坏最为常见。多发生于髁突前斜面，也可发生于髁突横嵴处及髁突后斜面。影像可见髁突前斜面密质骨板边缘模糊不清；髁突小凹陷缺损者，周围骨质密度往往减低。若髁突骨质被广泛破坏，表面可呈锯齿状、凹凸不平。

（3）骨质增生：以髁突骨质增生最为常见，表现为髁突边缘唇样变，也可较大的骨质增生形成骨赘。关节结节的骨质增生在骨关节病中较少见。

（4）髁突变短小：表现为髁突前斜面磨平、成角、变短小。

（5）髁突囊样变：多表现为髁突密质骨板下有大小不同的低密度影像，周围有界限清楚的硬化边缘包绕，该囊样改变是诊断骨关节病的确切征象。

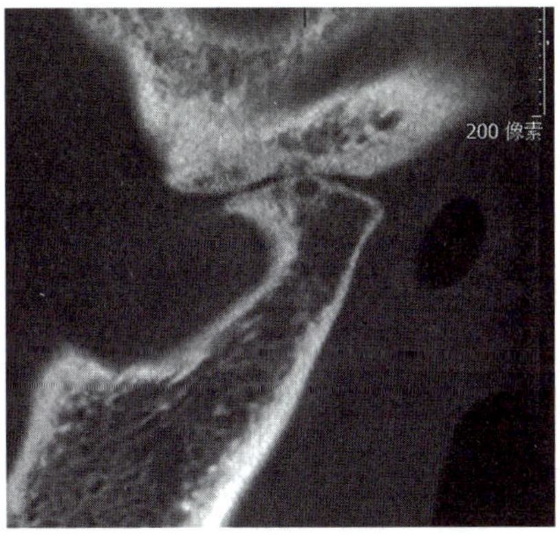

图 10-1-3　颞下颌骨关节病

五、鉴别诊断

根据病史、临床检查及辅助检查诊断颞下颌关节紊乱病并不困难。由于许多疾病的临床表现与颞下颌关节紊乱病相同或相似，特别是疼痛和开口受限，需要与关节内和关节外的诸多疾病进行鉴别，鉴别诊断主要介绍需要与颞下颌关节紊乱病鉴别的关节内疾病的影像学表现，如化脓性关节炎、类风湿关节炎、创伤性关节炎、颞下颌关节囊肿及肿瘤等。同时关节盘移位、穿孔及关节囊病变也需相互鉴别，在其影像学表现中已详细描述。其他累及颞下颌关节的全身系统疾病如强直性脊柱炎、系统性红斑狼疮、银屑病、色素绒毛结节性滑膜炎等，应密切结合病史及临床检查进行鉴别。

（一）化脓性关节炎

患者可有开放性损伤、关节腔内注射污染等病史，或由化脓性中耳炎、关节周围皮肤疥痈等邻近组织感染直接扩散至颞下颌关节所致，各个年龄段均可发生，多见于儿童。但值得注意的是并非所有的化脓性关节炎可发现明确的感染途径。多数患者的临床表现不典型，但关节穿刺多可抽出积液甚至脓液。早期 X 线检查常无异常的骨质破坏，当关节腔内有渗出积液时，许勒位片可见关节间隙增宽，髁突向前下方移动。若病变早期未能得到及时有效的治疗，影像可见关节骨质被不同程度的破坏，较轻者表现为髁突表面粗糙程度不同，密质骨板消失，边缘模糊不清；严重者髁突、关节窝及关节结节均有广泛的骨质破坏（图 10-1-4）。病变时间较长者可能继发骨关节病改变，甚至最终发生关节强直。

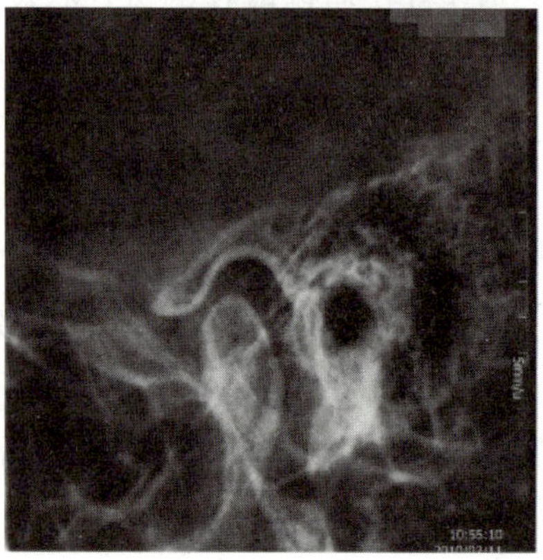

图 10-1-4　颞下颌关节化脓性关节炎

（二）创伤性关节炎

创伤性关节炎指由外力导致的关节间接性创伤引起的关节损伤性疾病，可分为急性创伤性关节炎和慢性创伤性关节炎两种。急性创伤性关节炎因受到的创伤程度不同，可有不同的临床表现。轻者仅有关节轻度疼痛、轻度开口受限等；严重者可表现为关节肿胀、压痛明显、重度开口受限甚至髁突骨折等。急性创伤性关节炎如若未能得到及时治疗，则发展为慢性创伤性关节炎，其病程时间长易发生关节内粘连，最终有可能发展为颞下颌关节强直。创伤性关节炎的影像学表现与临床症状相对应，轻微创伤者可无异常的影像学表现；当关节腔内有渗出液或积血时，X 线片上可见关节间隙增宽；当髁突骨折移位时，常伴有关节囊破裂，髁突断端与关节盘向前下方移位；最终导致颞下颌关节强直的患者，其影像学表现将在本章第二节中详述。

（三）结核性关节炎

患者多有明确的结核病史，髁突结核在 X 线片上可见髁突近似圆形的溶骨性空洞破坏，CT 增强扫描关节病变无增强改变。

（四）类风湿关节炎

类风湿关节炎是一种自身免疫病，常为对称性累及全身多个关节，特别容易累及指、趾关节，约半数的患者可累及颞下颌关节，病因尚不完全清楚。临床上多见前来就诊患者颞下颌关节区肿胀、关节深区钝痛及开口受限等，且可伴有咀嚼肌“晨僵”。病变早期损害较轻者，可无明显的影像学表现；当关节腔内有积液时，可见关节间隙增宽影像，髁突向前下移位；随着病变进展，严重者可表现为髁突、关节窝广泛的骨质破坏，但很少有骨质生成，可区别于骨关节病的影像。严重者晚期可形成颞下颌关节强直。若类风湿关节炎继发骨关节病改变时，仅凭 X 线影像很难与原发性骨关节病相鉴别，需结合病史及生化检查等明确诊断。

（五）颞下颌关节囊肿及肿瘤

颞下颌关节囊肿及肿瘤在临床上很少见。当怀疑颞下颌关节有占位性病变时，应行 CT 检查和 / 或 MRI 检查辅助诊断。

1. 关节囊肿 根据囊肿衬里细胞特征可分为腱鞘囊肿和滑膜囊肿。腱鞘囊肿与关节腔不互通，内容物为黏液；滑膜囊肿可与关节腔互通或不互通，内容物为滑液，且囊壁内可见含铁血黄素沉积和软骨、骨性碎片（图 10-1-5）。腱鞘囊肿（图 10-1-6）在普通 X 线片上一般无异常影像，主要依靠磁共振检查进行辅助诊断，在磁共振 T_1WI 上可见位于关节外侧的圆形的低信号影像，边界清楚与关节腔不互通；在磁共振 T_2WI 上可见圆形的高信号影像，周围有相对较低信号的囊壁包绕。滑膜囊肿在普通 X 线片上可见关节窝有受压性吸收，关节间隙可有增宽，髁突硬化密度增高；在磁共振 T_1WI 和 T_2WI 上均为高信号的囊性影像，常与关节腔相通。在临床上关节囊肿应注意与腮腺肿瘤、皮脂腺囊肿及肿瘤转移灶相鉴别。

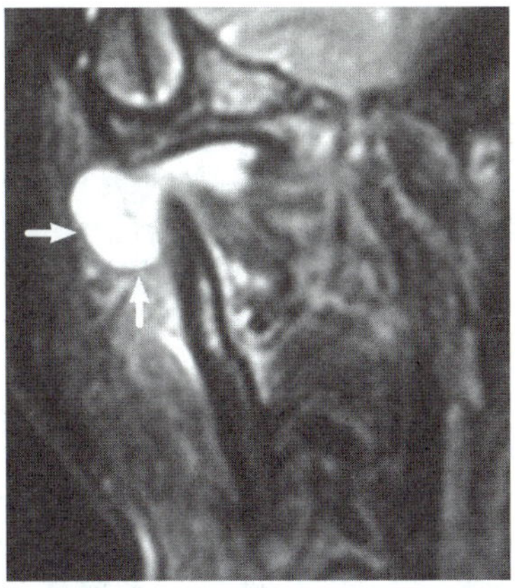

图 10-1-5 颞下颌关节滑膜囊肿

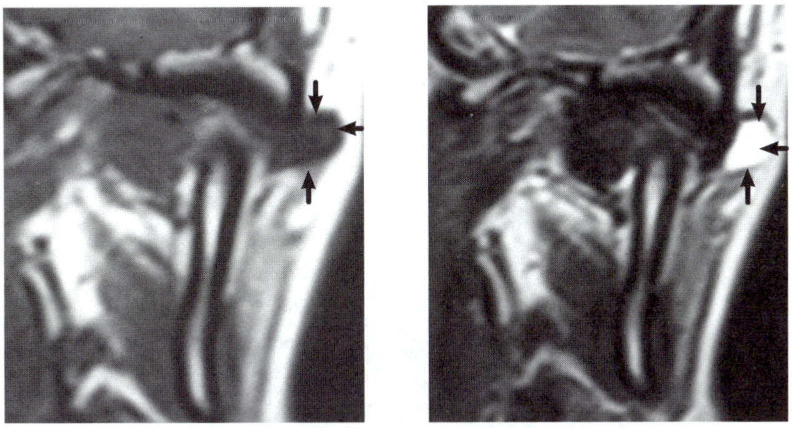

（a）　　　（b）

图 10-1-6 颞下颌关节腱鞘囊肿

（a）磁共振 T_1WI 影像；（b）T_2WI 影像。

2. 关节良性肿瘤 颞下颌关节肿瘤在临床上不常见，但仍需与其他颞下颌关节疾病鉴别诊断。关节良性肿瘤包括髁突骨瘤、骨软骨瘤、滑膜软骨瘤病、腱鞘纤维瘤、髁突黏液瘤及成软骨细胞瘤等。下文主要鉴别相对多见的髁突骨瘤、骨软骨瘤和滑膜软骨瘤病。

髁突骨瘤及骨软骨瘤生长缓慢，多数患者临床表现为关节区膨隆和下颌偏移，健侧反殆。X 线检查主要表现为髁突有明确的骨性新生物，其骨松质与髁突的骨松质相连，表面有骨密质覆盖；或骨性新生物为完全致密的骨性突起（图 10-1-7）。髁突骨软骨瘤在 CT 图像上呈密度不均的高密度影像，其中相对低密度影像为软骨成分（图 10-1-8）。而在 MRI 图像中，髁突骨瘤及骨软骨瘤均呈低信号影像。在关节下腔造影许勒位片上，若见髁突骨质与对比剂间有一增宽的低密度间隙影像，则表明髁突软骨瘤表面有明显的软骨增生。

滑膜软骨瘤病临床表现多与颞下颌关节紊乱病相似，较易误诊。某些患者可存在患侧咬合不紧，关节局部反复肿胀，以及轻、中度的张口受限并伴发热等症状。滑膜软骨瘤多局限于颞下颌关节内，仅有少数患者肿瘤可侵及关节外部，严重者扩散至颅内。普通 X 线和 CT 图像可见关节间隙增宽，髁突向前下移位并有不同程度的骨质破坏，关节腔内可见数个大小不一的点状高密度影像。MRI 图像上可见关节囊明显扩张、增厚，在增生的滑膜组织中存在大量点状低密度游离影像。某些病例磁共振 T_2WI 可见散在的、中间为低信号、绕以高信号边缘的小环状影像，对此病诊断具有重要价值（图 10-1-9）。

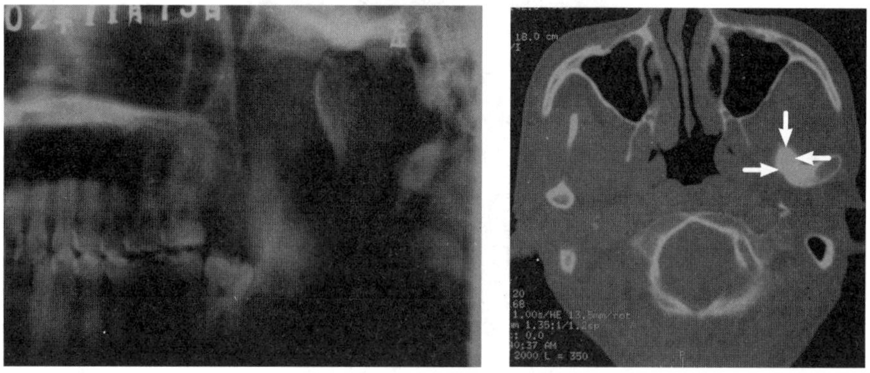

（a）　　　　（b）

图 10-1-7　髁突骨瘤

（a）X 线表现；（b）CT 表现。

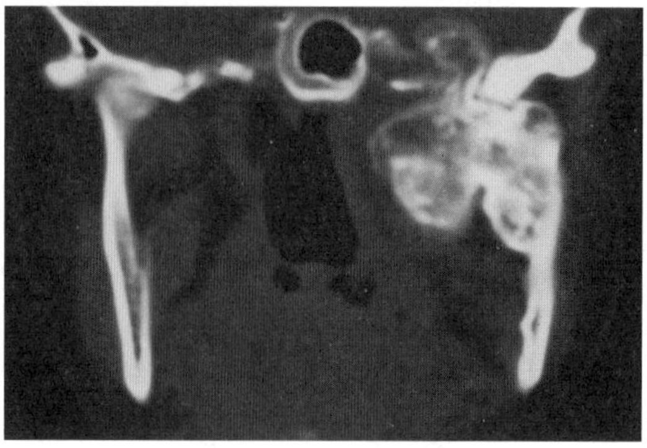

图 10-1-8　髁突骨软骨瘤

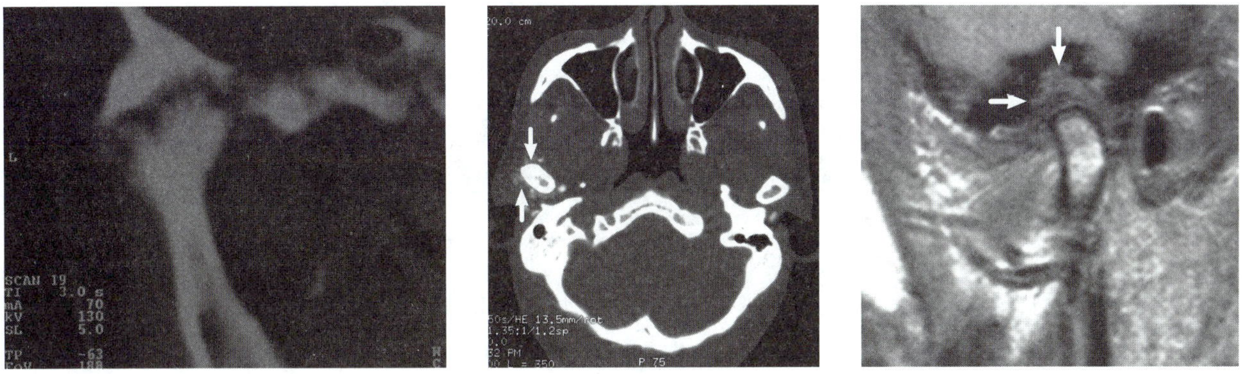

（a）　（b）　（c）

图 10-1-9　颞下颌关节滑膜软骨瘤病

（a）X 线表现;（b）CT 表现;（c）MRI 表现。

3. 关节恶性肿瘤　分为原发性恶性肿瘤和转移瘤，以转移瘤相对常见。关节原发性恶性肿瘤极少见，包括骨肉瘤（图 10-1-10）、软骨肉瘤、滑膜肉瘤及纤维肉瘤等。在临床上均可表现为关节区疼痛、肿胀、开口受限及感觉异常等症状，也可无明显症状。原发性关节恶性肿瘤及转移瘤均可造成不同程度的骨质破坏，表现为单发或多发的密度减低区，边缘模糊不清，边界不规则，严重者病变侵及颞下窝和颅底。在软骨肉瘤的影像中还可见病变的髁突周围有间断的软组织钙化，关节间隙增宽，并偶可见因钙化或骨化而形成的斑片状密度增高影像。转移瘤（图 10-1-11）主要累及髁突，有时也同时累及下颌角、下颌升支和全身多个部位。需进行全身性的影像学检查，以明确原发灶和肿瘤的转移部位。

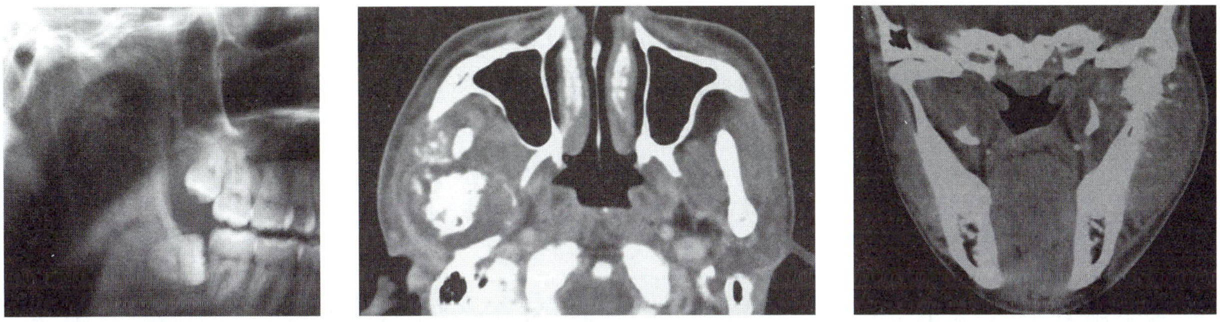

（a）　（b）　（c）

图 10-1-10　髁突骨肉瘤

（a）X 线表现;（b）水平面 CT 表现;（c）冠状面 CT 表现。

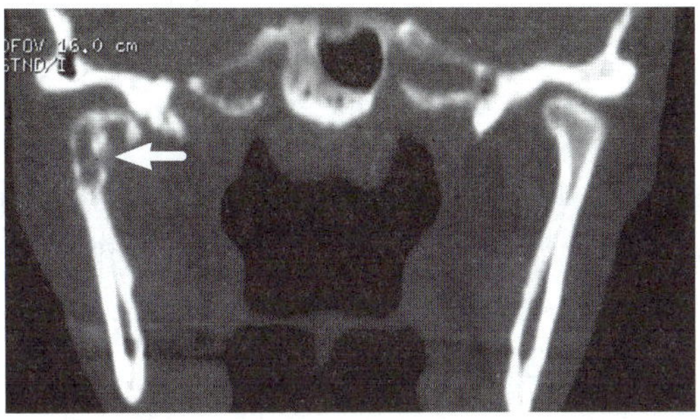

图 10-1-11　颞下颌关节转移瘤

第二节　颞下颌关节强直

颞下颌关节强直（ankylosis）是指炎症、损伤或外科手术等导致的关节固定进而关节运动功能丧失。颞下颌关节强直表现为开口困难或完全不能开口，在临床上分为关节内强直和关节外强直两类。关节内强直是指关节病变导致关节内纤维性或骨性的粘连，又称真性关节强直；关节外强直是指上、下颌间皮肤、黏膜或深层组织发生粘连，限制关节的运动功能，又称假性关节强直，也称颌间挛缩。本节将主要介绍关节内强直，其主要继发于以髁突矢状骨折为主的关节创伤；另一原因为关节本身及其邻近组织的化脓性炎症，特别是儿童时期化脓性中耳炎经岩鼓裂向关节内扩散从而发生关节强直最为常见。此外，强直性脊柱炎、类风湿关节炎病变累及颞下颌关节时，也可导致颞下颌关节强直的发生。

一、病理

颞下颌关节内强直按照其病变过程可分为纤维性强直和骨性强直。化脓性关节炎和类风湿关节炎造成关节窝、髁突、纤维软骨及关节盘的广泛破坏，在破坏后的修复过程中，富含血管的纤维组织经破坏处长入骨髓腔，连接被破坏的关节骨性结构，形成关节内纤维粘连，即形成纤维性关节强直。纤维性关节强直进一步经过软骨化成骨逐渐骨化，使关节窝与髁突之间发生骨性愈合，形成膨大的骨球，导致骨性关节强直。如果病变范围广，除累及颞下颌关节结构外，还可累及下颌切迹，甚至下颌升支、颅底。

二、临床表现

颞下颌关节内强直的主要临床表现为进行性张口困难。纤维性强直患者做开闭口运动和侧方运动经外耳道触诊检查时，髁突动度极小，患者可轻微张口；而骨性强直患者则髁突完全无动度、完全不能张口。

儿童时期发生关节强直后，髁突作为下颌骨主要的生长中心被破坏，咀嚼功能减弱，严重影响下颌骨的发育，造成面下部的发育畸形，且畸形随发育日益严重。单侧强直者健侧生长发育正常，相应面部狭长、扁平，患侧下颌升支及下颌体短小，相应面部短小、丰满，颏部偏向患侧；双侧强直者整个下颌发育障碍，下颌后退、内缩，形成小下颌畸形面容。相应的软硬组织特别是舌及舌骨也处于后退位置，缩小了与咽后壁的距离，造成上呼吸道狭窄，容易导致阻塞性睡眠呼吸暂停。此外，下颌骨的发育异常导致垂直距离变短，牙弓窄而小，牙齿排列受到影响，导致咬合关系错乱。下颌后牙常向舌侧倾斜，其颊尖咬在上颌后牙的舌尖，下颌切牙呈扇形分离且向唇侧倾斜。

如果关节强直发生于成年人或青春期后，下颌骨发育已完成，则不影响面部与殆关系，仅有开口受限症状。

三、影像学表现

颞下颌关节内强直可用许勒位片、侧位体层片或锥形束 CT 检查，必要时也可采用螺旋 CT 检查。曲面体层片可以同时观察双侧关节的情况。CT 可以更明确地显示关节病变范围及病变与周围结构的关系，指导临床治疗方案的设计。

（一）纤维性强直

X 线片上可见关节间隙密度增高、模糊不清，髁突、关节窝、关节结节有不同程度的破坏，骨边缘模糊不清，形态不规则。随着纤维组织不断骨化，关节间隙逐渐变小且密度升高。

（二）骨性强直

X 线片可见关节正常结构形态完全消失，髁突和关节窝融合，关节间隙消失，颞下颌关节由一个膨大的致密球状团块代替。致密的骨性团块可波及下颌切迹、喙突、下颌升支及颅底（图 10-2-1）。儿童时期患关节强直者，由于下颌骨发育畸形,X 线可见下颌升支短小，喙突过长，角切迹加深等改变。2002 年的一项根据对颞下颌关节强直患者增强 CT 检查与术中所见的对照研究，按照强直骨块与周围重要结构，特别是与颅底的关系，提出如下颞下颌关节强直新的分类方法。Ⅰ类：单侧或双侧关节纤维性强直，髁突及关节窝保存其原有形态，上颌动脉与强直骨块保持正常的解剖关系。Ⅱ类：单侧或双侧髁突与颞骨间形成骨性融合，但上颌动脉与强直骨块解剖关系仍正常。Ⅲ类：强直侧上颌动脉与髁突内极的距离小于正常侧；或上颌动脉在强直骨内穿过。Ⅳ类：强直骨与颅底骨融合并有广泛的骨形成，特别是在髁突内侧面，强直骨贴近颅底重要结构，如翼板，颈动、静脉孔，棘孔等。此类在 X 线片上已无法确认关节的解剖标志。该分类对临床诊断及术前设计具有重要的指导意义。

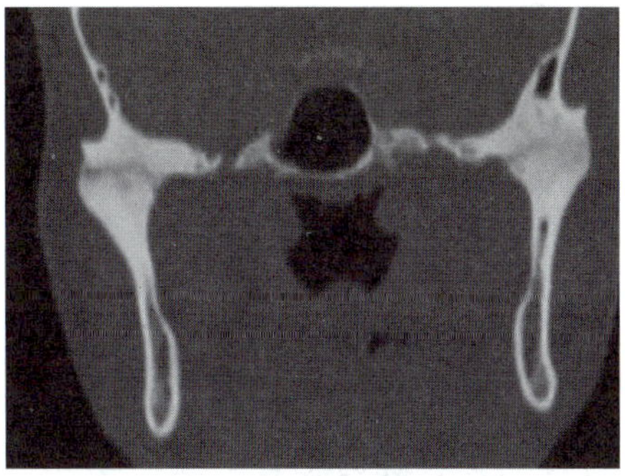

图 10-2-1　颞下颌关节骨性强直

儿童时期罹患本病，可影响颌骨发育而形成颌骨畸形，X 线检查可见有升支短小，下颌角呈直角状，角前切迹加深，牙萌出于下颌升支高处等。不少患者喙突可明显伸长。

四、鉴别诊断

临床上常需关节内强直与关节外强直相互鉴别，可以结合临床症状和影像学特征进行鉴别。关节外强直的患者多具有口腔溃烂、颌骨骨折、烧伤病史，以及放射治疗史，且多伴有口腔颌面部软组织瘢痕挛缩或缺损畸形。X 线检查关节结构正常，无重要异常影像，上颌与下颌支之间的间隙可以变窄，密度增高。关节内强直患者多具有关节损伤病史、化脓性炎症病史等。X 线检查可发现关节间隙存在但模糊（纤维性强直）、关节间隙消失，关节结构融合呈膨大的骨性团块（骨性强直）。

第三节　颞下颌关节脱位

颞下颌关节脱位（dislocation of temporomandibular joint）是指髁突脱出关节窝之外，超越了关节运动的正常限度，而不能自行复位的情况。脱位按部位可分为单侧脱位和双侧脱位；按性质可分为急性脱位、复发性脱位和陈旧性脱位；按髁突脱出的方向、位置又可分为前方脱位、后方脱位、上方脱位及侧方脱位。临床上以急性前脱位和复发性前脱位常见，常由各种原因导致的张口过大引起。

一、病因

颞下颌关节急性前脱位常因大张口导致，如打哈欠时张口过大。复发性前脱位主要由急性前脱位复位后处理不当导致，如复位后未予以适当的制动，被撕裂的韧带及关节囊未得到良好修复，造成关节韧带、关节囊松弛，从而引起脱位的反复发生。慢性消耗性疾病导致的肌张力减低也可导致复发性脱位的发生。在陈旧性脱位患者，由于髁突长期脱出于关节结节前上方，关节局部组织受到撕拉，可导致关节窝内纤维结缔组织增生、髁突周围组织粘连及相关咀嚼肌群不同程度的痉挛。脱位时间越长，病理变化越严重。此外，关节运动过度综合征患者全身关节囊均松弛，较易发生颞下颌关节的复发性脱位。

二、临床表现

前脱位可为单侧，也可为双侧。主要表现为患者下颌运动异常，呈开口状，不能闭口，口内检查可见患者反殆、开殆；患者下颌前伸，面颊扁平，面部变长；在耳屏前可触及凹陷。单侧前脱位还可见颏部中线及下颌切牙中线偏向健侧，健侧后牙呈反殆。后方脱位、上方脱位及侧方脱位主要见于外伤，脱位方向、位置由打击的力量和方向决定，并常伴有下颌骨骨折和颅脑损伤。

三、影像学表现

最常用的 X 线检查方法为许勒位闭口位片，在关节前脱位时，可见髁状突脱出于关节结节的前上方，闭口时不能复位，关节窝内空虚。

四、鉴别诊断

影像学诊断颞下颌关节脱位较为容易，其X线特点十分明显。如有外伤病史者，除了进行许勒位检查确定关节脱位外，还应进行曲面体层摄影、锥形束CT等检查，排除同时合并下颌骨骨折。此外，还应注意与关节肿瘤引起的关节脱位相鉴别，关节肿瘤患者表现为关节窝内占位性病变，进行性加重的错𬌗，且关节脱位过程较为缓慢。

▶知识拓展

颞下颌关节脱位治疗

颞下颌关节前脱位最为常见，急性前脱位治疗以手法复位为首选方法，可用双手拇指按压下颌磨牙，其余手指托住下颌下缘，向下、向后将髁突推至关节窝内；口外法适用于口内操作困难者，从外部推压髁突复位。复位后需绷带固定限制下颌运动2～3周，限制张口（< 1cm）以防止复发。疼痛明显者可配合止痛药、肌松药缓解症状，同时建议物理治疗促进恢复。对于复发性脱位，可考虑硬化剂注射（如50%葡萄糖）或手术（关节囊紧缩术、关节结节切除术）增强关节稳定性。治疗期间需避免大张口、咀嚼硬物，并调整不良咬合习惯。

考试知识点总结 **本章小结**

协和云课堂……拓展练习及参考答案

（宋红权）

第十一章　系统疾病在口腔及颅颌面骨的影像表现

教学课件

学习目标

素质目标

（1）具备“救死扶伤、患者至上”的核心价值观，始终将患者的利益与福祉置于首位，尊重患者的人格尊严，给予平等的医疗关怀与服务。

（2）具备创新思维、创新能力、分析和解决问题的能力。

知识目标

（1）掌握：白血病颌骨改变的影像学表现。

（2）熟悉：朗格汉斯细胞组织细胞增生症在口腔及颅颌面骨的影像学表现。

（3）了解：佝偻病和骨软化症影像学表现。

能力目标

能够根据口腔及颅颌面骨的影像学表现，结合患者病史和临床表现，对可能的系统疾病做出初步诊断。

案例导入

【案例】

患者，男性，45 岁。因刷牙出血不止 1 周就诊，临床检查见全口牙龈肿胀，牙龈颜色呈暗红色，质地松软且极易出血。

【问题】

结合患者病史及查体，在临床操作前进行了血常规、凝血功能及曲面体层片的检查。实验室检查结果回报：白细胞数减少，粒细胞比例减低，异常早幼粒细胞比例 0.01，淋巴细胞比例增高，可见成簇的血小板。经口腔 X 线检查发现，下颌骨骨质出现稀疏改变，骨小梁结构模糊，部分区域可见边界不清的低密度阴影。此患者的初步诊断是什么？

·核心知识拆解·

许多系统疾病的早期表现常常会伴随口腔症状的发生，正确的诊断依赖既往病史，体格检查及辅助检查，通过本章的学习，要求熟悉白血病、糖尿病颌骨改变的影像学表现，了解佝偻病和骨软化症、朗格汉斯细胞组织细胞增生症可能出现的影像学征象。

第一节　糖尿病

糖尿病（diabetes mellitus，DM）是一种影响人类健康并且在严重时可危及人类生命的代谢性疾病。由于胰岛素的分泌异常或胰岛素功能障碍，产生胰岛素抵抗，导致血糖长期处于高水平，糖耐量降低从而引起一系列急、慢性并发症并可累及全身多个器官。糖尿病患者的口腔主要有以下临床表现。

①口腔黏膜病变：口腔黏膜会反复出现溃疡，由于糖尿病引起的微血管病变和神经病变导致溃疡愈合时间比正常人长。②牙周病：牙龈呈暗红色、肿胀、质地松软，糖尿病会影响牙周组织的修复能力，使得牙周炎发展更为迅速，牙周袋加深，甚至引起牙松动、移位。

一、病因病理

糖尿病的病因和发病机制尚未完全阐明。不同类型的糖尿病其病因不同，即使在同一类型中也有所不同。总的来说，糖尿病的发生受遗传及环境因素共同影响。胰岛素由胰岛 β 细胞合成和分泌，它可以通过血液循环到达体内各组织器官的靶细胞，与特异受体结合从而引发细胞内物质代谢效应，这个过程中任何一个环节发生异常均可导致糖尿病的发生。

二、诊断分类

目前国际上通用 WHO 糖尿病专家委员会提出的分型标准（1999）：1 型糖尿病（type 1 diabetes mellitus，T_1DM）、2 型糖尿病（type 2 diabetes mellitus，T_2DM）、妊娠糖尿病、其他特殊类型糖尿病。

三、临床表现

糖尿病早期一般没有明显的不适症状和临床表现，主要依靠血糖检测而发现。

1 型糖尿病多见于青少年，一般起病较急，在疾病得到诊断和治疗前可表现为“三多一少”，即多饮、多尿、多食和体重下降，少数患者可能会以糖尿病酮症酸中毒昏迷或急腹症为首次发病表现。

2 型糖尿病以成年人多见，此型占糖尿病患者的多数，常有家族史，该病通常与肥胖、不良生活习惯有关。患者发病初期可无明显症状，有些患者可有低血糖表现，即在餐后 3～5 小时后出现心悸、恶心、出冷汗等症状。

四、影像学表现

牙周病作为糖尿病的并发症之一，长期的炎症作用会导致牙齿支持组织的丧失进而引起牙齿脱落，严重影响咀嚼、消化、吸收等功能，影响患者的生命质量。影像学中常可见不同程度的牙槽骨吸收，牙槽嵴高度降低，更有严重者表现为牙齿“悬浮”于牙槽骨中（图 11-1-1）。

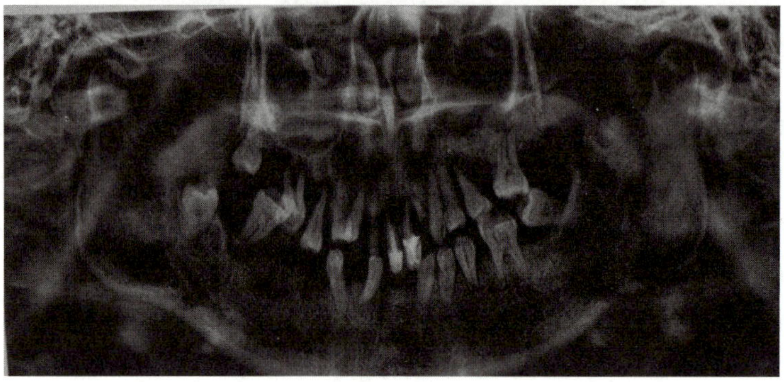

图 11-1-1　糖尿病的口腔影像学表现

第二节　白血病

白血病（leukemia）是一类造血干细胞的恶性克隆性疾病，正常情况下，造血干细胞会分化成红细胞、白细胞和血小板等血细胞。白血病患者体内的白细胞会大量增殖，不能正常的分化和成熟。

一、病因病理

白血病的病因尚不完全清楚，可能与以下因素相关。

1. 生物因素　人类 T 淋巴细胞病毒 Ⅰ 型（human T lymphotrophic virus-Ⅰ，HTLV-Ⅰ）与成人 T 细胞白血病 / 淋巴瘤密切相关。

2. 放射因素　长期或大剂量接受电离辐射，频繁接受 X 线检查的患者均有一定的发病风险。

3. 化学因素　长期接触苯及其衍生物，烷化剂等化疗药物都可诱发白血病的发生。

4. 遗传因素　某些遗传疾病会导致染色体异常，使造血细胞恶变风险增加。

二、诊断分类

白血病主要分为急性白血病（acute leukemia，AL）和慢性白血病（chronic leukemia，CL）两类。

急性白血病细胞细胞分化停留在早期阶段，大多病情发展迅速，症状较为严重。慢性白血病细胞分化停留在较晚阶段，病情相对进展缓慢，症状可能不太明显。

按照细胞类型可分为淋巴细胞白血病和非淋巴细胞白血病（髓系白血病）。

三、临床表现

微课：白血病的口腔表现及相关鉴别诊断

1. 急性白血病　可能出现突然高热，类似“感冒”症状，也可以是严重出血；慢性白血病一般进展较慢，患者可能有面色苍白、淋巴结大和脾大，月经过多或拔牙后出血难止等表现。

（1）贫血：红细胞数量的减少导致患者出现面色苍白、乏力等症状。

（2）发热和感染：白细胞数量异常，白细胞功能受到影响，导致患者出现发热的早期表现，可低热，也可高热，感染严重者可发生脓毒血症。

（3）出血：可发生在全身各部位，可出现皮肤瘀斑、鼻出血、消化道出血、牙龈出血、颅内出血、泌尿系统出血等。

（4）白血病细胞增殖浸润表现

1）淋巴结和脾大：淋巴结大为淋巴细胞白血病的显著特征，以急性淋巴细胞白血病较多见。脾大在急性白血病中可较多见。

2）骨骼和关节疼痛：骨痛是白血病常见的体征之一，常比较剧烈，部位不固定，主要见于胸骨、四肢骨、脊柱和骨盆。使用镇痛药效果不佳。儿童较成人多见。

3）眼部：部分白血病可引起眼球突出、复视或者失明。

4）口腔和皮肤：常见于急性白血病，表现为牙龈增生、肿胀或牙龈出血。局部皮肤隆起、变硬，呈紫蓝色结节。

5）中枢神经系统：可影响脑脊液循环，造成颅内压增高，出现头痛、恶心、呕吐、视物模糊、视盘水肿，甚至抽搐、昏迷等表现。

6）睾丸：多为一侧无痛性肿大，另一侧无肿大，但活检时常发现有白血病细胞浸润。

2. 慢性白血病　主要分为慢性髓细胞性白血病（CML）和慢性淋巴细胞白血病（CLL）。慢性髓细胞性白血病可无明显临床症状，患者仅有一些非特异症状如乏力、低热、盗汗、体重减轻等症状。有些患者甚至可出现上腹肿块、贫血和血小板减少的症状。慢性淋巴细胞白血病，起病缓慢，症状隐匿，患者多在体检时发现有无痛性的淋巴结肿大。半数以上的患者有轻至中度的脾大，轻度肝大等症状。由于患者免疫力下降，还可能出现反复的感染如呼吸道等症状。

四、影像学表现

白血病的诊断首选骨髓检查和血液检查。影像学检查在诊断白血病的不同部位浸润方面有重要意义。白血病患者的影像学表现因受累部位不同而有差异。

1. 骨骼系统

（1）X线检查：可出现骨质疏松，骨小梁稀疏、模糊，在长骨的干骺端可能会有横行的透亮带，即“白血病带”。骨膜反应也较为常见，如骨皮质表面出现一层新生骨，呈线状或葱皮样改变，这是因为白血病细胞浸润骨膜，刺激骨膜成骨。严重情况下，会出现骨质破坏，呈虫蚀样或穿凿样。

（2）CT 检查：能更清楚地显示骨骼病变，比如可以发现骨髓腔内密度减低，提示骨髓被白血病细胞浸润。同时，能够看到骨质破坏的细节，如破坏的范围、程度等，对于发现微小的骨破坏灶更敏感。

（3）MRI 检查：对骨髓病变敏感，在 T_1WI 上骨髓信号减低，T_2WI 上信号增高，可显示白血病细胞在骨髓内的浸润范围，并且能够很好地显示骨膜下病变和软组织肿块。

2. 口腔 颌骨通常无明显改变，可出现牙周炎样的牙槽骨改变，牙槽嵴高度降低（图 11-2-1）。

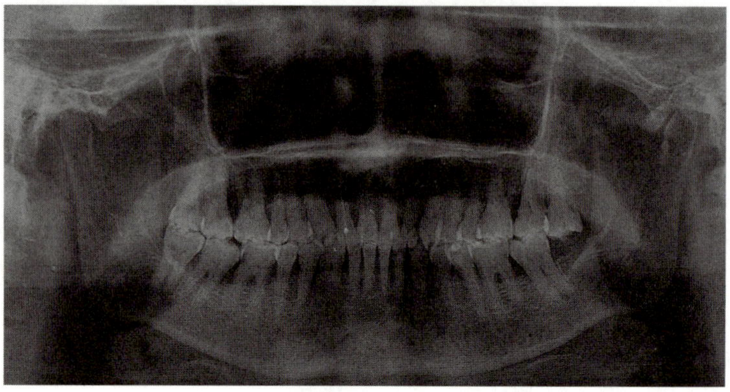

图 11-2-1 急性早幼粒性白血病的口腔影像学表现

五、鉴别诊断

应与慢性牙周炎及骨质疏松相鉴别，确切诊断依据病史及实验室检查。

第三节 佝偻病和骨软化症

佝偻病与骨质软化症是维生素 D 缺乏或代谢异常，导致钙、磷代谢紊乱所引起的一种骨骼疾病。其结果导致非矿化的骨样组织（类骨质）堆积、骨质软化，而产生骨痛、骨畸形、骨折等一系列临床症状和体征。在青春期前，即长骨生长板闭合前到闭合期发生损害为佝偻病。在成人，骨骺生长板闭合后的骨矿化损害，称骨质软化症。

一、病因病理

佝偻病的病理基础是矿化障碍，大量类骨质堆积，导致骨质软化、畸形。

二、临床表现

佝偻病在早期患儿可出现多汗、哭闹、夜惊等非骨骼表现。随着病情的进展会出现颅骨软化、方颅、胸廓畸形等骨骼改变。

骨软化症患者可出现跛行和鸭步态，弯腰、梳头、翻身都感到困难。严重者骨质进一步软化，也可出现胸廓内陷，胸骨前凸，形成鸡胸，而影响心、肺功能。

三、影像学表现

1. 佝偻病　X 线检查下会看到骨骺端增宽，临时钙化带模糊或消失，呈毛刷样改变，干骺端凹陷，这些变化主要出现在长骨的生长部位，如股骨、胫骨等的两端。

2. 骨软化症　主要表现为骨密度普遍减低，骨骼轮廓模糊，在承重骨（如脊柱、骨盆、下肢骨）可能出现假性骨折，这是一种特殊的影像学表现，骨折线通常呈透明带，与正常骨组织边界清晰，但是没有明显的骨折移位。

四、鉴别诊断

应与先天性甲状腺功能减退症、软骨营养不良相鉴别。

第四节　朗格汉斯细胞组织细胞增生症

朗格汉斯细胞组织细胞增生症（Langerhans cell histiocytosis，LCH）是一组可广泛侵犯多个系统和器官的肿瘤性疾病，其特征是广泛的器官受累和功能障碍，可发生于任何年龄，儿童常见，成人发病率较低。LCH 发病罕见且隐匿，可发生于全身多个器官，其早期可出现颌骨病变，表现为钝痛及牙齿松动。若疾病突破骨组织，则可能出现口腔黏膜受累，表现为牙龈炎症、卵圆形或圆形溃疡、角化牙龈破坏、牙龈增生、形成牙周袋、牙齿松动、牙槽骨吸收以及颊黏膜、腭和舌的溃疡

一、病因病理

朗格汉斯细胞呈片状增殖，细胞质丰富，细胞边界不明显，呈“咖啡豆”形囊泡，核呈圆形或凹陷，缺乏有丝分裂活性。炎性浸润中，嗜酸性粒细胞占主导地位。

二、诊断分类

国际通用的分类标准依据其受累范围及临床表现分为如下几类。单系统病变（Single System langerhan’s cell histocytosis，SS-LCH），多见于皮肤、淋巴结及骨损害；多系统病变（Multiple System langerhan’s cell histocytosis，MS-LCH），多见于肝脾肾等靶器官的受累；少见的复发性 / 难治性朗格汉斯组织细胞增多症（Refractory langerhan’s cell histocytosis，RE-LCH）。

三、临床表现

皮肤是最常受累的器官之一，可出现皮疹，比如脂溢性皮炎样皮疹，主要分布在头皮、耳后等部位，也可能是丘疹、结节。

骨骼系统受累时，可能有局部疼痛和肿胀。例如，颅骨病变可出现突眼、尿崩症等情况；长骨病变会引起病理性骨折或活动受限。

在造血系统方面，会出现贫血症状，像面色苍白、头晕、乏力；白细胞减少，容易被感染，出现发热、咳嗽等；血小板减少，导致皮肤瘀点、瘀斑、鼻出血等出血倾向。

肺受累可表现为咳嗽、呼吸困难、胸痛，严重程度因病情而异。

此外，还有可能影响到肝，出现肝大、脾大；累及中枢神经系统时，可能有共济失调、发育迟缓、癫痫等表现。

四、影像学表现

在影像学上，由于朗格汉斯细胞对颌骨的破坏，出现牙齿悬浮在牙槽骨中的表现，因牙齿松动和移位，从而出现类似于牙周炎的外观。发生于颈部、颌下区及耳后肿物（尚未累及骨质）的肿物 CT 呈现出的结果与淋巴结无明显区别。但当肿物累及骨质破坏时，骨质呈穿凿样破坏或毛玻璃样改变，常无骨膜反应。LCH 临床表现多样化，从单纯骨质破坏到多器官、多系统均可发生，影像表现各异，大多缺乏特异性，鉴别诊断困难。因此，采用临床、影像、病理等多学科联合诊疗对提高诊断准确率尤其重要（图 11-4-1、图 11-4-2）。

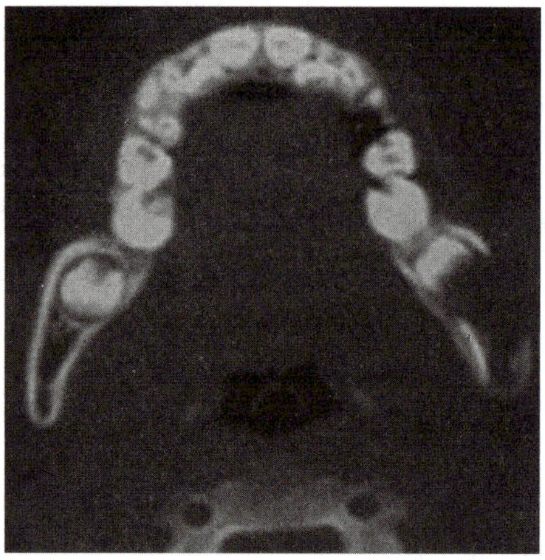

图 11-4-1　左下颌骨朗格汉斯细胞组织细胞增生症

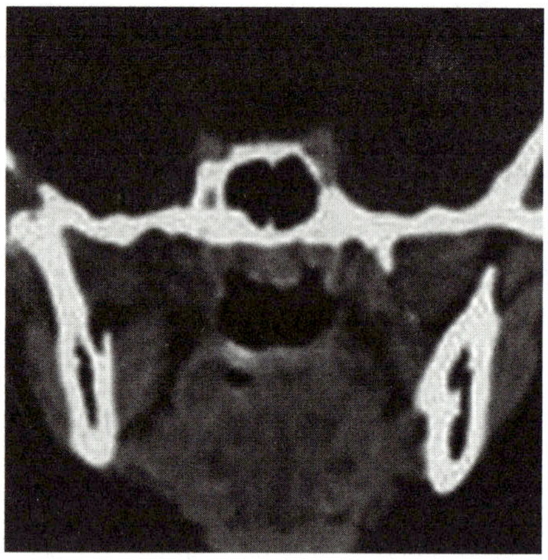

图 11-4-2　朗格汉斯细胞组织细胞增生症

五、鉴别诊断

朗格汉斯细胞组织细胞增生症（LCH）需与多种疾病进行鉴别诊断，具体如下。

1. 骨结核　骨结核患者常有低热、盗汗、乏力等全身症状，局部疼痛较明显。影像学上，骨结核多表现为骨质破坏、死骨形成，周围可有明显的骨质硬化。病理检查可见干酪样坏死及结核结节，抗酸染色可找到结核分枝杆菌。

2. 肺部感染 如肺炎等，患者多有发热、咳嗽、咳痰等症状，血常规常显示白细胞升高等炎症反应。影像学表现为肺部渗出性病变，痰液检查可发现病原菌。

3. 骨恶性肿瘤 如骨肉瘤、尤因肉瘤等，好发于青少年，疼痛剧烈，进展迅速。影像学上，骨肉瘤可见骨膜反应、软组织肿块等，尤因肉瘤表现为虫蚀样骨质破坏等。病理检查骨肉瘤可见肿瘤性骨样组织和瘤细胞，尤因肉瘤有特征性小圆细胞。

4. 肺转移瘤 有原发肿瘤病史，肺部影像学表现为多发结节，大小不一，边缘较清晰，常分布于肺外周。而 LCH 肺部病变以双肺弥漫性分布为主，结节常伴有囊性变。

朗格汉斯细胞组织细胞增生症的临床表现多样，鉴别诊断需结合患者的病史、症状、体征、影像学检查及病理检查等综合判断，有时可能需要多次检查和随访才能明确诊断。

▶知识拓展

糖尿病和白血病口腔表现的鉴别

在口腔影像诊断中，糖尿病和白血病的口腔表现有时可能与其他疾病混淆，需要进行仔细鉴别。糖尿病引起的牙槽骨吸收多与牙周炎密切相关，患者常伴有明显的牙周袋形成、牙龈红肿出血等症状，且牙槽骨吸收多呈对称性分布。而白血病引起的牙槽骨吸收多为弥漫性，常伴有骨髓腔密度的改变，患者全身症状明显，如贫血、出血、发热等。对于根尖周病变来说，糖尿病引起的根尖周炎多有明确的牙体牙髓病病史，而白血病引起的根尖周病变多无明显牙体病损，且病变范围较广泛，常同时累及多个牙齿。

在儿童患者中，由于白血病细胞的浸润，可干扰牙胚的正常发育，导致牙骨质和牙本质形成障碍。在影像上，可表现为牙根短小、变细，牙骨质发育不全，牙根表面不光滑，有时可见牙根吸收。

考试知识点总结　　**本章小结**

协和云课堂…… 拓展练习及参考答案

（于　洋）

第十二章　口腔种植放射学

教学课件

微课：口腔种植放射学

学习目标

素质目标

（1）具备崇德向善、诚实守信、爱岗敬业的精神。

（2）具有精益求精的工匠精神。

（3）具有敬佑生命、救死扶伤、甘于奉献、大爱无疆的医者精神。

知识目标

（1）掌握：各种口腔种植放射学检查方法；锥形束 CT 在口腔种植临床中的应用情况。

（2）熟悉：根尖片、曲面体层摄影在口腔种植临床中的应用。

（3）了解：螺旋 CT 在口腔种植工作中的应用。

能力目标

（1）能够阅读、诊断口腔种植 X 线片。

（2）能够探究学习、终身学习、分析问题和解决问题。

案例导入

【案例】

患者，女性，26 岁。数月前左上后牙因龋坏拔除，近日来我院口腔种植科就诊，要求种植固定修复。临床检查发现 26（左上第一磨牙）缺失，缺牙区黏膜愈合良好，牙龈无明显红肿溢脓，咬合关系基本正常，修复空间足够。

【问题】

1．种植前可以进行哪些影像学检查？

2．观察要点有哪些？

我国的口腔种植起步于 20 世纪 90 年代。在 30 多年的发展过程中，与口腔种植学密切相关的放射学——口腔种植放射学（implant radiology）也得到了快速发展。口腔种植放射学贯穿整个口腔种植临床全过程。

口腔种植放射学可以在术前充分了解颌骨的质与量，确定上、下颌骨内重要解剖结构比如鼻腔、上颌窦、下颌管等的位置，以及可能存在的变异，从而制订正确的手术方案，确保种植成功。目前，常用的放射学检查方法包括曲面体层摄影、根尖片、横断曲面体层摄影、螺旋 CT 及锥形束 CT 检查等。本章将主要对口腔种植临床中常用的重要检查方法及其在种植过程中的作用予以介绍。

第一节　口腔种植放射学检查方法

一、曲面体层摄影

曲面体层摄影作为口腔颌面部常用的一种特殊 X 线检查手段，能够显示上、下颌骨的全貌，从而提供颌骨重要解剖结构的信息如鼻腔、上颌窦下壁、下颌管、颏孔等，也可以大致了解牙槽嵴高度、骨小梁结构、根尖周状态等情况（图 12-1-1）。

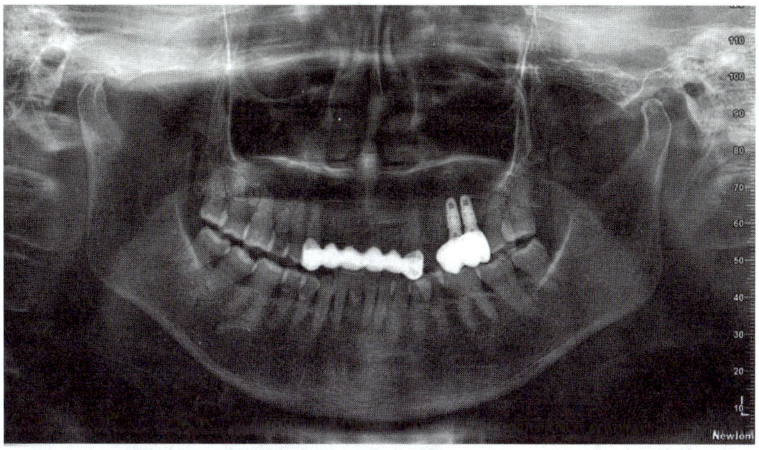

图 12-1-1　曲面体层摄影

为了矫正曲面体层摄影中的失真，确定失真率的大小，临床上多在拍摄时加上人工标记（直径 4～5mm 的钢球），以便准确评估缺失牙部位的放大率后判断周围解剖结构的真实情况。数字化曲面体层摄影可以利用自带软件直接或通过标记间接测量牙槽嵴的高度和长度，也可增加图像的对比度和清晰度后使用局部放大功能，帮助医师清楚观察局部的牙齿及牙周等情况（图 12-1-2）。

曲面体层摄影适用于双侧对比观察，易于发现颌骨病变。它有许多优点：①观察范围广，一次曝光就可显示出全口牙、上颌骨、下颌骨、上颌窦、鼻腔等解剖结构，帮助确定种植体的长度和植入部位。②操作较简单，患者无痛苦、易接受。③辐射量少，费用较低，有利于重复检查。但是曲面体层摄影也有缺点：①其影像为二维图像，无法观察颌骨颊舌向的情况。②存在一定的失真率。

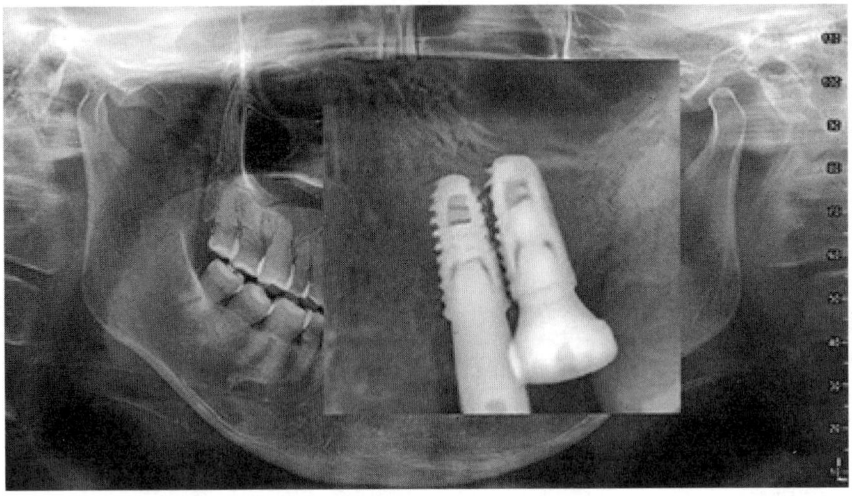

图 12-1-2　用透镜观察局部结构

二、根尖片

作为口腔颌面部应用最广泛的一种检查方法，根尖片在没有曲面体层摄影时也可作为种植术的检查方法之一（图 12-1-3）。平行定位根尖片可以获得比较准确的种植床信息，大多数情况下作为种植术后检查种植体周围骨愈合的判断，尤其对观察前牙区不同时期骨质和骨量的变化有重要意义。上颌后牙根尖片也可以用于曲面体层摄影观察上颌窦底不清楚时的辅助诊断（图 12-1-4）。

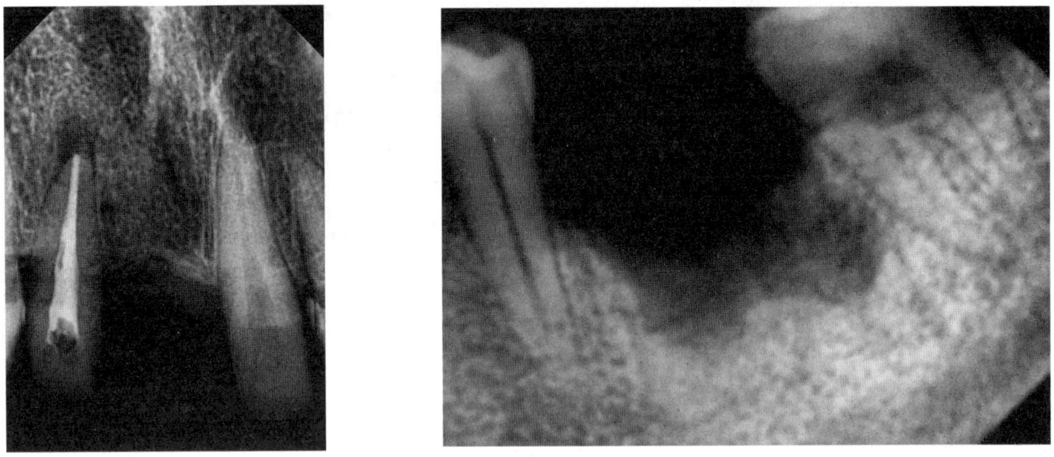

（a）　　　　（b）

图 12-1-3　根尖片

（a）前牙缺失;（b）后牙缺失。

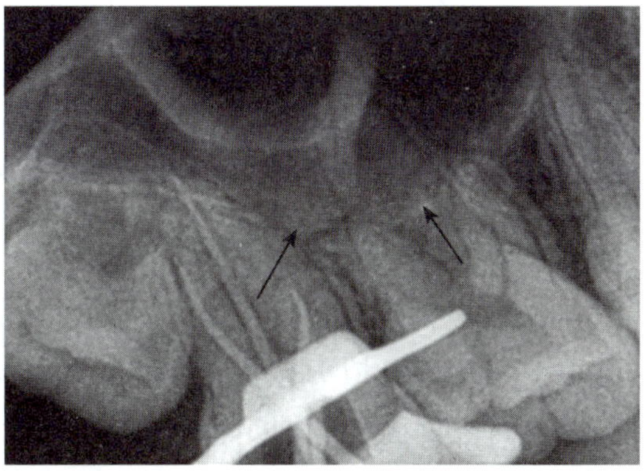

图 12-1-4　根尖片观察上颌窦底（箭头所示）

三、横断曲面体层摄影

随着曲面体层 X 线机的发展，横断面系统开始应用于种植术。通过颌骨横断面的图像可以显示牙槽嵴的形态、牙槽骨的高度及宽度、牙槽突的轴向角度，以及相邻某些重要的解剖结构，比如上颌窦、下颌管等（图 12-1-5）。拍摄过程与普通曲面体层摄影相同，操作简单，影像放大倍数约为 1.44 倍，医师可以根据图像测量结果计算出相对真实的数据，容易被医疗单位和临床医师所接受。

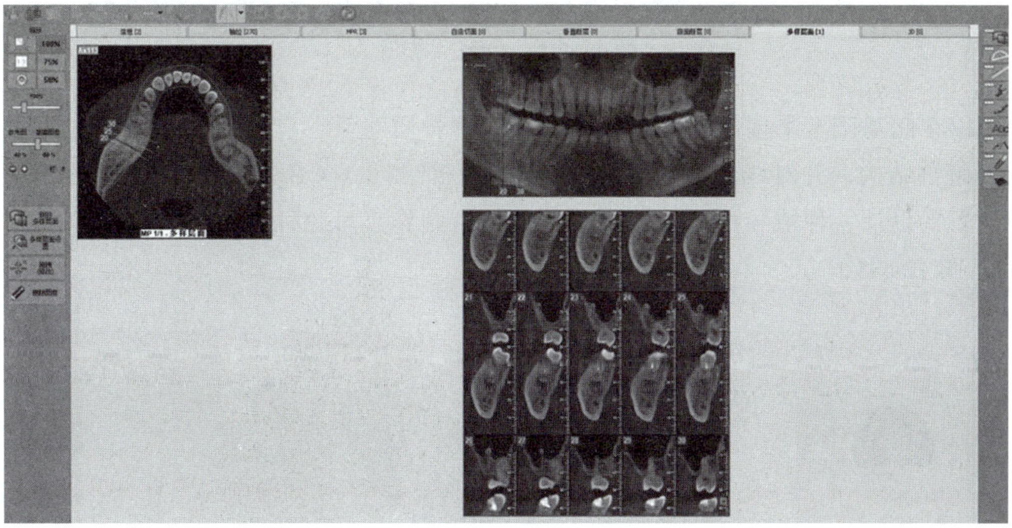

图 12-1-5　多角度下曲面体层机断层图像

四、螺旋 CT

在锥形束 CT 还没有被广泛应用时，螺旋 CT 在口腔种植术的临床实践中起到一定的作用。通过将数据导入第三方软件，可以对种植术前医师确定手术部位、植入角度、植体种类，以及手术设计方案等提供有价值依据，尤其对判断上颌窦情况具有很重要的诊断价值。但是，螺旋 CT 的 X 线辐射剂量大，应用于种植临床反复检查是不符合放射防护最优化原则的，并且存在图像质量及准确性容易受螺距等因素影响、图像重构操作较复杂、检查费用较高等因素，因此在锥形束 CT 广泛应用于口腔临床后，螺旋 CT 已经不再被应用于口腔种植临床中。

五、锥形束 CT

目前，CBCT 检查已普遍应用于口腔种植术前设计与术后相关检查。相比较于其他检查方法，CBCT 检查更为精准和有效，完成一次扫描可拍摄到上、下颌多个种植部位，通过软件对扫描结果进行三维重建，重组出包括颌骨冠状面、矢状面、横断面、全景及三维立体图像（图 12-1-6）。

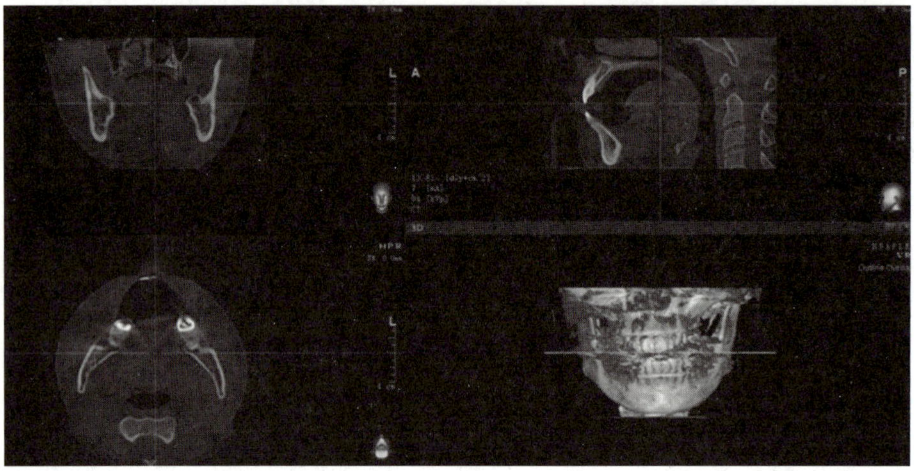

图 12-1-6　CBCT 影像

医师可以在此基础上掌握颌骨的横断面形态、颌骨质与量、三维的牙槽嵴结构，以及与种植相关的重要解剖结构，并对线距和角度进行准确的三维测量。CBCT 的扫描数据还可以用于种植体选择与位置的设计、种植导板的计算机辅助设计与制作、口腔种植机器人辅助导航种植手术等（图 12-1-7、图 12-1-8）。

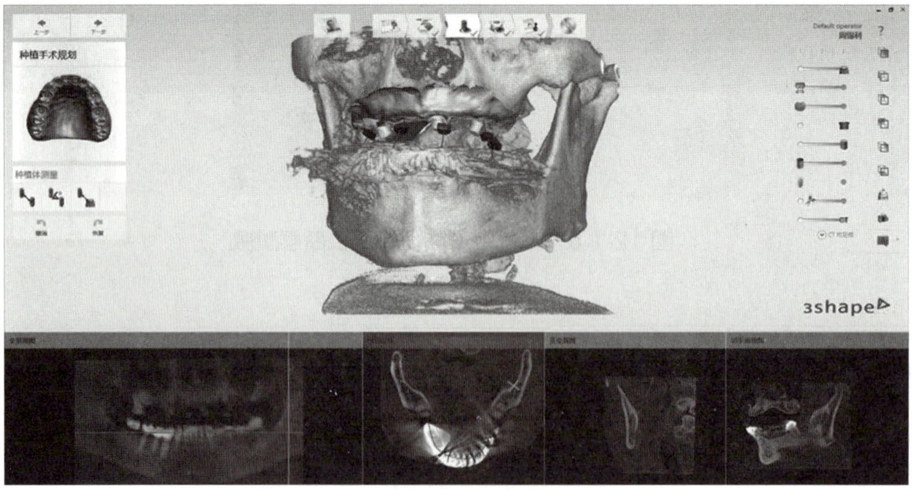

图 12-1-7　种植体选择与位置的设计

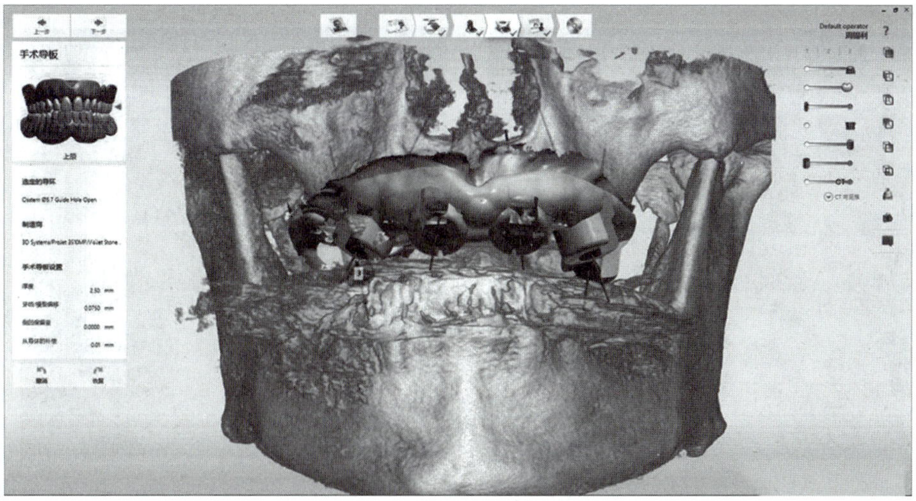

图 12-1-8　种植导板设计

CBCT 的优点如下。①射线量低：有研究发现 CBCT 一次投照只相当于传统 CT 的 1/40 ～ 1/30 放射量。②应用范围广：CBCT 可广泛应用于口腔种植科、口腔颌面外科、口腔正畸科、牙体牙髓科等。③应用方便：CBCT 成像效果好，其数据可进行多向、多层面重建及曲面体层重建或三维重建，允许任意角度旋转观察，方便准确定位。④操作简单：CBCT 口腔技术人员或普通放射人员都可操作，软件设计方便使用。⑤数据兼容性强：由于目前 CBCT 所有的数据都是开放的，与所有的第三方软件几乎都兼容。

CBCT 也有其局限性：① CBCT 因为密度分辨率不高，无法对软组织的解剖结构形成清晰影像。②无法消除种植体或口腔其他金属的伪影，可能影响诊断。③高质量的 CBCT 需要较大的存储空间，传输时可能影响医院的网络速度。

第二节　影像学在口腔种植临床中的应用

一、上颌窦提升术

（一）上颌窦解剖特点

上颌窦为上颌体中心的空腔，形状不规则，大小不尽相同，同一个体两侧的上颌窦也有差异（图 12-2-1）。窦壁大部分由薄的骨密质构成，内有骨松质，最薄处只有骨密质。窦壁内面直接被覆上颌窦黏膜。作为鼻窦中容积最大的窦腔，上颌窦的形状与上颌体基本一致，由一尖、一底及前外、后、上、下四壁构成。

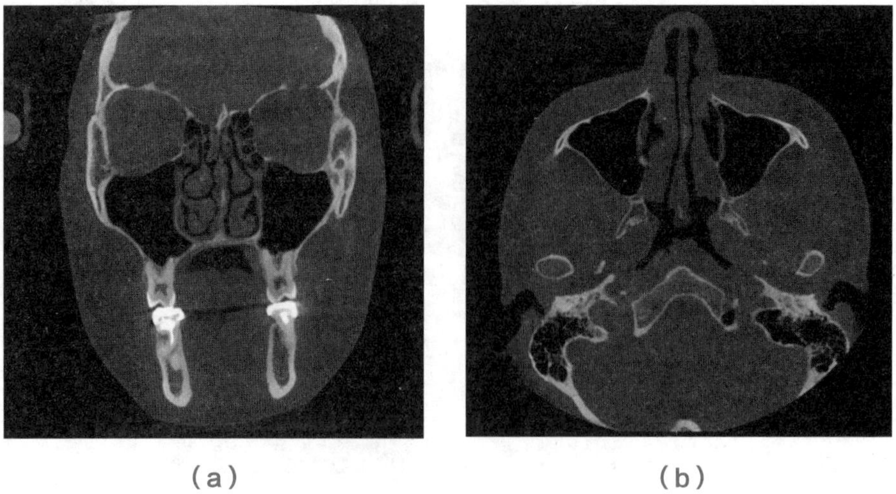

图 12-2-1 上颌窦

（a）冠状位示同一个体右侧上颌窦体积大于左侧上颌窦；（b）水平面示同一个体双侧上颌窦体积有差异。

上颌窦与上颌后牙牙根关系密切。其下壁由前至后盖过上颌第二前磨牙至上颌第三磨牙的根尖，其中上颌第一磨牙根尖与上颌窦下壁距离最近。下壁与牙根之间的骨质厚度差异很大，或厚或薄或无骨质仅以黏膜覆盖（图 12-2-2）。拔牙时应注意避免将上述牙的牙根推入上颌窦内或穿通窦壁，导致上颌窦瘘。

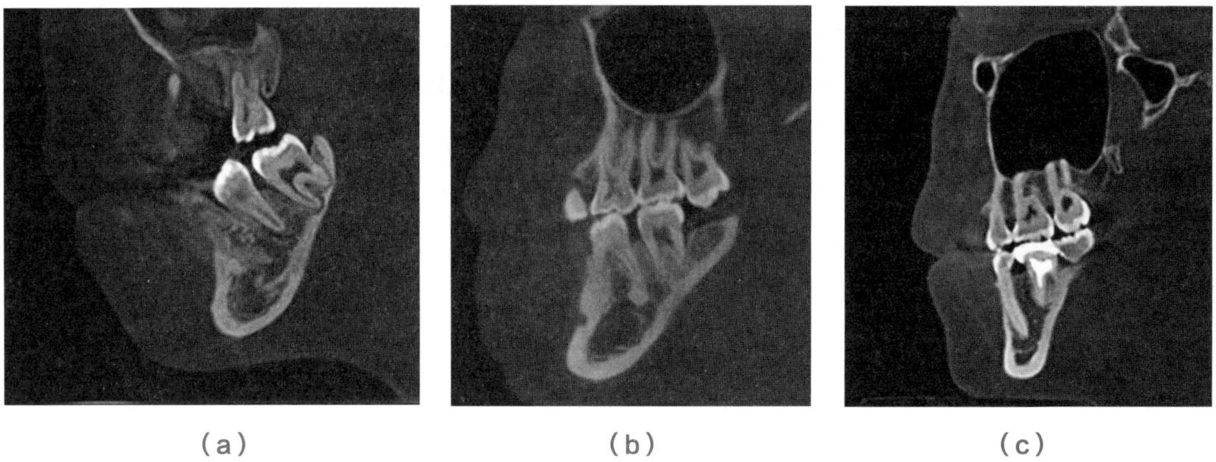

图 12-2-2 上颌窦与上颌后牙牙根的关系

（a）根尖与上颌窦之间有较多骨质间隔；（b）根尖与上颌窦底之间只有一层很薄的骨质；（c）根尖与上颌窦底仅有一层黏膜。

（二）上颌窦提升术

上颌后牙区牙槽嵴顶到上颌窦下壁之间的骨质大多属于Ⅳ类骨，其骨量由于上颌后牙缺失导致的牙槽骨吸收，以及上颌窦的气化等原因往往少于 5mm，因此需要通过上颌窦提升术进行骨增量。该技术由美国的塔图姆（Tatum）医师于 1977 年在阿拉巴马种植会议上第一次提出，经过多种改进方法后，目前已成为常规的、具有较高成功率的后牙区骨增量技术。根据开窗路径不同，可分为经牙槽嵴顶的上颌窦内提升术，以及经上颌窦侧壁开窗的上颌窦外提升术。

由于上颌窦是一个相对复杂的三维结构窦腔，医师需要在术前对上颌窦进行三维立体的判断。

CBCT 的使用，可以帮助口腔医师获得清晰的上颌窦三维图像，从而对一些重要解剖结构进行测量和判断，有助于选择适合的上颌窦提升术式。缺牙区剩余牙槽骨高度是决定术式的最直接因素，通常的原则是当剩余牙槽骨高度在 5～8mm 时，行上颌窦内提升术，可同期植入种植体；当剩余牙槽骨高度小于 5mm 时，行上颌窦外提升术，根据情况可同期或分期植入种植体（图 12-2-3、图 12-2-4）。

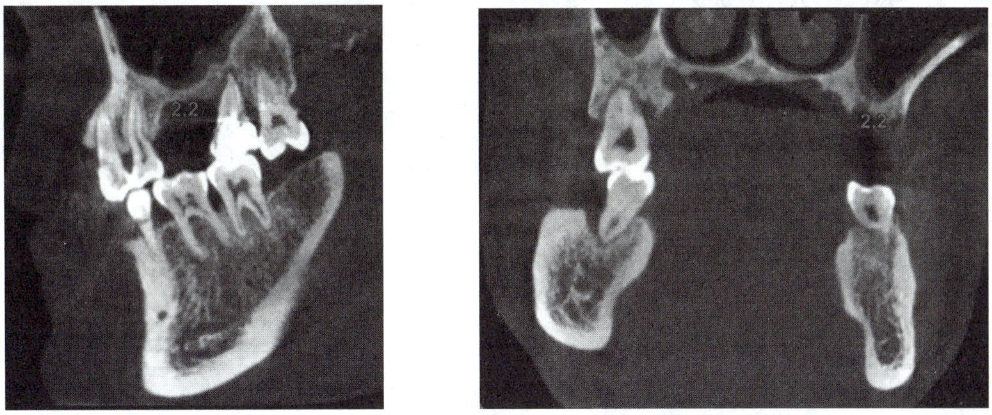

（a）　　　　（b）

图 12-2-3　26 缺失，CBCT 示剩余牙槽骨高度 2.2mm

（a）矢状面；（b）冠状面。

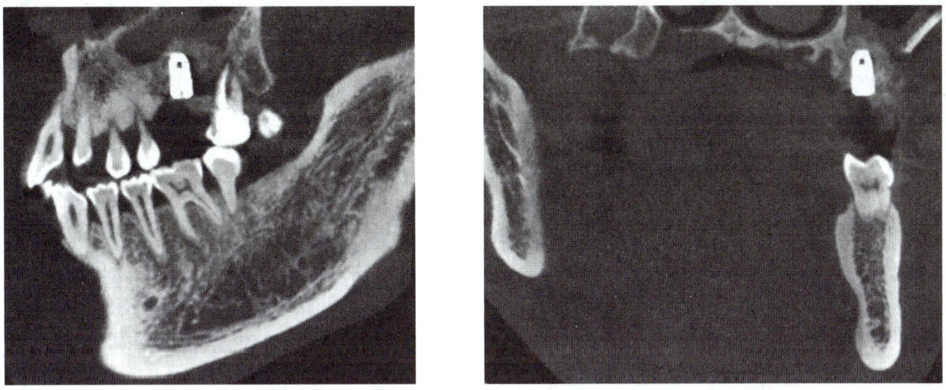

（a）　　　　（b）

图 12-2-4　上颌窦外提升术，同期植入种植体

（a）矢状面；（b）冠状面。

二、前牙区种植修复

前牙区种植修复最常用的影像学手段是 CBCT，可以准确判断牙槽嵴宽度，从而在术前判断是否采取骨增量手段（图 12-2-5）。若牙槽嵴宽度充分，则可简化治疗方法，进而避免垂直松弛切口，减少患者创伤。为保证修复的美学要求，需要将种植体植入邻牙釉质牙骨质界根方 2～3mm（图 12-2-6）。

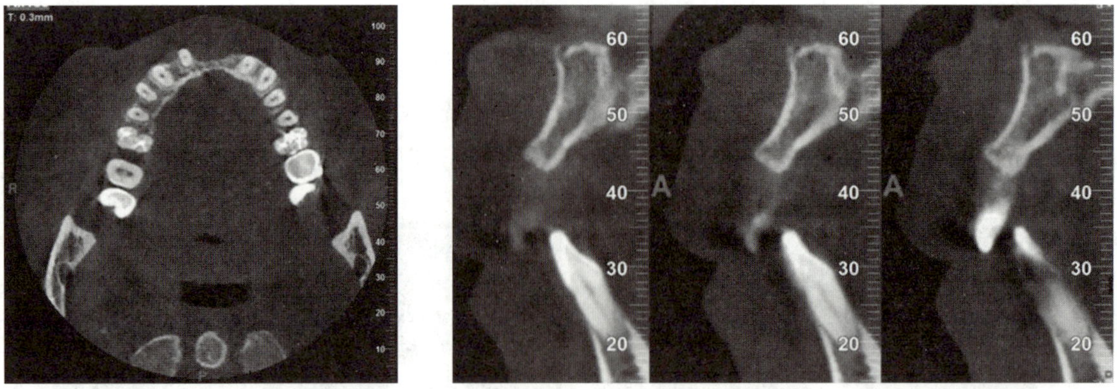

（a）　　　　　　　　　　（b）

图 12-2-5　术前 CBCT，骨量理想

（a）水平面；（b）横断面。

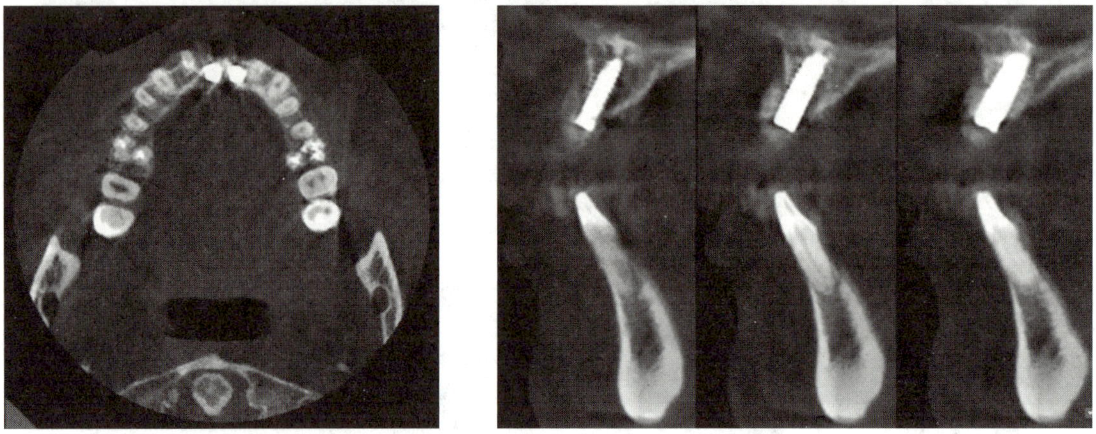

（a）　　　　　　　　　　（b）

图 12-2-6　术后 CBCT

（a）水平面；（b）横断面。

但对于前牙区而言，造成牙槽骨的高度和宽度不足的原因主要是外伤、牙周病、肿瘤或拔牙后生理性吸收等，临床上需要采用骨劈开、骨撑开、膜引导骨再生技术、外置法植骨术（onlay bone grafting）等。前牙区骨量不足可分为以下三种情况：①唇侧根中、上骨缺损，而舌（腭）侧骨板存留。②唇侧根尖 1/3 骨凹陷，舌（腭）侧骨板存留。③唇侧、舌（腭）侧骨板均有不同程度缺损（导致高度、宽度均不足）。

三、即刻种植

由外伤、牙周病等原因造成的前牙区缺损，由于涉及前牙区的美学修复效果，因此临床上需要使用 CBCT 帮助医师在术前清晰、准确地判断唇侧骨板的完整性或缺损的范围，对决定采用即刻种植、早期种植，还是延期种植至关重要（图 12-2-7）。若唇侧骨板保存完整的，则可以采用即刻种植；若唇侧骨板部分保留且不伴有明显炎症的，则建议早期种植；若骨缺损严重、有明显炎症的，则会建议延期种植。

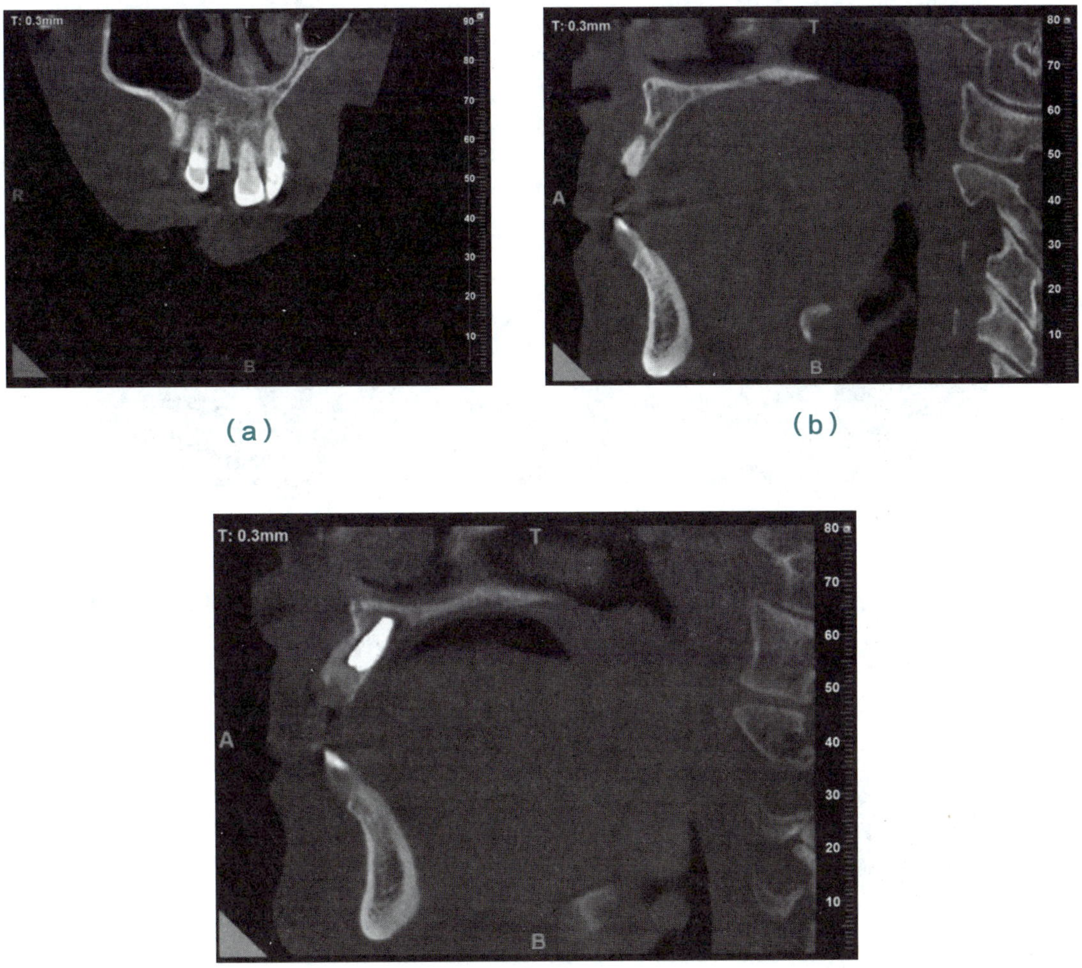

（a）

（b）

（c）

图 12-2-7　11 冠折即刻种植

（a）冠状面；（b）矢状面；（c）种植后。

四、全牙列缺失的种植义齿修复

针对全口牙列缺失患者，临床上最常采用全牙列种植固定义齿修复和全牙列种植覆盖义齿修复这两种修复方式。全口牙列缺失后会导致牙槽骨有较为显著的吸收，而患者种植需要有足够的骨量，尤其需要足够的牙槽嵴高度来进行全牙列种植固定义齿修复。而全牙列种植覆盖义齿修复在临床中能够得到较广泛应用，是由于其存在基托，从而保证患者唇部的丰满度及与笑线的协调，且费用相对较低。

由于放射影像学的辅助，医师可以在术前通过放射导板或导航掌握如鼻底、颏孔、上颌窦前壁等重要结构的位置，以便在术前确定种植体的植入部位与方向，减少术中翻瓣范围，进而减轻术后反应（图 12-2-8）。

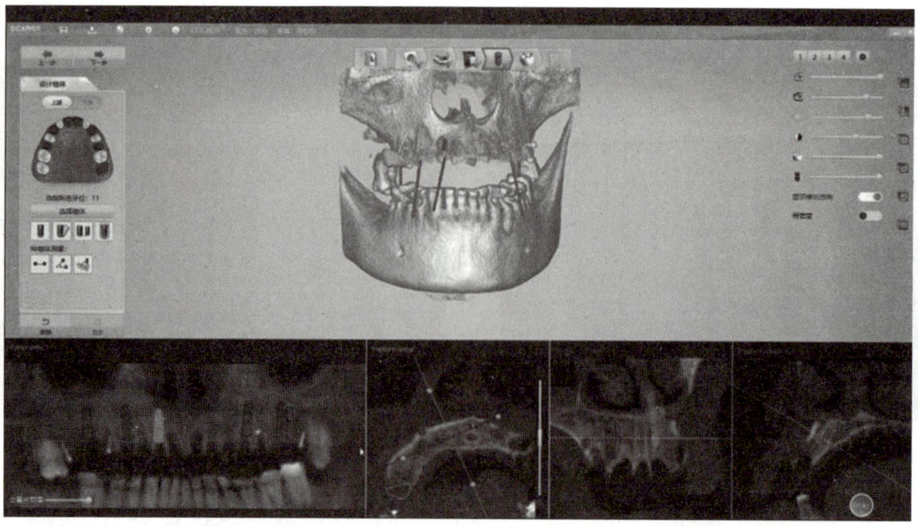

(a)

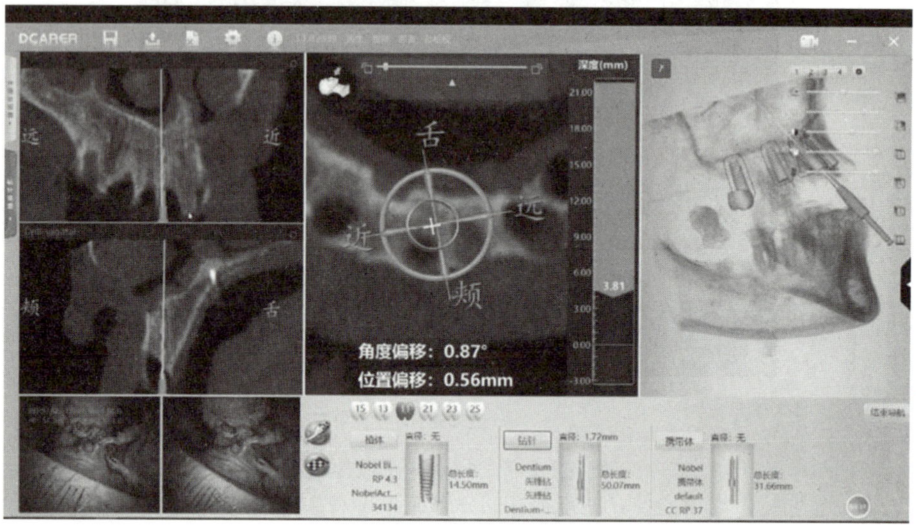

(b)

图 12-2-8　上颌牙列缺失后种植

（a）种植体位置设计；（b）种植导航。

第三节　常见并发症

在口腔种植技术日趋成熟的今天，也有一定种植失败的概率。医师对影像的理解程度不够，或对于种植术过程中的风险评估不足，亦或是种植经验的缺乏，导致应该植入牙槽骨及颌骨相关正确位置的种植体没有到达正确位置，从而造成治疗失败甚至使患者受伤等严重后果。下面介绍与影像相关的一些常见并发症。

一、种植体位置不正

由于术前对种植区域评价存在问题，或者是因为种植术中操作失误等原因，最终种植体偏离了牙槽骨的位置被植入。这种情况在术后的曲面体层 X 线检查上往往无法正确判断（图 12-3-1），必须通过 CBCT 才能判断种植体的方向。

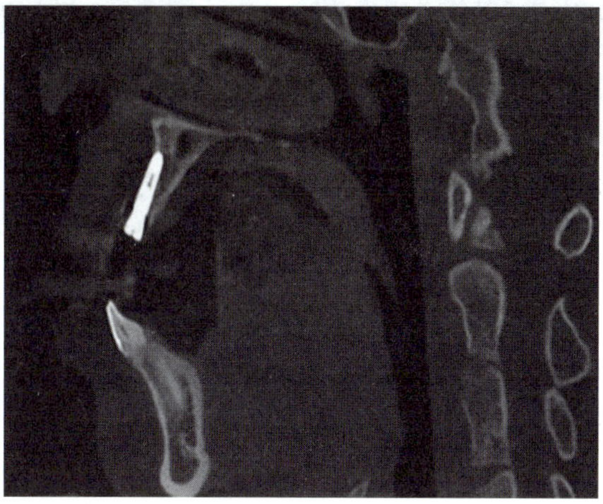

图 12-3-1　种植体根部偏唇侧

二、种植体进入上颌窦

种植体进入上颌窦中并不常见，往往是由于医师对上颌骨解剖结构掌握不佳或由于经验不足而发生。进入上颌窦的种植体，其位置与方向不确定，经过三维重建后可清晰显示种植体的位置及与相邻结构之间的关系（图 12-3-2）。因此，术前进行 CBCT 检查是非常有必要的，它可以帮助医师了解上颌骨的密度，掌握牙槽骨的高度与宽度、上颌窦内情况及相邻牙齿等相关信息，指导医师进行上颌窦提升术，避免此类意外的发生。

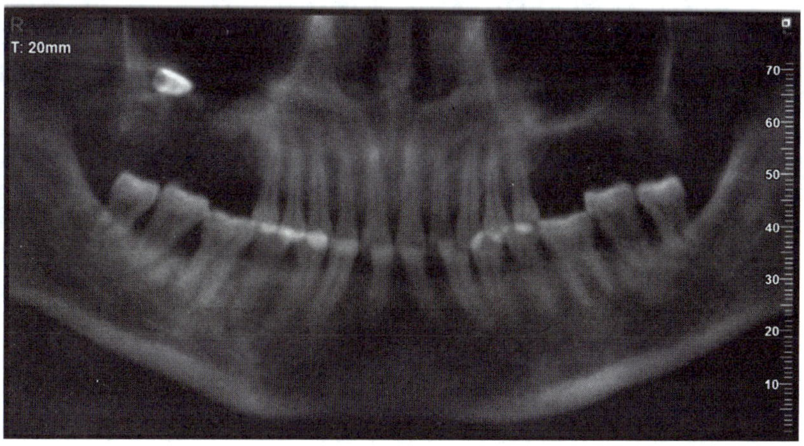

（a）

图 12-3-2　CBCT 显示种植体位于上颌窦内

（a）曲面断层片；（b）矢状面；（c）水平面。

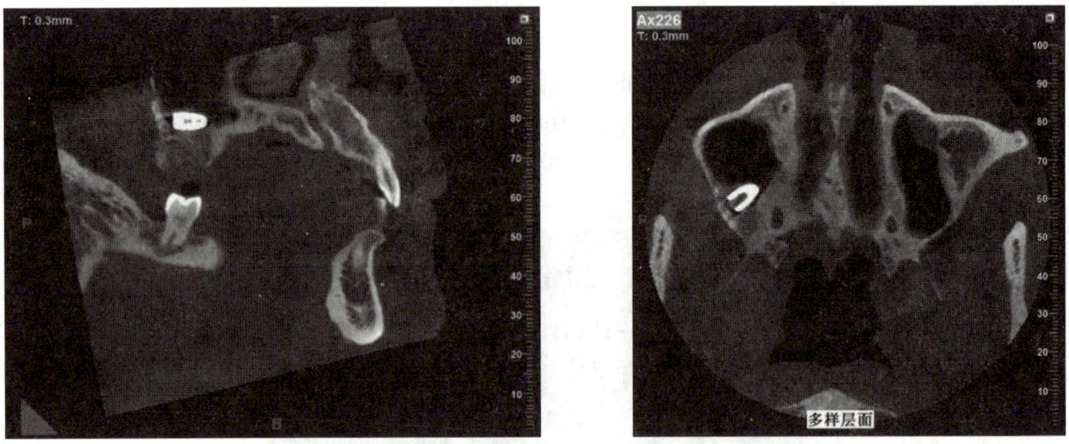

（b）　　（c）

图 12-3-2 （续图）

三、下颌管损伤

下颌管是进行下颌骨种植术时特别要注意的解剖结构。如果在手术过程中损伤了下颌管，会导致同侧出现麻木或其他症状（图 12-3-3）。由于部分曲面体层 X 线片无法清晰显示下牙槽神经管解剖结构或其存在变异情况，导致医师误读，亦或是未考虑失真率而导致误判距离等情况，最终造成手术意外。

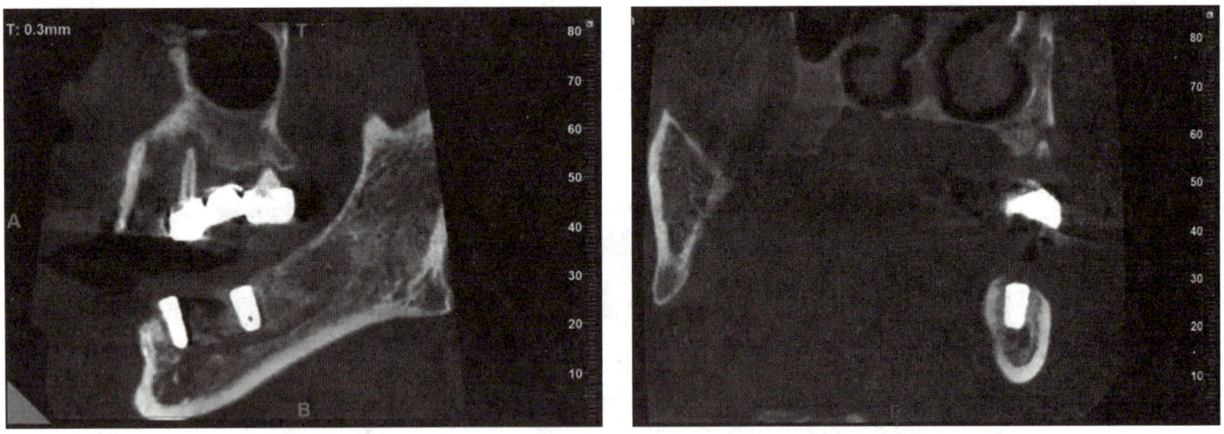

（a）　　（b）

图 12-3-3 CBCT 显示种植体进入下颌神经管

（a）矢状面；（b）冠状面。

CBCT 检查可以准确定位下颌管的位置、有无分支、距离牙槽骨高度、颊舌侧距离，以及有无舌侧颊孔开口等，帮助医师确定治疗方案。如果遇到下颌骨骨量不足的情况，过分追求种植体长度容易导致下颌管损伤风险上升。

四、种植体折断

种植体过细或应力过大都有可能导致种植体的折断。临床上可以看到早期的叶状种植体或细长的螺钉状种植体折断（图 12-3-4）。现在的种植体一般不易折断。

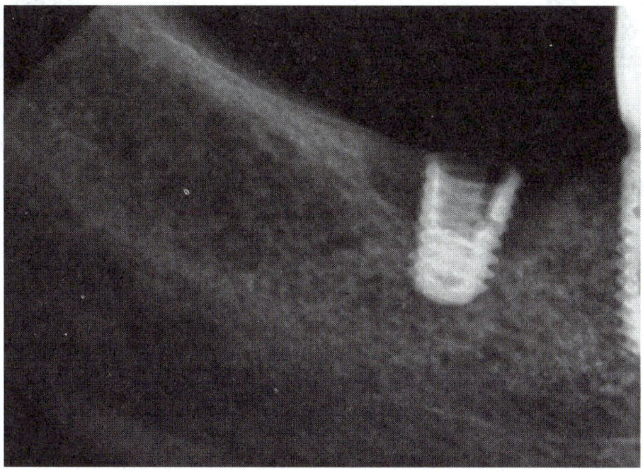

图 12-3-4　种植体折断

▶知识拓展

人工智能在种植影像领域的应用

人工智能（AI）在口腔颌面影像学尤其是种植影像领域的应用成为近年来的研究热点并取得诸多进展，为口腔种植医学的诊断与治疗提供了强有力的支持。主要体现在以下几个方面。

1. 种植体位置与深度评估自动化　AI 可分析 CBCT 等影像数据，准确判断种植体位置与深度，为医生提供参考，减少人工测量误差。

2. 种植体周围骨组织分析智能化　AI 能识别骨组织结构，分析骨密度、骨量等信息，帮助医生术前评估骨条件，制订个性化方案，还可监测术后骨整合情况。

3. 种植体与周围组织关系识别　AI 可识别种植体与神经管、上颌窦、邻牙等周围组织的关系，帮助医生规避术中损伤风险，提高手术安全性。

4. 种植体周围炎早期诊断　AI 通过对影像数据的学习，能发现种植体周围炎的征兆，如牙槽骨轻微吸收、软组织肿胀等，实现早发现早治疗。

5. 影像数据管理与分析　AI 可整理、分类和存储大量种植影像数据，利用深度学习挖掘数据潜在规律，为临床研究和教学质量提供丰富资料。

6. 种植体美学效果预测　AI 技术可模拟预测种植体在患者口腔中的美学效果，综合分析患者面部特征、牙齿排列等因素，预测术后外观，帮助医生制订兼顾功能与美学的种植方案，满足患者美观需求。

—• 考试知识点总结 •—

—• 本章小结 •—

—• 协和云课堂……　拓展练习及参考答案 •—

（谢　迪）

参考文献

[1] 马绪臣，张震康．颞下颌关节紊乱综合征的命名和诊断分类[J]．中华口腔医学杂志，1998，33(4)．

[2] 马绪臣．口腔颌面医学影像学[M]．北京：北京大学医学出版社，2006．

[3] 张祖燕．口腔颌面医学影像诊断学[M]．7版．北京：人民卫生出版社，2020．